Calisthenics X Mobility

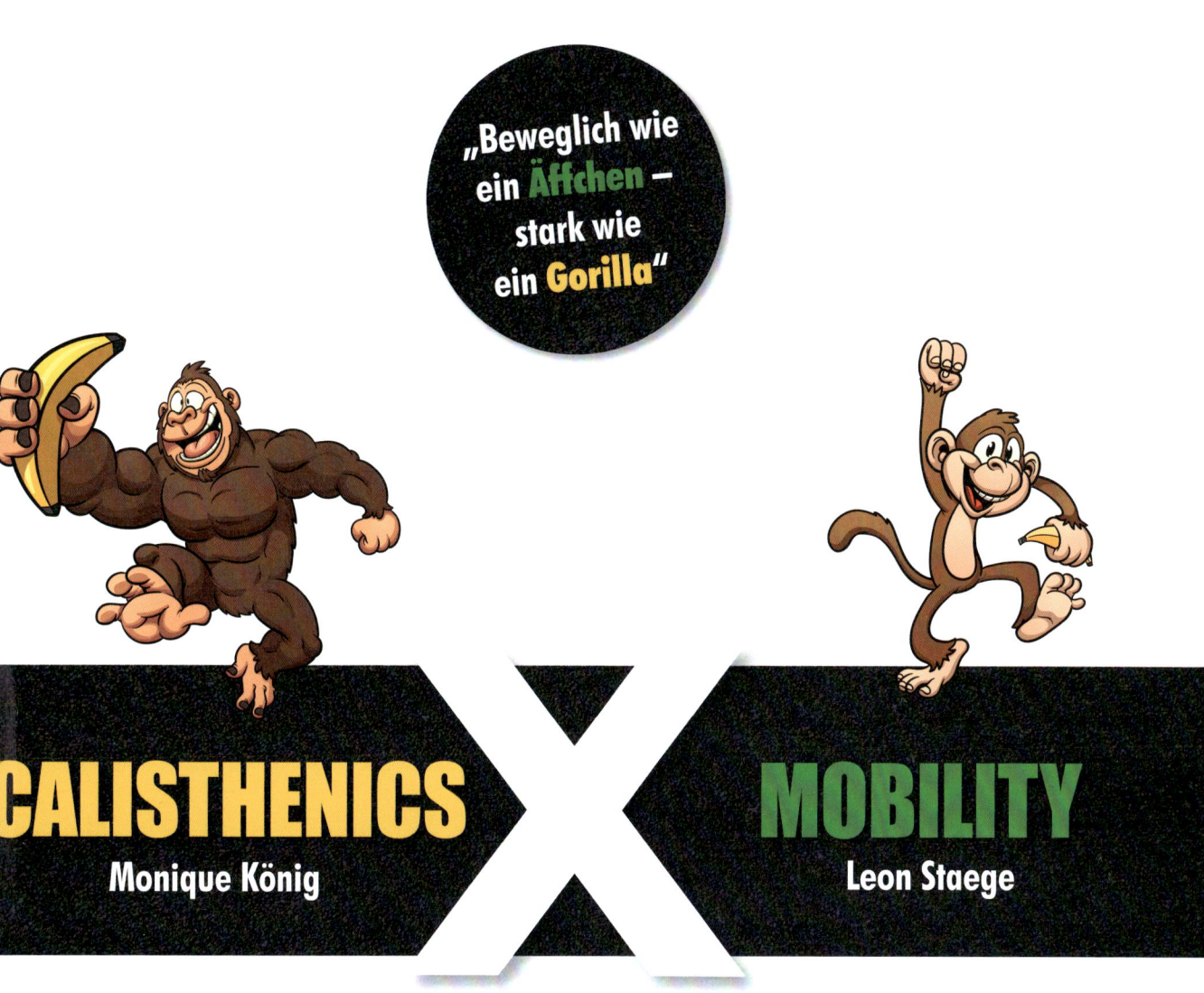

„Beweglich wie ein **Äffchen** – stark wie ein **Gorilla**"

CALISTHENICS
Monique König

X

MOBILITY
Leon Staege

STARK – BEWEGLICH – SCHMERZFREI

Meyer & Meyer Verlag

Calisthenics X Mobility

Bibliografische Information der Deutschen Nationalbibliothek
Die Deutsche Nationalbibliothek verzeichnet diese Publikation in der
Deutschen Nationalbibliografie; detaillierte bibliografische Daten sind im Internet
über http://dnb.d-nb.de abrufbar.

© 2019 by Meyer & Meyer Verlag, Aachen
2. Auflage 2021
Auckland, Beirut, Dubai, Hägendorf, Hongkong, Indianapolis, Kairo, Kapstadt,
Manila, Maidenhead, Neu-Delhi, Singapur, Sydney, Teheran, Wien

 Member of the World Sports Publishers' Association (WSPA)

Gesamtherstellung: Print Consult GmbH, München

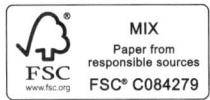

ISBN 978-3-8403-7639-9
E-Mail: verlag@m-m-sports.com
www.dersportverlag.de

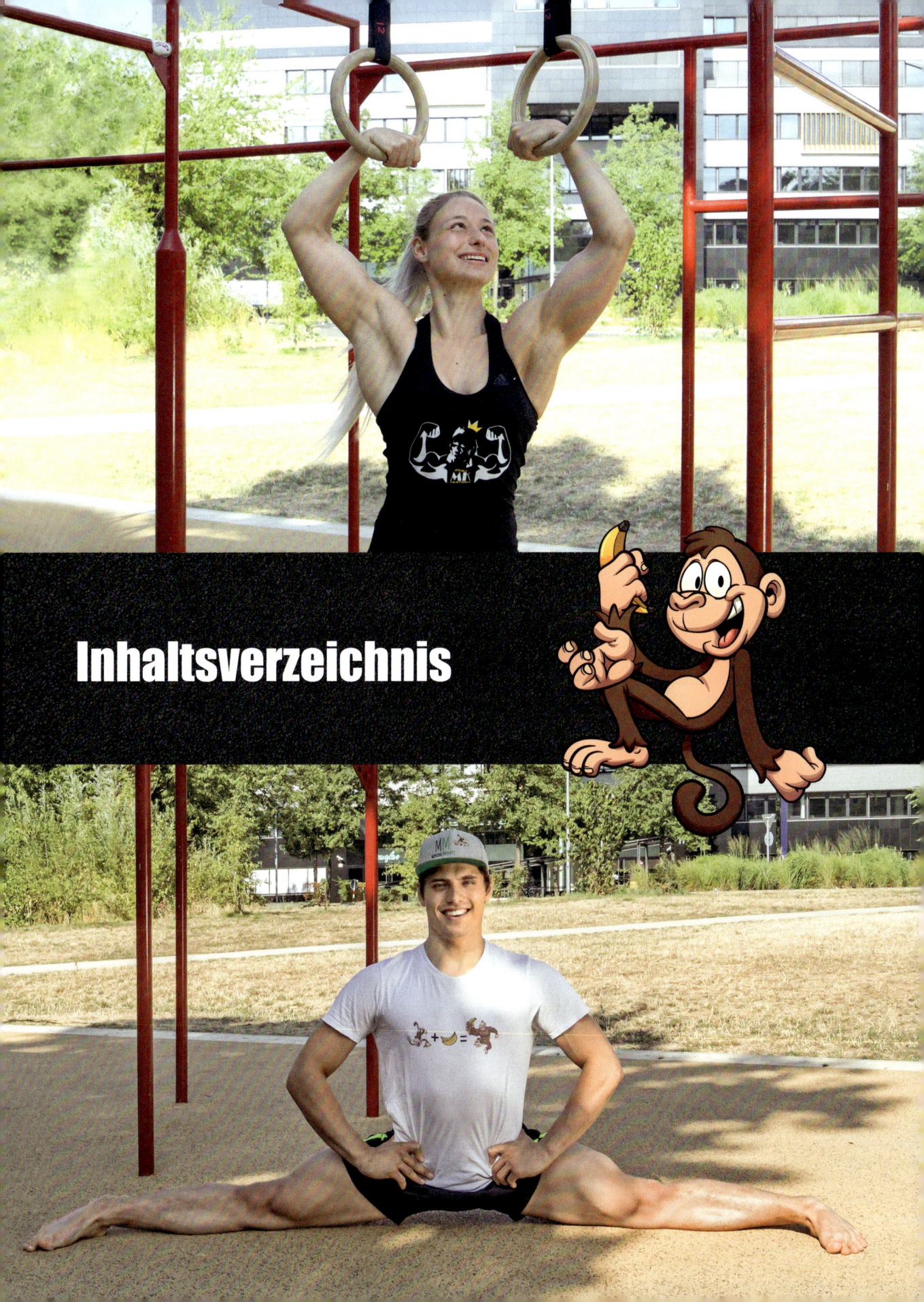

Inhaltsverzeichnis

MOBILITY

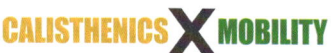
CALISTHENICS

Vorwort

Ola Stangenfreunde & Moin Moin liebe Monkeys!

Calisthenics X Mobility ist unser Herzensprojekt. Über die letzten zwei Jahre haben wir vielen Menschen mit unserer Workshop Reihe zu einem gesünderen, stärkeren und selbstbewussteren Lebensstil verholfen.

In Deutschland, Österreich und der Schweiz haben wir eifrig Trainierende „beweglich wie ein Äffchen und stark wie einen Gorilla gemacht". Aufgrund der übermäßig positiven Resonanz unserer Teilnehmer haben wir uns überlegt, wie wir noch mehr Menschen dazu inspirieren können.

Das Buch ermöglicht es uns, unsere konzeptionell gestaltete Idee von gesunder Bewegung nach außen in die Welt zu tragen und dich auf deiner ganz eigenen Calisthenics X Mobility-Reise zu begleiten.

Unsere Reise begann schon in früher Kindheit. Mit Leistungssport aufzuwachsen bedeutete für uns, bereits früh zu lernen, für ein körperliches Ziel zu arbeiten. Disziplin, Willensstärke und jederzeit abrufbare Performance prägten unseren Charakter. Es formte eine positive Einstellung zu unserem Körper in Bewegung. 4-5 Einheiten pro Woche und Wettkämpfe an den Wochenenden lehrten uns, dass harte physische Arbeit sehr lohnenswert sein kann. Wir sind körperlich, mental und emotional an unseren Trainingseinheiten gewachsen.

Uns steckte die Bewegungsfreude so sehr an, dass wir unsere beruflichen Wege darauf ausrichteten, um das Gelernte und Selbsterfahrene an dich weiterzugeben. Die Essenz unseres Konzepts – gesund und schmerzfrei ans Ziel!

Calisthenics X Mobility – stark, beweglich, schmerzfrei – steht für die Symbiose von Kraft und Beweglichkeit. Wir zeigen dir die wichtigsten Grundlagen dieser beiden nicht voneinander zu trennenden Bereiche. Beide können als eigenständige Elemente betrachtet werden, sind in diesem Buch allerdings als zusammenhängendes Konstrukt zu verstehen, das sich gegenseitig bedingt und positiv beeinflusst.

Inhaltlich befasst sich dieses Buch mit körpereigenem Widerstandtraining. Im Speziellen mit Calisthenics. Hierbei handelt es sich nicht um eine neue Sportart, sondern vielmehr um eine Wortneuschöpfung. Calisthenics könnte man als das moderne Turnen bezeichnen. Im Vordergrund steht die progressive Kraftsteigerung der Basics (Klimmzug, Liegestütz, Beugestütz und Kniebeuge).

Neben der konditionellen Fähigkeit der Kraft wird Beweglichkeitstraining sehr häufig vernachlässigt.

Die meisten unterschätzen die Tatsache, dass ein höheres Bewegungsausmaß mehr Kraft zur Folge hat.

Mobilitytraining schafft den Spagat zwischen kraftloser Beweglichkeit und rigider Stärke.

Gleichzeitig wirst du langfristig mehr Freude an deinem Training haben, weil du dich weniger verletzt und bei Schmerzen die richtigen Übungen zur Hand hast.

Dieses Buch soll dazu bewegen, DICH zu bewegen. Uns geht es nicht um dicke Muskelberge. Vielmehr lernst du, ein Verständnis für deinen Körper zu erlangen.

Wir vermitteln dir, welche technischen Details der Übungen wichtig sind, damit sich dein Bewegungsapparat langfristiger Gesundheit erfreut. Du bekommst das wichtigste Know-how mit an die Hand, um aus deinem Werkzeugkoffer verschiedene hilfreiche Tools nutzen zu können.

Bei all dem Input, den du hier erhältst, beachte auf deiner Reise Folgendes:

1. **JEDER** kann mit Mobility und Calisthenics arbeiten, unabhängig von Alter und Geschlecht!

2. Jeder Mensch ist **INDIVIDUELL** und bringt unterschiedliche Voraussetzungen mit!

3. Es gibt **NICHT** die eine beste Methode!

4. Grübele nicht über die Herangehensweise, sondern fange an!

5. Vergleiche dich **NICHT** mit anderen!

Dieses Buch räumt mit vielen Vorurteilen auf, um dir einen klaren Leitfaden für dein Training zu geben. Calisthenics nur etwas für ganz harte Kerle? Beweglichkeit ist genetisch festgelegt? Weit gefehlt! Wir zeigen dir, wie du langfristig Freude am Training hast, stärker und beweglicher wirst und dabei schmerzfrei bleibst.

In diesem Sinne

Locker bleiben, Bizeps zeigen

Keep moving, stay sexy

Monique & Leon

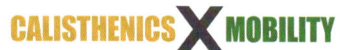

Einleitung – der Aufbau dieses Buchs

Bevor du dich auf die *Calisthenics X Mobility*-Reise begibst, wollen wir dir ein paar Hinweise zur Benutzung dieses Buchs mitgeben.

Du kannst frei entscheiden, ob du alles in vorgegebener Reihenfolge liest oder zwischen den Kapiteln springst. Die zahlreichen Kapitelverweise sorgen dafür, dass du den Faden nicht verlierst und am Ende den Zusammenhang zwischen Mobility und Calisthenics verstehst.

Um dein Lesevergnügen zu gewährleisten, haben wir darüber hinaus auf Genderdifferenzierungen verzichtet. Also, Ladys, fühlt euch herzlich angesprochen, wenn wir von Sportlern, Trainern, Klienten oder Monkeys sprechen.

Wir haben die authentische Vortragsweise unserer Workshops in dieses Buch transportiert. Somit haben wir unsere denglische Ausdrucksweise beibehalten, um dir die Atmosphäre eines Liveworkshops nach Hause zu bringen. Und um ganz ehrlich zu sein, manche Redewendungen und sportpezifische Begrifflichkeiten klingen im Englischen einfach schöner. Außerdem ist dies ein Buch über Calisthenics und nicht über „traditionelles deutsches Turnen aus Sachsen-Anhalt". Deshalb sprechen wir nicht von „Hangwaagen vorlings" und „Zugstemmen", sondern von Front Levern und Muscle-ups.

Das Buch ist unterteilt in einen Mobility- und einen Calisthenics-Part, die sich wiederum in einen Theorie- und einen Praxisabschnitt aufgliedern. Zum praktischen Teil gibt es nicht nur die bildgestützten Erklärungen der Übungen, sondern auch mehrere Videos, die du in der App zum Buch findest.

In der App wirst du noch viele weitere monkeymäßige Angebote rund um dein „Cali X Mobi"-Training finden, wie z. B. vorgefertigte Trainingspläne, mit denen du direkt starten kannst.

Im Praxisteil wirst du immer wieder verschiedene Symbole finden, die die wichtigsten technischen Details zur Ausführung der Übung kurz und knapp veranschaulichen:

 Außenrotation

 Körperspannung halten
(Hollow-Body-Position)

 Schulter „weg von den Ohren"
(Depression)

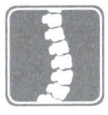 Wirbelsäule lang machen

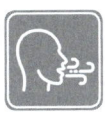 Atmung beachten

Wenn du noch nicht alle zuvor genannten Begrifflichkeiten verstehst, keine Panik auf der Titanic, wir erklären dir alles ausführlichst in den folgenden Kapiteln und im Glossar am Ende des Buches ab S. 264.

Weiterhin findest du zu jeder Übung eine Schwierigkeitsskala. Um genau zu sein, eine Bananenskala (für Leons Mobilityübungen) und eine Bizepsskala (für Moniques Calisthenicsübungen).

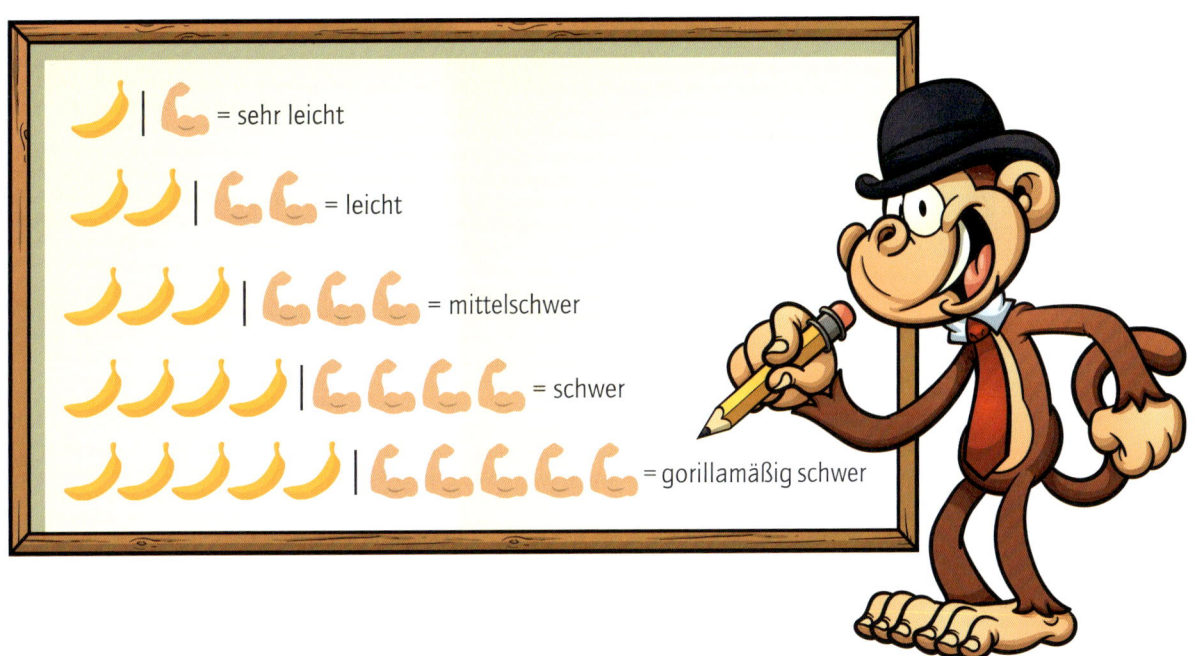

Nun aber genug der Legenden und Arbeitsanweisungen. Du zappelst bestimmt schon ganz ungeduldig mit den Füßen und willst dich in dein Abenteuer der Bewegung stürzen.

MOBILITY

Intro: Was mich bewegt, dich zu bewegen

Mein Weg der Bewegung begann schon recht früh. Mit zweieinhalb Jahren stand ich auf dem Golfplatz in Wildenrath, den mein Vater größtenteils erbaut und lange Jahre gemanaged hat. Mein Vater erzählt mir immer wieder davon, dass ich Talent gehabt hätte und die anderen Gäste auf der Driving Range (das Grün, auf dem man das weite Schlagen übt) in meiner Gegenwart vom „neuen Tiger Woods" sprachen. Sicherlich war dies als Scherz gemeint.

Dennoch muss ich meinen Eltern danken, die mich, anstelle von Polohemden und Karohosen, in ein Paar Fußballschuhe gesteckt haben. „Der Junge soll eine Teamsportart lernen! Das bildet den Charakter", so höre ich noch heute meinen Vater erzählen.

Also stand ich mit drei Jahren auf dem Fußballplatz. Wenngleich ich wohl die ersten Jahre mehr damit beschäftigt war, auf dem Feld Gänseblümchen für meine Mutter zu pflücken, hat mich der Fußball doch nachhaltig geprägt. Nach 15 Jahren hing ich meine Fußballschuhe dann an den Nagel. Zur Zeit des Abis, einem Umzug und mehreren persönlichen Umstellungen fand ich mich in einem tiefen Leistungsloch wieder, weswegen ich keinen Anschluss in der neuen Mannschaft bei Fortuna Köln fand.

In meinem ersten Buch *Pragmatisch gesund* habe ich bereits ein wenig über meine gesundheitlichen Schwierigkeiten gesprochen, die u. a. auch dazu führten, dass sich meine sportlichen Interessen gewandelt haben. Kurz gefasst war ich durch das wachsende Interesse am Kraft- oder vielmehr Fitnesssport in eine zu einseitige Ernährungsweise abgerutscht, die mich meine Leistungsfähigkeit und am Ende auch meine Fußballkarriere gekostet hat. Aber, wie sich gezeigt hat, war diese schwere Zeit die beste, die mir je passieren konnte. Wann im Leben wird einem sonst die Möglichkeit geboten, sich komplett neu zu definieren und neue Wege einzuschlagen?

Der neue Weg führte mich dahin, dass ich noch mehr über die Gesundheit des Menschen und den menschlichen Körper an sich lernen wollte. Dass ich Menschen helfen wollte, aus dem Loch zu kommen, in das sie gefallen waren, sei es durch einseitige und von der Fitnessindustrie als Wundermittel proklamierte Diäten oder durch schlechte Bewegungsgewohnheiten. Während meiner aktiven Fußballerzeit habe ich viele Sportarten ausprobiert, wenngleich ich dem Fußball immer treu geblieben bin.

Dank meiner Mum konnte ich immer wieder andere Sportarten ausprobieren, wie z. B. Hockey, Tennis, Basketball, Schwimmen, Judo und Tanzen. In meiner Freizeit liebte ich jede Art von Bewegung: ob Tischtennis, Bowling, Radfahren, Badminton, mit meinem kleinen Bruder zu ringen usw. All diese Erfahrungen mit Bewegung sollten mir auf meinem neuen Weg dienlich sein und haben mich zu dem Platz geführt, an dem ich heute bin: in mein kleines, aber feines Monkey Gym, in der Vierer-WG von Monique und mir, in Köln.

Nahezu täglich kommen heutzutage Klienten aus dem ganzen deutschsprachigen Raum in mein 12 qm großes „Gym", wo ich mit ihnen nach den Ursachen ihrer Schmerzen suche und sie in Moving-Monkey-Manier stark, beweglich und schmerzfrei mache. Doch wie kam es letzten Endes dazu, dass ich nach meiner Fußballerkarriere mit meinem YouTube®-Kanal Moving Monkey® und dem Studium der Physiotherapie begonnen habe?

Neben einem meiner besten Freunde, Alexander Wahler, der mich dazu gebracht hat, mein erstes YouTube®-Video hochzuladen, war vor allem ein Mann daran „schuld", dass ich die Reise der Bewegung auf mich genommen habe: Ido Portal. Sicherlich hat er sich im Laufe der Jahre in eine ganze Reihe von Mentoren eingereiht, von denen ich lernen durfte, aber er war der Anfang von allem.

Nach seinem Workshop Ende 2015 in München hat sich bei mir buchstäblich alles gedreht. Ich habe Ido auch persönlich davon erzählt, dass sich bei mir in der Nacht nach dem ersten Tag seines Workshops im Traum alles gedreht hat. Ich durfte quasi noch einmal durchleben, wie meine Glaubenssätze und Ansichten und nicht zuletzt mein Körper auf den Kopf gestellt, dreimal um sich selbst gedreht und wieder neu ausgerichtet wurden.

Ido sagte mir daraufhin in seiner sehr typischen knappen und präzisen Art:
„It's a scary place, the place of change. But it's worth it!"

(dt.: „Es ist ein angsteinflößender Ort, der Ort der Veränderung. Aber es lohnt sich!")

Im Rückblick muss ich gestehen, dass er recht behalten hat! Meine größten Erkenntnisse aus den Tagen mit Ido waren vor allem, dass wir uns mehr um unsere Bewegung (Bewegungsqualität, Bewegungsvielfalt, Bewegungskultur) kümmern sollten, als nur dem nächsten „Workout" nachzueifern.

Diese Philosophie bestimmt bis heute mein Handeln und Denken. Nicht nur rund um Moving Monkey®, sondern gerade auch meinen Alltag. Schließlich sind wir Menschen für Bewegung geschaffen und es ist unser größtes Geschenk, dass wir einen Körper haben, der zu so vielem imstande ist.

Die Begeisterung, die in mir für Bewegung und den menschlichen Körper brennt, möchte ich in dir ebenfalls entfachen. Sei es, dass du nach diesem Buch damit anfängst, täglich eine kleine Morgen-Mobility-Routine zu integrieren. Oder, dass du die Treppe statt den Aufzug nimmst.

Manche beginnen mit vielen kleinen Schritten, manche mögen lieber wenige große nehmen. Was klar ist, jeder ist auf seiner eigenen Reise, in seinem eigenen Tempo. Und jede Reise beginnt mit Bewegung – und zwar mit dem ersten Schritt ...

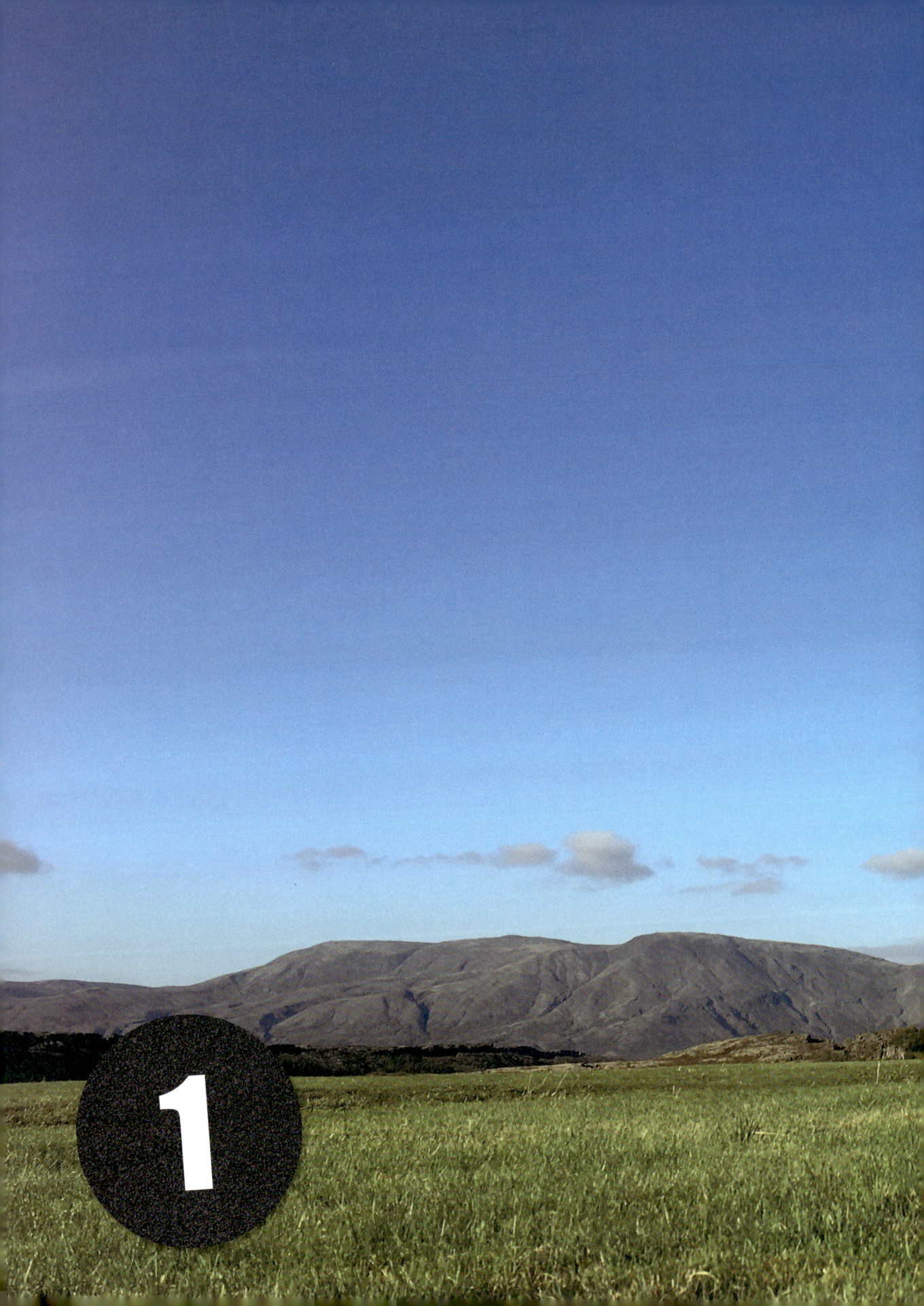

1

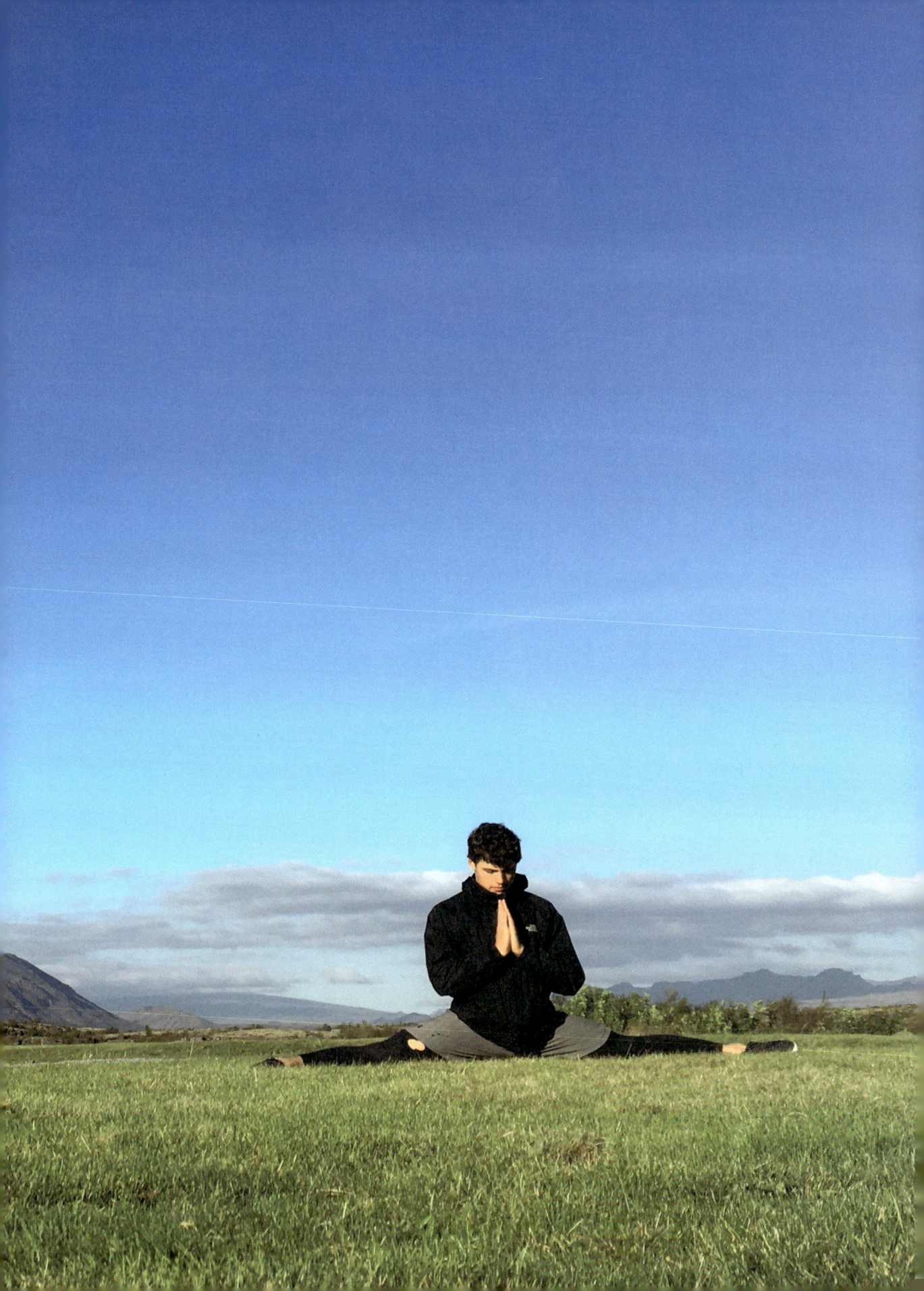

1   Mobility – das moderne Beweglichkeitstraining

Wenn ich unseren „Calisthenics X Mobility"-Workshop beginne, starte ich stets mit der folgenden Frage: „Kann mir jemand eine Definition von Mobility nennen?" Unsere Workshopteilnehmer haben eigentlich fast alle schon das eine oder andere Video von mir auf YouTube® gesehen, weshalb die meisten Antworten schon in die richtige Richtung gehen. Es werden dann folgende Schlagworte in den Raum geworfen:

- aktives Beweglichkeitstraining,
- wie Dehnen, nur mit Kraft,
- ein hohes Bewegungsausmaß,
- Range of Motion (ROM).

Beim Mobilitytraining liegt der Fokus ganz klar auf der Bewegung. Anders als beim Dehnen, bei dem eine Position über einen längeren Zeitraum gehalten wird, ist beim Mobilitytraining immer die aktive Kontrolle über eine gewisse Distanz notwendig. Um es einfach auszudrücken:

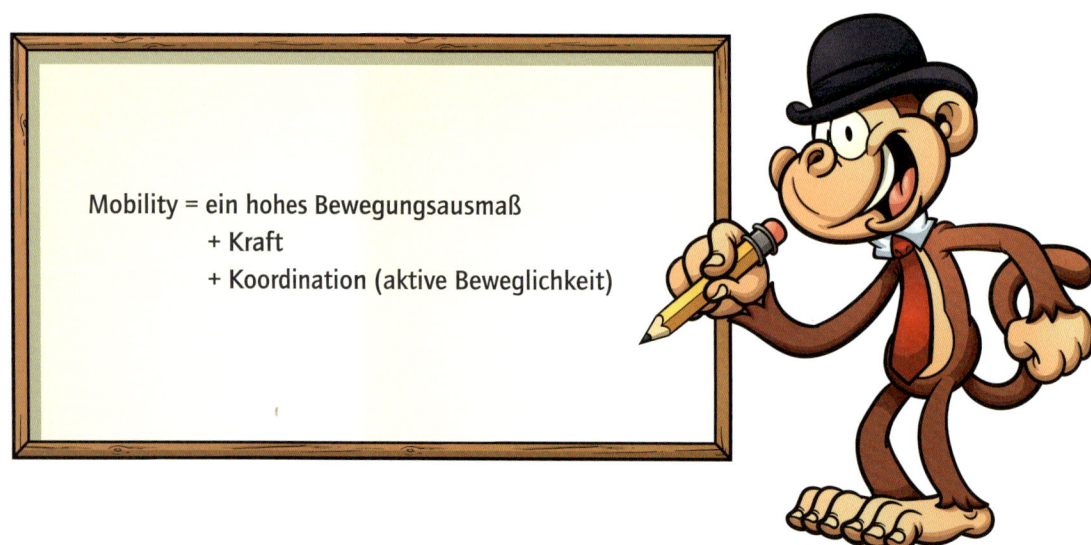

Mobility = ein hohes Bewegungsausmaß
+ Kraft
+ Koordination (aktive Beweglichkeit)

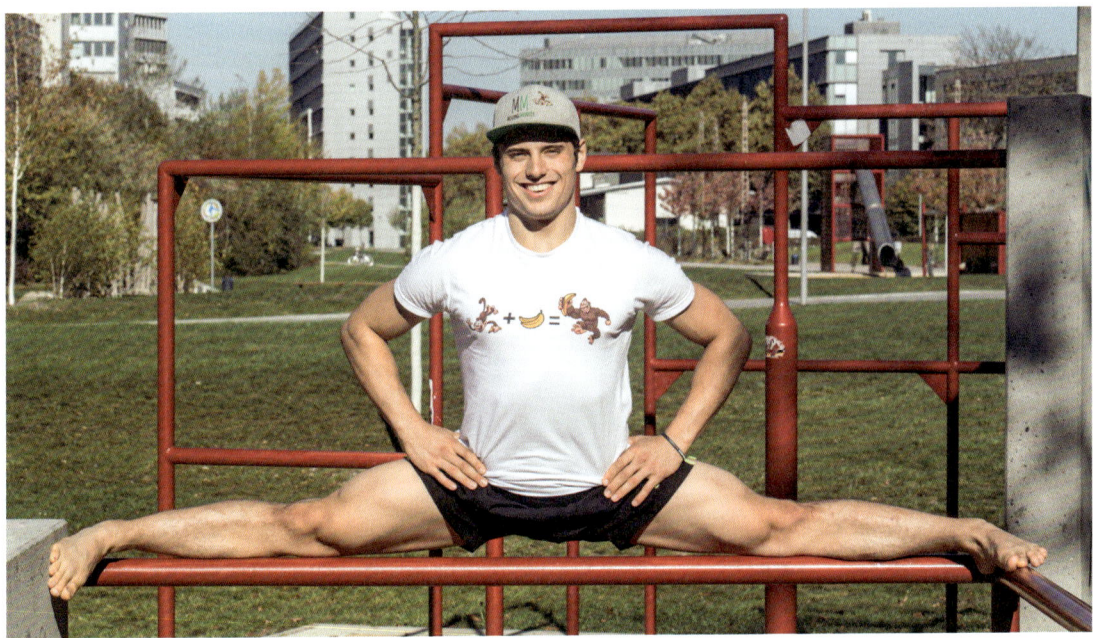

Anschließend zeige ich stets ein praktisches Beispiel. Stelle dir vor, ich lasse mich aus dem Stand in den Männerspagat gleiten und komme aus dem vollen Spagat mit der Kraft meiner Beine wieder in den Stand zurück.

Wenn du dir das nicht vorstellen kannst, dass das überhaupt möglich ist, komme am besten zum Workshop oder schaue dir das „Mobility vs. Flexibility"-Video in der App zum Buch an.

Dem steht die passive Beweglichkeit gegenüber, die Flexibilität. Stelle dir vor, dass du im Stand einen Fuß am Sprunggelenk packst und deine Ferse zum Po ziehst. Du hältst dein Bein also passiv in diesem Bewegungsausmaß, ohne dass du die Muskulatur in deinen Beinen anspannst.

Natürlich beginnen wir den Workshop nicht damit, dass wir den Spagat trainieren. Um langfristig beweglich und stark zu werden, müssen wir verstehen, wie mobil unser Körper wirklich sein sollte.

Denn Beweglichkeit und Kraft bedingen sich stets. Stelle dir eine Wippe vor: Auf der einen Seite befindet sich die Flexibilität, auf der anderen die Stabilität. Da unser Körper ein dynamisches System ist, eben wie eine Wippe, brauchen wir eine Mischung aus Flexibilität (passiver Beweglichkeit) und Stabilität (Kraft), um unser Gleichgewicht zu halten. Den sogenannten *Sweet Spot* beschreibt man als *Mobilität*.

In der Medizin sprechen wir hierbei vom Zustand der *Homöostase*, d. h. v om Aufrechterhalten des Gleichgewichtszustandes. Dieser Zustand unterliegt per Definition der „dynamischen Selbstregulation".

Viele schlaue Worte, die letztlich beschreiben, dass unser Körper immer zwischen Flexibilität, Mobilität und Stabilität schwankt. Somit haben unsere Gelenke auch unterschiedliche Funktionen. Manche sind mehr für Stabilität vorgesehen, andere wiederum für viel Bewegung.

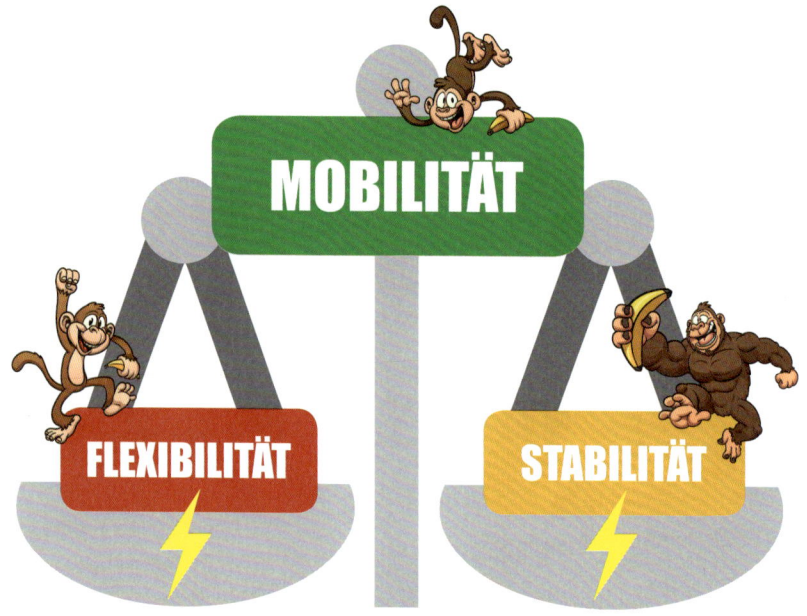

Was wir daraus für unser Mobilitytraining lernen können, ist Folgendes:

1. Nicht jedes Gelenk muss so mobil wie möglich gemacht werden (es ist sogar stellenweise schädlich und führt zu Schmerzen).

2. Es ist ganz normal, dass wir uns an manchen Tagen unbeweglicher fühlen als an anderen. Wir unterliegen natürlichen Schwankungen.

Wie du ein harmonisches Gleichgewicht schaffen kannst, um nicht jeden Tag mit Verspannungen oder Schmerzen den Alltag bewältigen zu müssen, erkläre ich dir in Kap. 2.1 „So wirst du beweglicher". Zunächst möchte dir einen kurzen Ausblick darüber geben, wodurch Mobility so populär geworden ist.

URSPRÜNGE VON MOBILITY

Mobilitytraining erfreut sich heutzutage immer größerer Beliebtheit. Der gesundheitserhaltende Aspekt steht dabei sehr im Vordergrund. Verletzt zu sein, wirft einen als Sportler, ob Freizeitsportler oder Profiathlet, immer zurück. Das führt nicht nur zu sportlichen Leistungseinbrüchen, sondern auch stellenweise in depressive Phasen. Die Identifikation mit einem Sport ist häufig sehr hoch und steht in direkter Relation zum Selbstbewusstsein und zur allgemeinen Zufriedenheit.

Wer seinen Sport liebt und verletzt ist, tut alles dafür, um schnell wieder zur alten Form zurückzufinden.

Das Problem war lange Zeit, dass das Thema „Prävention" als eher langweilig abgetan wurde. Lieber ging man bis an die Grenzen seiner Leistungsfähigkeit und das bestenfalls bei jedem Training. So lange, bis es nicht mehr ging …

Wenn die Verletzung dann da war, wurde nach den Ursachen geforscht und nach einer Lösung gesucht.

Früher war das ein echtes Problem. YouTube® war 2009 noch nicht wirklich gut bestückt mit qualitativen Videos, die einem geholfen haben, wenn es um das Thema Schmerzen ging. Die ersten erklärenden Videos zum Thema Sport kamen aus dem Bereich Bodybuilding: eine Domäne, die heute noch den Großteil der Sportvideos im Netz ausmacht.

Der Bodybuildinghype hat immer mehr Menschen dazu motiviert, sich ins Fitnessstudio zu begeben. Die Population wurde immer jünger durch den Einfluss der sozialen Medien. Dann wurde „drauflosgepumpt", mit sehr viel Halbwissen.

Das Problem: immer nur zu trainieren, sorgt nicht für einen gesunden Körper.

Vor ein paar Jahren kam dann der vermeintliche Retter der verletzten Schultern, Rücken und Hüften auf den Markt: die Faszienrolle!

Nunmehr lag jeder Schmerz an Verspannungen, Verklebungen und Triggerpunkten des Bindegewebes. Niemand hatte wirklich einen Plan, was man mit diesen Rollen und später auch Triggerbällen so wirklich anstellen sollte. Deshalb legte man sich auf die Rollen und drückte und rollte alles, was schmerzte.

Ob Faszienrollen Sinn oder Unsinn sind, beschreibe ich später in Kap. 2.5 „Warum Faszienrollen dich nicht beweglicher machen" noch ausführlicher.

Mit der Zeit wurde klar, dass es nicht nur daran liegen kann und die Suche ging weiter. Zwar benutzen viele immer noch sehr oft Rollen zum Warm-up und als „Mobilitytraining". Trotz der sehr fragwürdigen Effektivität haben die Rollen eine sehr positive Entwicklung geprägt. Immer mehr Sportler machen sich nun Gedanken über präventive Gesundheitsmaßnahmen. Dies führte ebenfalls dazu, dass das Thema Mobility ein Begriff wurde.

Nun gab es noch einen zweiten großen Einfluss, der Mobility bekannter gemacht hat:

MOVEMENT CULTURE

Dies ist die durch Ido Portal begründete Bewegungsphilosophie, die sich durch vieles auszeichnet, was mit Bewegung zu tun hat. Durch ihn bin ich ebenfalls auf dieses Thema gestoßen und er ist auch eines der größten Vorbilder in Bezug auf meine Arbeit als Trainer und Athlet. Movement Culture hat *Animal Moves* und ein Beweglichkeitskonzept populär gemacht, welches den Kraftaspekt in das Beweglichkeitstraining gebracht hat.

Beweglichkeitstraining gehört nun bei den meisten zum Training dazu. Leider wird noch sehr häufig statisches Dehnen der aktiven Mobilisation vorgezogen und der Effekt von Mobilitytraining völlig verfehlt. Dennoch ist es gut, dass sich durch Rollen etc. immer mehr Menschen den Ideen des Mobilitytrainings öffnen. Es spielt keine Rolle, ob sie Bodybuilder, Crossfitter oder Calisthenicssportler sind.

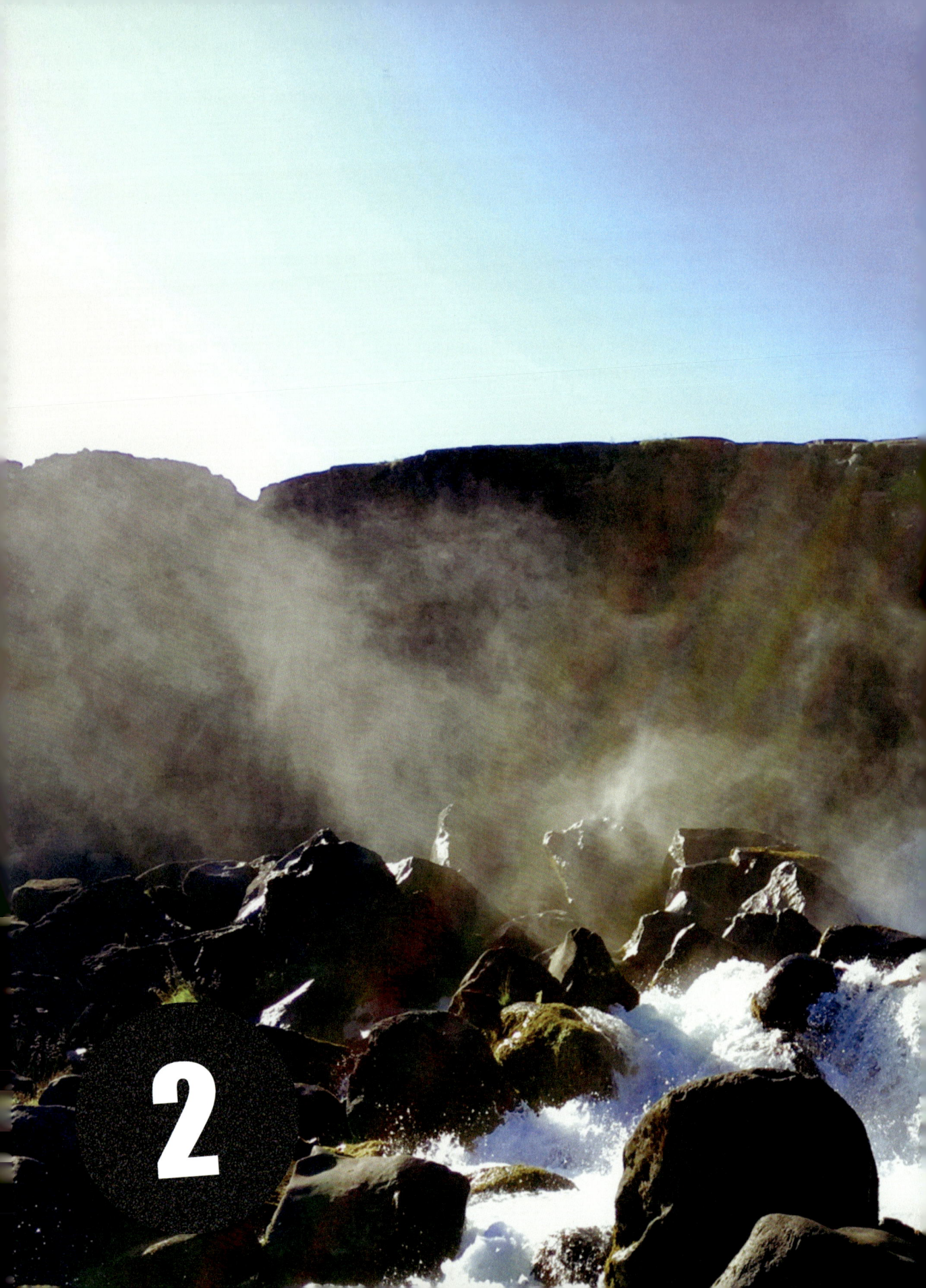

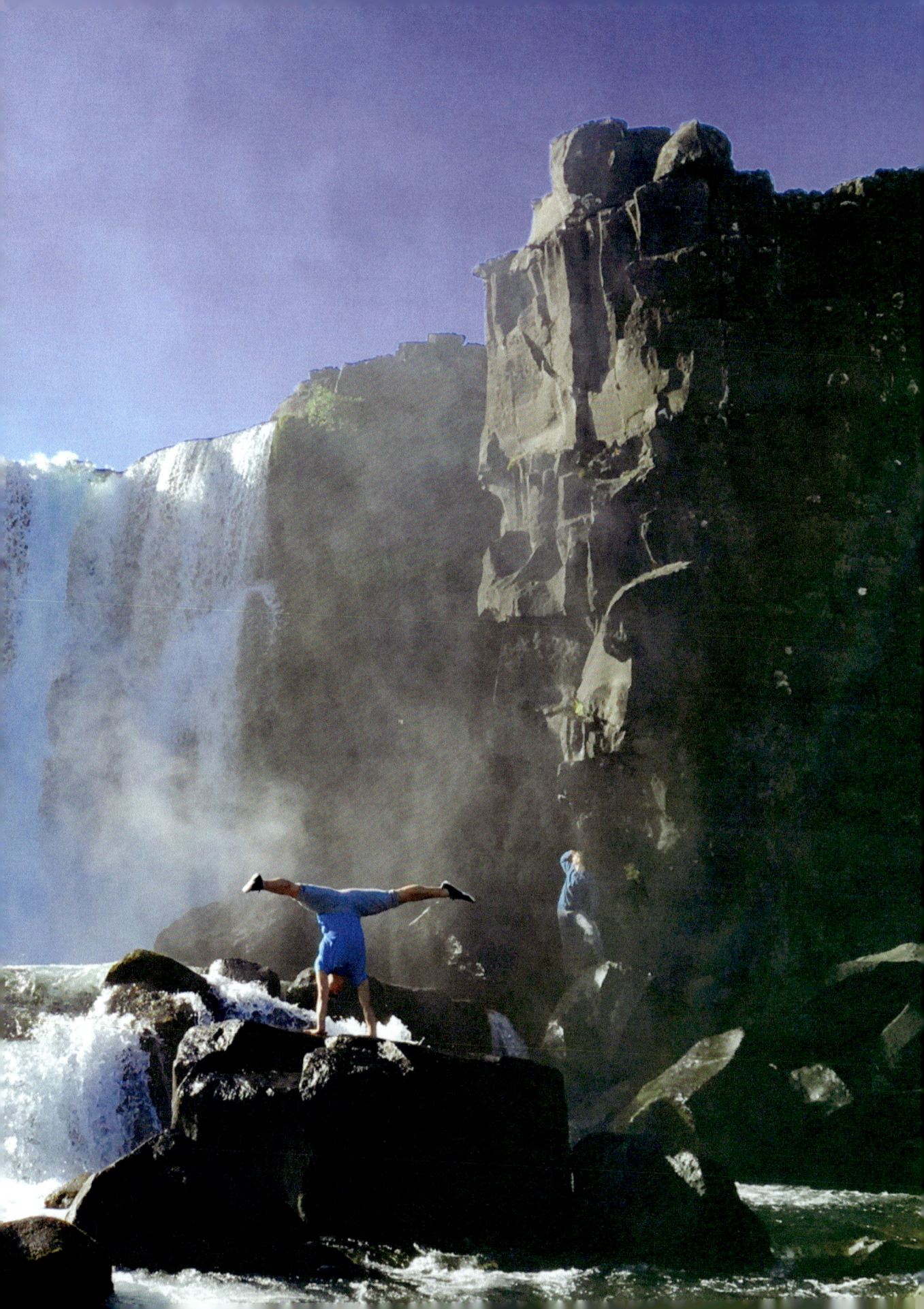

2 Den Mobilitymythos verstehen

2.1 SO WIRST DU BEWEGLICHER

Beweglichkeit ist für viele ein blinder Fleck. Über das Krafttraining hingegen gibt es tausende Bücher.

Nahezu jeder, der sich mit dem Thema „Fitness" beschäftigt, hat schon einmal eine Hantel in der Hand gehabt.

Doch zum Thema Beweglichkeit fällt den meisten nur „Stretching" ein. Dabei ist die Fähigkeit, über ein gewisses Ausmaß an Beweglichkeit zu verfügen, nicht nur eine weitere Trainingsform, sondern gleichzeitig auch ein sehr guter Indikator für die allgemeine Belastungsfähigkeit deines Körpers.

Um das zu verstehen, schauen wir uns einmal an, welche Faktoren Beweglichkeit beeinflussen und warum manche Sportler sehr unbeweglich sind, obwohl sie kein Krafttraining machen.

Die Grundlage für Beweglichkeit liegt in unserem Gehirn:

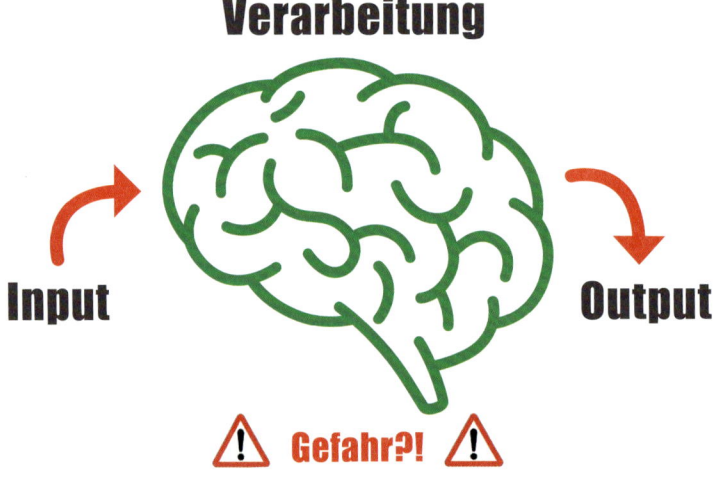

Alles, was wir im Alltag oder beim Sport machen, unterliegt der Informationsverarbeitung des Gehirns.

Trotz unserer modernen Gesellschaft funktioniert unsere „Software" immer noch auf der Basis des sehr wichtigen Überlebensmechanismus. Die Frage, die sich unser Gehirn bei ALLEM stellt:

Bin ich sicher oder in Gefahr?!

Dazu gehört, dass es Bewegungen bzw. Situationen gut einschätzen können muss. Was meine ich nun mit *Input*? Damit sind alle Informationen gemeint, die ans Gehirn geleitet werden:

1. Augen (verschiedene Arten des Sehens & Augenbewegungen),

2. (Innen-) Ohren (Hören & Gleichgewicht),

3. Mund und Rachen (Geschmack, Zungenposition, Kieferbewegungen),

4. Nase (Geruch),

5. Gelenke,

6. Muskeln,

7. Haut.

Diese Informationen werden in Bruchteilen von Sekunden verarbeitet und interpretiert:

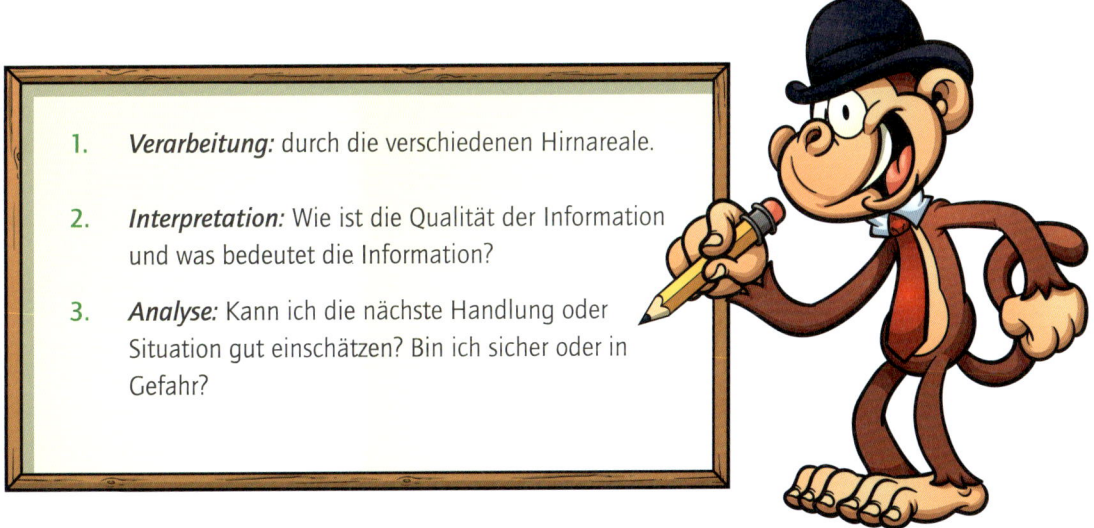

1. *Verarbeitung:* durch die verschiedenen Hirnareale.

2. *Interpretation:* Wie ist die Qualität der Information und was bedeutet die Information?

3. *Analyse:* Kann ich die nächste Handlung oder Situation gut einschätzen? Bin ich sicher oder in Gefahr?

Wenn in diesem Prozess Unklarheiten für das Gehirn auftreten und am Ende in der Analyse nicht herauskommt, dass das Gehirn volle Funktionalität gewährleisten kann, weil es unsicher ist, schützt dich dein Gehirn, indem es folgende Maßnahmen ergreift:

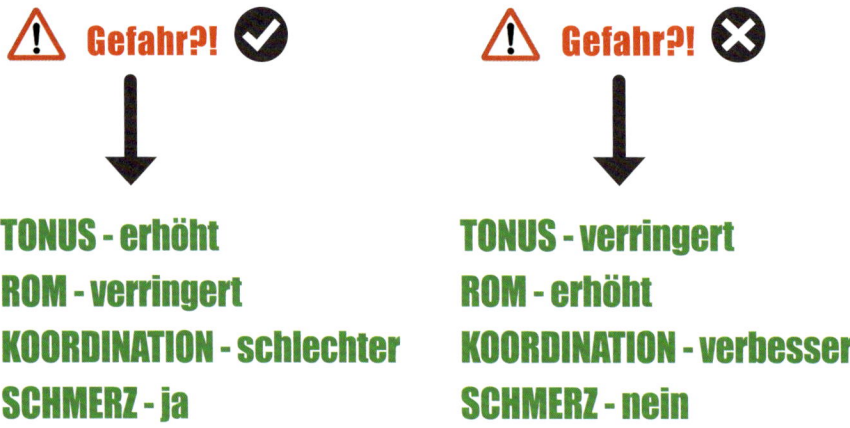

TONUS - erhöht
ROM - verringert
KOORDINATION - schlechter
SCHMERZ - ja

TONUS - verringert
ROM - erhöht
KOORDINATION - verbessert
SCHMERZ - nein

Wie du siehst, wenn du den Input verbesserst, dann wird sich auch deine Range of Motion (ROM) verbessern.

In Bezug auf Mobility nachfolgend ein Beispiel:

Wenn du übst, deine Schulter über ihr volles Bewegungsausmaß im schmerzfreien Bereich zu bewegen, wie z. B. beim *Schwimmer (s. Kap. 7: Mobilityübungen)*, registriert dein Gehirn, dass du die Kontrolle über jeden Teil der Bewegung hast. Je öfter du die Ansteuerung deines Schultergelenks und der an der Bewegung beteiligten Gelenke übst (Brustwirbelsäule und Schulterblatt), desto klarer wird für dein Gehirn das Bild der Bewegung, die du übst.

Damit kommen wir zum Konzept des *Bodymapping*. Bodymapping, was beschreibt, wie gut deine Gelenke und die Kontraktionsfähigkeit der gelenkumgebenden Muskulatur im Gehirn verankert sind. Denn zur Bewegung eines Gelenks gehört schließlich auch, die Muskulatur adäquat anspannen (kontrahieren) und im richtigen Moment wieder locker lassen zu können.

Ein Bild zur Veranschaulichung:

Stelle dir den Weg zum nächstgelegenen Bäcker vor. Es spielt keine Rolle, ob du gerade in Tokio, New York oder bei dir zu Hause bist. Du weißt ganz genau, welche Straßen du gehen musst, um zum Bäcker zu kommen. Demnach hast du ein „Karte" im Kopf für den Weg zum Bäcker. Wenn du nun aber in New York bist und dort nach einem Bäcker gefragt wirst, wird dir nur noch Google Maps® helfen können. Eine externe Karte, die dir den richtigen Weg zeigt, weil auf es deiner eigenen Karte (im Kopf) keinen Plan dafür gibt.

So ist es auch mit Bewegung. Oder, um es genauer auszudrücken, mit dem Bewegungsausmaß deiner Gelenke. Wenn du deine Gelenke bzw. deinen Körper stets nur auf eine Art und Weise bewegst und trainierst, werden diese Wege neuroplastisch besser verankert sein, als Bewegungen, die du selten oder gar nicht übst: für einen Kraftsportler z. B. das Training in einem ungewohnten Bewegungsausmaß.

Und wie ich zuvor beschrieben habe, ist Auslöser für viele Schmerzen und Einschränkungen die Störung der *Homöostase*. Dies bedeutet ein Ungleichgewicht in verschiedenen Bereichen deines Körpers: Kraft, Beweglichkeit, Gleichgewicht etc. Wenn du lernst, deine Gelenke und deine Muskulatur anzusteuern, also über sensorische und motorische Kontrolle verfügst, wirst du beweglicher.

Es klingt natürlich nicht sonderlich motivierend, wenn ich sage, dass du üben solltest, die motorische Kontrolle deines Körpers zu verbessern. Deshalb ist mein Ziel in diesem Buch, dass du Freude am Mobilitytraining entwickelst und du übst dann, dich auch mal „anders" zu bewegen.

ZUSAMMENGEFASST:

Dein Gehirn entscheidet über deine Beweglichkeit (und Kraft). Wenn du lernst, deine Gelenke und Muskulatur zu kontrollieren, kontrollierst du somit deine Bewegung und gibst deinem Gehirn mehr Sicherheit. Je sicherer sich dein Gehirn fühlt, desto beweglicher bist du.

2.2   WARUM WIR ALLE SO STEIF SIND

Augen, Ohren, Mund?! Ich habe gedacht, dass ich mich bewegen muss, um beweglicher zu werden??

Absolut richtig! Am Ende steht immer die Bewegung im Vordergrund! Wer sich nicht bewegt, verliert, evolutionär betrachtet, sein Leben. **Er ist Futter!**

Ich möchte dich nicht verwirren, was das Thema Mobility angeht, sondern Klarheit für dich im Dschungel der diveresen Methoden und Meinungen schaffen, um dich beweglich und schmerzfrei zu machen.

Wie bereits erwähnt, kannst du durch die Beeinflussung deiner Augen oder deiner Zunge deine Beweglichkeit und Performance immens verändern. Dies fällt allerdings in den Bereich des Neuroathletik Trainings.

Wenngleich die Übergänge fließend sind, möchte ich dir in diesem Buch einen etwas einfacheren und vertrauteren Ansatz von Bewegung vermitteln. Wenn Neuroathletik-Training für dich spannend klingt, empfehle ich dir, dass du dir mein Interview mit Niko Romm von Valeo Personal Training anschaust, welches du auf meinem YouTube®-Kanal oder meinem Podcast auf Spotify® oder iTunes® finden kannst.

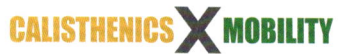
WIE GUT KANNST DU DICH BEWEGEN?

Das überwiegende Problem unserer heutigen Gesellschaft sehe ich vor allem in der Tatsache, dass wir uns nicht mehr genug und zu einseitig bewegen. Geschweige denn besitzen wir die Fähigkeit, unseren Körper zu benutzen und die Bewegungen auszuführen, die für einen normalen Bewegungsapparat problemlos machbar sein sollten:

- Schneidersitz,

- Squat,

- von einer Stange zu hängen für mindestens 30-60 Sekunden,

- Rumpfvorbeuge,

- auf eine kniehohe Erhöhung zu springen,

- rückwärts zu laufen sowie

- seine Arme stehend in zwei verschiedene Richtungen kreisen zu können.

Die angesprochenen Bewegungen sind kein Bestandteil einer validen Testung deiner Biomechanik. Abgesehen von allen wissenschaftlichen und evolutionären Begründungen, sind dies Bewegungen, die meiner Meinung nach zur normalen Funktionalität dazugehören.

Unser moderner Alltag führt dazu, dass wir unseren Körper physisch immer weniger nutzen müssen. Die Unbeweglichkeit und der Verlust des Körpergefühls nimmt bereits in der Grundschule desaströse Ausmaße an.

Davon kann Monique als angehende Grundschullehrerin ein Lied singen. In der Grundschule werden sicherlich viele Lieder gesungen und neben der musikalischen Früherziehung sind Lesen, Schreiben und Rechnen selbstverständlich ein sehr wichtiger Bestandteil unseres späteren Lebens.

Aber wenn in der Grundschule bereits damit begonnen wird, Sportstunden zu kürzen und nur noch die Förderung des „Intellekts" im Vordergrund steht, werden wir bald in einer Gesellschaft leben, die sich vor Akademikern nicht retten kann, aber in der alle Gelenkschmerzen haben.

Natürlich ist das ein sehr einseitiges Bild und meiner Meinung nach wird es nicht zu einem so schwerwiegenden gesellschaftlichen Wandel kommen, wie im Disney-Film *Wall-E* dargestellt wird. Dennoch dürfen Bewegung und Gesundheit nicht außer Acht gelassen werden. Ein Mensch kann noch so gebildet sein, wenn er seinen Körper nicht bewegen kann, wird er einen großen Teil seines Potenzials vernachlässigen.

Die körperliche Arbeit unterstützt die geistige erheblich, wie viele Studien in Bezug auf Lernen und Bewegung zeigen. Dieser Aspekt stellt den größten Mangel bzw. das größte Ungleichgewicht unseres Bildungssystems dar, da die einzige körperliche Fähigkeit, in der wir von der ersten Klasse bis zum Hochschulabschluss ausgebildet werden, das Sitzen ist …

In einer Gesellschaft, in der das Bildungssystem die körperliche Entwicklung außer Acht lässt und das Gesundheitssystem die Krankheitsbekämpfung an die erste Stelle setzt, statt auf Gesundheitserhaltung und -förderung zu setzen, haben wir keine andere Wahl, als selbst aktiv zu werden.

Unser Körper ist im ständigen Wechsel zwischen Aufbau und Verfall. Irgendwann wird der Verfall gewinnen, aber wir entscheiden, wie schnell dieser Prozess fortschreitet und mit welcher Lebensqualität wir alt werden: mit Rollator und in der ständigen Angst gefangen zu sein, zu stürzen und nicht wieder aus eigener Kraft aufstehen zu können. Nicht einmal eine halbe Kniebeuge machen zu können, um selbstständig von der Toilette aufzustehen oder die Kraft in den Armen und im Rumpf zu haben, sich im Falle eines Sturzes abfangen zu können, um einen Oberschenkelhalsbruch zu verhindern.

Oder mit einem belastungsfähigen Körper zu altern, der es einem noch erlaubt, mit den Enkeln zu spielen und stark genug ist, um die Anforderungen des Alltags zu meistern und selbstbestimmt bis an den letzten Tag unseres Daseins zu leben.

2.3 NICHT JEDES GELENK DARF MOBILISIERT WERDEN!

Wie zuvor in Kap. 1 „Mobility – das moderne Beweglichkeitstraining" beschrieben, sollten wir nicht jeden Bereich unseres Körpers mobilisieren.

Wer alles mobilisiert und vergisst, Spannung in gewissen Bewegungsbereichen zu erzeugen, wird ebenfalls ähnliche Symptome an sich feststellen, wie jemand, der nur seine Muskulatur kräftigt, aber nie mobilisiert. Schmerz oder Verletzungen entstehen dann, wenn wir unseren Körper überfordern, zu einseitig trainieren oder das Gleichgewicht aus den Augen verlieren. Mehr zu diesem Thema in Kap. 3.2 „Schmerzen und Verletzungen".

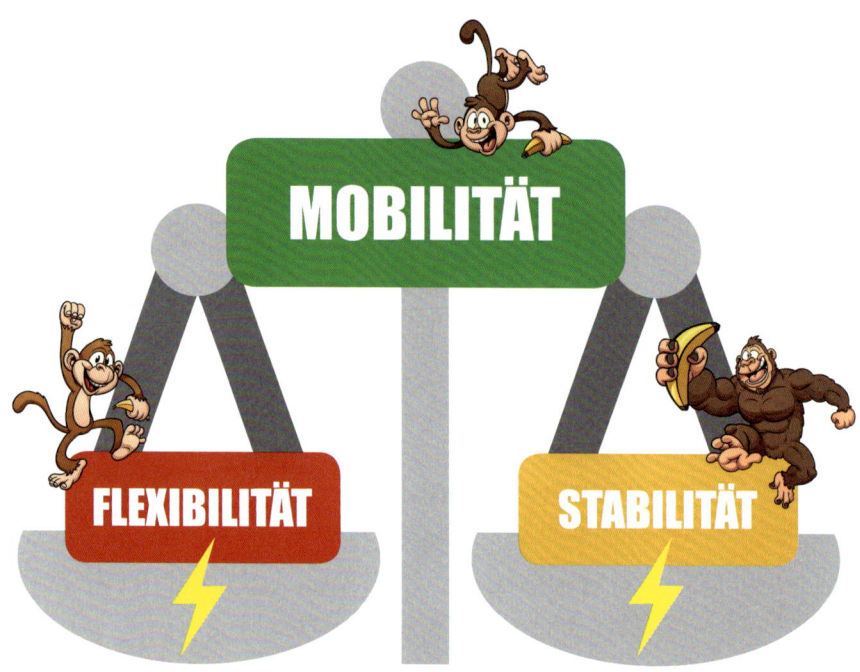

Denken wir einmal bspw. an Ballsportarten wie Fußball oder Tennis. Dort kommt es häufiger zu Bänder-rissen. Das Problem besteht meistens darin, dass der Athlet die Position, in der er sich verletzt hat, nie trainiert hat. Somit verfügt sein Gehirn/sein Nervensystem über keine Informationen, wie es den Körper bzw. vielmehr das Gelenk in der jeweiligen Position stabilisieren soll.

Wie ich in Kap. 2.1 „So wirst du beweglicher" beschrieben habe, gilt es, die Kontrolle über unsere Gelenke zu behalten, wenn wir langfristig beweglich und verletzungsfrei bleiben wollen.

Der Joint-by-Joint-Approach hilft dabei, zwischen stabilen und mobilen Gelenken zu differenzieren. Dar-aus ergibt sich, welche Prioritäten du in deinem Mobilitytraining setzen solltest:

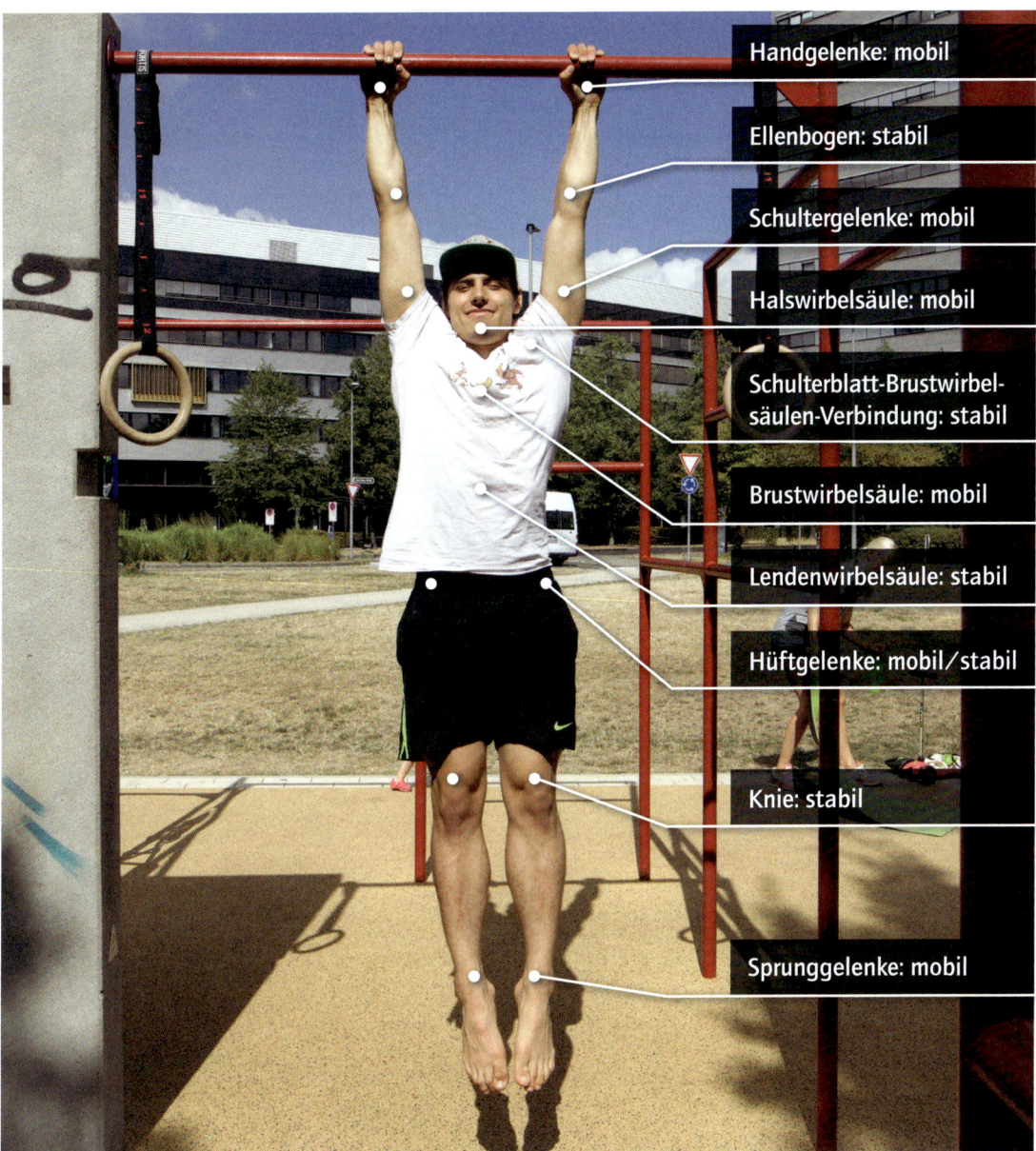

Handgelenke: mobil

Ellenbogen: stabil

Schultergelenke: mobil

Halswirbelsäule: mobil

Schulterblatt-Brustwirbel-säulen-Verbindung: stabil

Brustwirbelsäule: mobil

Lendenwirbelsäule: stabil

Hüftgelenke: mobil/stabil

Knie: stabil

Sprunggelenke: mobil

Eine Frage, die ich häufig über Instagram® gestellt bekomme, lautet: „Wie bekomme ich den unteren Rücken beweglicher? Ich fühle mich beim Kreuzheben oder beim Yoga zu unbeweglich in dieser Körper-region..."

Wie du anhand des JBJ-Modells erkennen kannst, ist der untere Rücken (deine Lendenwirbelsäule) eher zu stabilisieren. Um bessere Beweglichkeit für deine Wirbelsäule zu bekommen, konzentriere dich also lieber auf deine Brustwirbelsäule und zum anderen auf deine Hüfte. Diese beiden Bereiche sind entscheidend für die allgemeine Bewegungsfähigkeit deines Oberkörpers, weshalb sie mobilisiert werden müssen, sofern Einschränkungen vorhanden sind. Der untere Rücken hingegen ist die Verbindungsstelle zwischen Ober- und Unterkörper. Wenn dort zu wenig Stabilität vorhanden ist, müssen alle anderen Gelenke mehr Aufwand leisten, um die Grundstabilität des Körpers aufrechtzuerhalten.

Mitunter ein Grund bei einigen meiner Klienten im Coaching, warum sie unbeweglich sind. Zu wenig Stabilität in ihrer Körpermitte, weshalb alle anderen Gelenke übermäßig Spannung erzeugen müssen. Mehr dazu findest du in Kap. 3.3 „Leitfaden für schmerzfreies Training".

2.4 WARUM DEHNEN UND YOGA DICH NICHT BEWEGLICHER MACHEN!

„Aber, Leon, was ist denn mit den Muskeln? Müssen diese nicht auch gedehnt oder mobilisiert werden, um beweglicher zu werden?"

Deine Muskeln sind letztlich nur die Ausführungsorgane der Signale deines Nervensystems.

Die Aufgabe deiner Muskulatur ist, deine Gelenke in Bewegung zu bringen und diese zu schützen. Beweglichkeit geschieht in den Gelenken. *„Wie jetzt, aber meine Muskeln sind doch verspannt?!"*

Richtig, lass es mich erklären!

Der Sinn aller Mobilityübungen besteht darin, deine Gelenke in eine „ungewohnte" Stellung zu bringen und diese unter Muskelspannung kontrollieren zu lernen. Wenn du eine Gelenkstellung lernst zu kontrollieren, wird dein Nervensystem diesen Input registrieren und als Antwort (Output) deine Muskulatur in der jeweiligen Länge, in der sie sich gerade befindet, mit effizienterer Spannung freigeben.

Was bedeutet, dass dein Muskel bei dieser Gelenkstellung nicht mehr dagegenhält (was jeder als Ziehen der Muskulatur kennt). Je öfter du diese Gelenkstellung trainierst, desto besser kann dein Körper diese Muskellänge immer schneller und mit mehr Kraft freigeben. Du wirst stärker in diesem Bewegungsausmaß und kannst dich ohne Einschränkungen bewegen.

Muskeln bekommen immer nur ganz stumpfe Befehle, wie sie sich zu verhalten haben. Wenn wir aber langfristige Veränderungen erreichen wollen, müssen wir mit den Boten (Gelenke) und dem Befehlshaber (Gehirn) sprechen. Wenn du dich beim Beweglichkeitstraining nur auf deine Muskulatur fokussierst, also immer nur versuchst, deine Muskulatur passiv lang zu ziehen (zu dehnen), ist die Kommunikation zwischen

Boten und Befehlshaber unzureichend. Schließlich will dein Gehirn immer klare Informationen darüber bekommen, was zu tun ist.

In der Physiotherapie sprechen wir immer davon, dass Training bewegungsspezifisch sein sollte. So sollte es für dein Krafttraining, wie auch für dein Mobilitytraining sein. Gleichgültig, für welche Sportart du dich mit Mobility vorbereiten willst, oder ob du durch mehr Beweglichkeit bessere Leistungen erreichen möchtest, eine Sache ist klar: Die Kraft spielt immer eine Rolle, und sei es die Schwerkraft, die es notwendig macht, dass du in deiner Beweglichkeit STARK werden musst.

Das Langziehen deiner Muskulatur wird allerhöchstens einen sehr kurzfristigen Effekt haben, der aber nicht optimal in deinem Nervensystem vernetzt werden kann. Denke immer an den Input, den dein Gehirn aufnimmt, verarbeitet und daraufhin einen Output kreiert. Wenn dein Input (z. B. lang gehaltene Dehnungen) nicht zum geforderten Output passt (z. B. ein Klimmzug), wirst du keinen Nutzen von der kurzfristig gewonnenen Range of Motion haben.

An unseren vergangenen „Calisthenics X Mobility"-Workshops haben auch viele Yogis teilgenommen. Die meisten waren etwas verwundert darüber, warum ich so nachdrücklich betont habe, dass passives Dehnen Zeitverschwendung sei, um beweglicher zu werden. Die meisten von ihnen haben die Erfahrung gemacht, dass ihre meist statisch gehaltenen Positionen für mehr Range of Motion gesorgt haben.

Die Erklärung ist simpel: Was du häufig übst, in dem wirst du besser.

Sprich, wenn ich oft genug und lange genug einen Spagat übe, werde ich ihn auch irgendwann erreichen. Wie ich zuvor bereits betont habe, ist die Kommunikation zu deinem Gehirn der entscheidende Faktor für langfristige Anpassungen.

Durch passive Dehnungen oder statisch gehaltene Yogaübungen gelangen lange nicht so viele Informationen zum Gehirn, wie unter Bewegung.

Unter Bewegung brauchst du viel mehr Konzentration, der Einfluss auf deine Gleichgewichtsorgane ist wesentlich höher und deine Mechanorezeptoren (sensorische Rezeptoren in deinen Gelenken, Muskeln, Sehnen, Bändern und der Haut, die mechanische Belastung wahrnehmen) nehmen mehr Input auf.

Diese und weitere Faktoren führen dazu, dass sich dein Körper schneller an eine gewisse Bewegung oder an ein Bewegungsausmaß adaptiert. Verstehe mich nicht falsch, ich habe nichts gegen Yoga. Hierbei geht es lediglich um die Differenzierung zwischen passiver und aktiver Beweglichkeit. Es gibt noch viele weitere Gründe, warum Menschen zum Yoga gehen. Diese sind nicht Bestandteil meiner Bewertung in Bezug darauf, dass man durch Yoga nicht so effizient beweglich wird, wie durch strukturiertes Mobilitytraining.

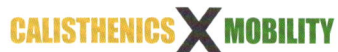

ZUSAMMENGEFASST:

Dehnen führt zu einer mangelnden Aktivierung des Nervensystems und gibt dem Gehirn unzureichende Informationen über die Sicherheit einer Bewegung.

Mit kontrollierter Bewegung und Muskelspannung wirst du schneller und nachhaltiger beweglich.

2.5   WARUM FASZIENROLLEN DICH NICHT BEWEGLICHER MACHEN!

Kommen wir zu einem weiteren Themengebiet, welches dem Dehnen ähnelt. Faszienrollen und „Triggerbälle" erfreuen sich seit dem „Geschmeidig-wie-ein-Leopard-Hype" großer Beliebtheit. In fast jedem Fitnessstudio gehören sie zur Grundausstattung der „Mobility Area".

Immer wieder lasse ich auf meinen Social-Media-Kanälen verlauten, dass ich KEIN großer Unterstützer einer Faszienrolle bin.

Im Folgenden erkläre ich dir,

- warum du nicht mehr STUNDENLANG herumzurollen brauchst;

- wie du die Faszienrolle WIRKLICH benutzen solltest;

- warum Schmerz beim Rollen NICHT erwünscht ist.

2.5.1   PHÄNOMEN FASZIENROLLE

Als das Thema *Faszienfitness* aufkam, packte sich jeder eine Rolle unter seinen M. glutaeus maximus (Pomuskel) und rollte, was das Zeug hält, um die „Verklebungen" zu lösen.

Bevor ich in die Diskussion einsteige, bleibt festzuhalten, dass sich glücklicherweise durch den Faszientrend viel mehr Menschen mit dem Thema Beweglichkeitstraining auseinandersetzen. Leider haben sich im Fitnessbereich einige Gewohnheiten eingeschlichen, die ich gerne näher beleuchten möchte, da sie dich von deinem sauberen Klimmzug und einem perfekten Handstand abhalten werden.

2.5.2 ROLLEN, ROLLEN, ROLLEN

Im Fitnessstudio sehe ich leider ein Phänomen immer und immer wieder.

Das Warm-up der meisten sieht wie folgt aus: rollen, rollen und nochmals rollen. Ich finde es klasse, dass viele durch die Faszienrollen überhaupt mal daran denken, sich aufzuwärmen und nicht gleich an die Klimmzugstange springen. Jedoch ist ganz deutlich, welches Problem sich ergibt. Mit dem Rollen schaffst du es eventuell, ein erweitertes Bewegungsausmaß zu bekommen, jedoch hast du dieses noch nie vorher ordentlich trainiert. Dein Nervensystem kann keine Kontrolle über die neue Range ausüben.

Wie ich bereits mehrfach beschrieben habe, dient unser Training dem Zweck, unsere Bewegungsqualität zu verbessern. Wenn unsere vorbereitenden Maßnahmen für unser Training sich jedoch nur auf der Rolle abspielen, üben wir keine Bewegungen ein, die für unser Training zuträglich wären, wie bspw. das Ansteuern deiner Schulterblätter vor dem Calisthenicstraining. 30 Minuten Faszienrollen stellt kein ausreichendes Warm-up für unser Training dar.

2.5.3 OBERFLÄCHENSENSIBILITÄT VS. TIEFENSENSIBILITÄT

Wenn Monique sich für ihr Calisthenicstraining warm macht, erwärmt sie die Bereiche, die entscheidend für ihr kommendes Training sind. Sie fokussiert sich darauf, dass sie verschiedene Bewegungsmuster mobilitytechnisch vorbereitet.

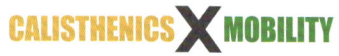

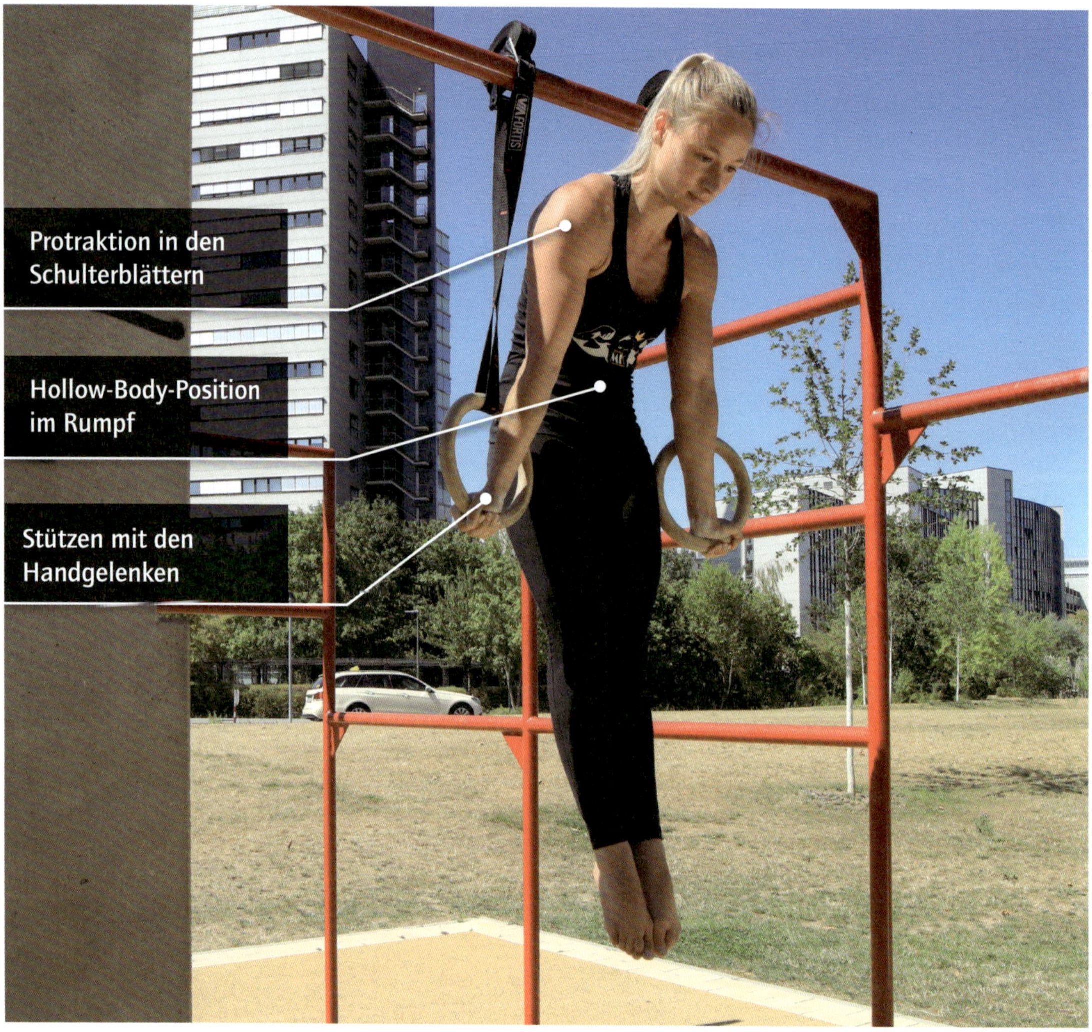

Protraktion in den Schulterblättern

Hollow-Body-Position im Rumpf

Stützen mit den Handgelenken

Dies erlaubt es ihr, vor ihrem spezifischen Warm-up, im Training besser auf ihr Bewegungsrepertoire zurückzugreifen, da sie durch das Mobilitätstraining ihre *Tiefensensibilität* (Propriozeption) geschult hat.

Würde sie nur Zeit auf einer Faszienrolle verbringen, würde sie damit lediglich ihre *Oberflächensensibilität* (Exterozeption) stimulieren, was ihr zwar auch kurzfristig ein höheres Bewegungsausmaß bringen kann, aber sie schult ihr Bewegungsverständnis nicht in dem Maße, wie sie es mit und durch Bewegung macht.

Jeder Körper ist sehr individuell. Ebenso individuell ist, wie er auf die Stimulation von Rezeptoren reagiert. Die ganze Diskussion darüber, dass wir damit isoliert die Faszien trainieren würden, geht absolut in die falsche Richtung! Schließlich beeinflussen wir sowohl durch Bewegung als auch durch das Rollen auf einer Faszienrolle immer mehrere Körperstrukturen auf einmal. Nur eine Struktur (Faszien) zu beeinflussen, ist schlichtweg nicht möglich.

Somit stellt sich für mich immer wieder die Frage: Wie kann ich meine Zeit im Training effektiv nutzen, um meine sportlichen Leistungen oder die meiner Klienten zu optimieren? Im Coaching bspw. teste ich verschiedene Methoden, um den Klienten zu einer besseren Bewegung zu bringen. Bewegung ist immer das zentrale Thema, wenn es darum geht, schmerzfrei zu sein, sich besser zu fühlen im eigenen Körper und mehr Leistung im Training abrufen zu können.

Wenn du dich darauf fokussierst, deine Bewegungen zu schulen, deine Gelenke besser ansteuern zu können und stärker zu werden in einem hohen Bewegungsausmaß, erreichst du mit „nur" 20 % Aufwand 80 % der Resultate.

Du solltest testen, ob für dich die Rolle überhaupt funktioniert. Nur, weil sie allgemein gut sein soll, muss sie nicht gut für dich sein.

Und denke immer an das „*SAID-Principle*" (Specific Adaptation on Imposed Demand). Sprich, du passt dich immer an den Reiz an, den du auf deinen Körper ausübst. Passives Rollen wird dich nicht alleine besser machen.

2.5.4 SCHMERZEN BEIM ROLLEN

Rollen geht bei den meisten mit Schmerzen einher. Erst wenn es ordentlich schmerzt und du die Schulter drei Tage lang nicht mehr bewegen kannst, erst dann hat das Rollen geholfen. Genauso gehen viele Sportler ans Dehnen heran: „Ich muss den Muskel so lang ziehen wie möglich und es muss wehtun!"

Viele übertragen diese Mentalität aufs Mobilitytraining, was ein großer Fehler ist. Unser Körper lernt stetig dazu. Er passt sich an und modelliert sich den Anforderungen entsprechend um. Willst du einen dicken Bizeps haben, curle oft. Willst du starke Beine für Kniebeugen haben, beuge viel. Willst du mehr Klimmzüge können, ziehe dich oft hoch. Aber willst du „besser" im Schmerz werden?! Wahrscheinlich nicht. Deshalb provoziere Schmerz so wenig wie möglich.

Schmerzfreies Bewegen gilt für den gesunden Athleten wie auch für verletzte. Es bringt keinen Vorteil fürs Training, die Regeneration oder Rehabilitation, wenn du deinen Körper mit stetigen Schmerzimpulsen reizt.

Wenn du dich auf die Faszienrolle legst, kann es zwar unangenehm sein, sollte aber nicht in einem Bad aus Krokodilstränen enden. Schmerzfreies Bewegen ist gesundes Bewegen! Mehr zum Thema Schmerzen und Verletzungen in Kap. 3.2.

2.5.5 FAZIT: FASZIENROLLEN – SINN ODER UNSINN?!

Du fragst dich sicherlich an dieser Stelle, ob die Faszienrolle komplette Zeitverschwendung ist.

Oder ob du dennoch hin und wieder rollen solltest ...

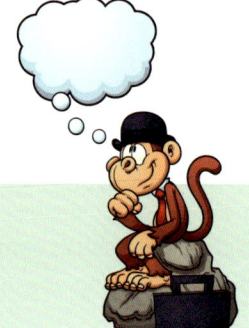

Merke dir Folgendes:

Die Rolle ist ein TOOL!

Nicht mehr, nicht weniger. Sie ist kein Allheilmittel gegen Verspannungen, Muskelkater oder für ein hohes, kraftvolles Bewegungsausmaß! Wenn du sie verwendest, teste, ob es wirklich etwas gebracht hat (ist deine Bewegungsfähigkeit besser geworden?!). Und denke dran, dass das beste Mittel **Bewegung** ist.

Verbringe mehr Zeit mit deinem Körper (z. B. mit Mobility oder Calisthenics), als mit irgendwelchen tollen Fitnessgadgets.

Wie du deine Bewegungsfähigkeit testen kannst, erfährst du im Unterkapitel 3.1.1 „ Evaluation" .

2.6 WEITERES SPORTEQUIPMENT, DAS DU NICHT BRAUCHST

Selbiges gilt auch für Handschuhe beim Training und einen Gewichthebergürtel.

Monique wird auf dem „Calisthenics X Mobility"-Workshop immer wieder gefragt, was sie von Handschuhen beim Calitraining hält. Mir ergeht es ähnlich beim Thema Gewichthebergürtel fürs Kreuzheben oder für Kniebeugen.

Die Antwort fällt ähnlich aus wie bei der Faszienrolle. All diese Dinge sind Tools. Man sollte sie spezifisch einzusetzen wissen, aber nicht auf sie angewiesen sein. Handschuhe beim Calisthenicstraining sind sehr beliebt, weil sich durch das viele Greifen von Stangen Schwielen (Hornhaut) an den Händen bildet. Dies gilt in vielen Kreisen als unästhetisch. Außerdem nehmen sich einige ein Vorbild an den Turnern, die Manschetten an den Händen tragen, um sich am hohen Reck um die Stange winden zu können.

Blicken wir einmal kurz zurück in der Geschichte der Menschheit, wird schnell klar, warum es als unschön angesehen wird. Früher gab es das arbeitende Volk, darunter viele Bauern und den Adel. Der Adel hatte im Gegensatz zum niederen Volk natürlich keine Schwielen an den Händen, weil die Adligen nicht hart gearbeitet haben. Als Schönheitsideal galt damals die Unversehrtheit der Haut.

Um es nochmals zu betonen, wenn du dich nicht auf Weltniveau befindest, dann gibt es, neben den ästhetischen Vorzügen, keinen Grund für dich, warum du aus leistungstechnischer Sicht Handschuhe oder einen Gürtel beim Beintraining verwenden solltest.

Diese Tools werden deine Leistung allerhöchstens mindern. Schließlich sind wir Menschen Gewohnheitstiere. Du wirst dich zu schnell auf den vermeintlichen Schutz verlassen, wodurch deine Bewegungsqualität leiden kann.

Handschuhe lassen dich die Stange nicht richtig greifen und ein Gürtel dich deine Bauchspannung nicht vernünftig halten. Dieser Rat gilt vor allem für Beginner und leicht Fortgeschrittene, die gerade so 1-3 Jahre Trainingserfahrung haben. Alle anderen haben gelernt, wenn sie das richtige Training durchlaufen haben, wie sie ihren Körper für eine bestimmte Bewegung anzusteuern haben, weshalb diese Tools durchaus sinnvoll sein können. Es ist alles eine Frage des Leistungsstandes und der Art, wie du die Dinge einsetzt.

2.7 WIE DICH MOBILITY STÄRKER MACHT

Wenn du bis hierhin bereits gelesen hast, weißt du nun schon mehr als 90 % der Trainierenden über das moderne Beweglichkeitstraining. Doch neben all den nützlichen Fakten rund um das Thema Beweglichkeit und Bewegung im Allgemeinen stellst du dir vermutlich die Frage, warum der Teil dieses Buches zum Thema „Mobilität" so ausführlich ist. Warum nicht, wie die meisten Krafttrainingsbücher, 10 simple Übungen beschreiben, wovon am besten die Hälfte mit einer Rolle ausgeführt werden soll und diese dann als „Mobilitytraining" verkaufen?

Mobility ist weitaus mehr als ein bisschen Warm-up oder Cool-down. Beweglichkeit ist die Voraussetzung für die maximale Kraftentfaltung. Dabei können wir uns auf die Gesetze der Physik berufen:

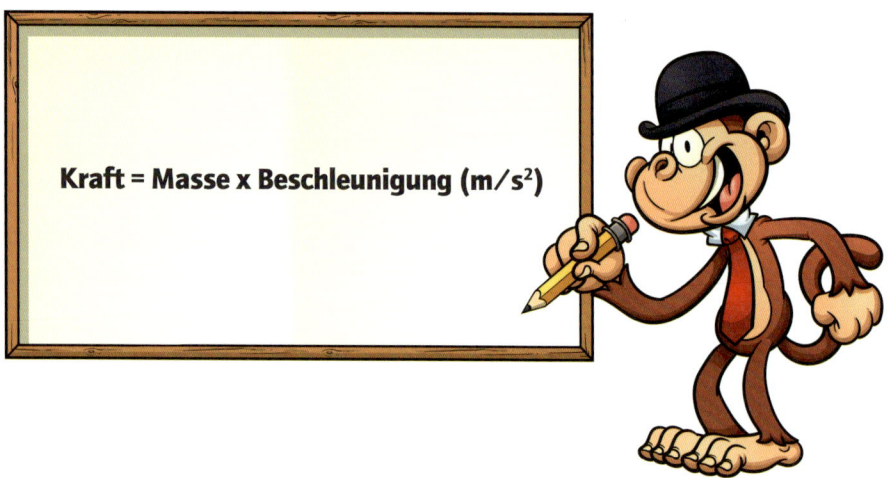

Kraft = Masse x Beschleunigung (m/s²)

In Bezug auf Calisthenics ist es ganz simpel, denn die zu beschleunigende Masse ist unser eigenes Körpergewicht. Nun können wir unsere Kraft in Bezug auf unser Körpergewicht mit zwei Faktoren beeinflussen: Wir verändern den Weg oder die Zeit, in der wir uns bspw. bei einem Pull-up nach oben beschleunigen.

Ich mag es, die Dinge zu vereinfachen, demnach ganz einfach ausgedrückt: Je mehr Weg ich zur Verfügung habe („Meter"), desto größer ist das daraus resultierende Kraftpotenzial. Noch einfacher: Mobilität überträgt sich unmittelbar auf deine Kraft. Nun kommen aber noch weitere Faktoren mit hinzu, die die Wichtigkeit für Mobilitytraining betonen sollen.

Es wird häufiger diskutiert, inwiefern Beweglichkeitstraining, auf diverse Art und Weise getestet, einen positiven Effekt auf die Regeneration und auf die Verletzungsprophylaxe hat.

Bisher ist der Tenor, dass man sich nicht wirklich sicher ist oder bisweilen negative Ergebnisse in Bezug auf Prophylaxe und Regeneration herausgefunden hat.

Ich möchte nicht in eine emotional aufgeladene wissenschaftliche Diskussion einsteigen, ob die Studien belastbar und aussagekräftig sind, sondern etwas nüchterner an die Sache herantreten. In diesem Buch möchte ich die Argumente simpler darstellen, als mich auf Metaanalysen zu berufen.

Mit Mobility wirst du die Kontrolle über deine Gelenke erlangen. Dabei wirst du alle möglichen Winkel deiner Gelenke einnehmen und dem Körper das geben, was er wirklich braucht: **VARIATION**.

Ich werde in diesem Buch immer wieder auf diesen Punkt zurückkommen. Schließlich ist Variation das, was uns unsere Gelenke erhält, wenn wir beim Sport immer nur repetitive Bewegungen durchturnen.

Du wirst also widerstandsfähiger gegenüber ungewohnten Bewegungen/Gelenkstellungen und somit reduzierst du den Schweregrad einer möglichen Verletzung.

In Kap. 3.2 „Schmerzen und Verletzungen" gehe ich darauf ein, warum du Verletzungen nicht verhindern, sondern lediglich das Ausmaß der Verletzung reduzieren kannst.

2.8 WARUM STRESS DICH UNBEWEGLICH MACHT

Ein oft völlig missachteter Aspekt von Mobility ist die Möglichkeit, sich selbst, bezogen auf die eigene Leistungsfähigkeit fürs Training, zu analysieren.

Stelle dir vor, du hast eine stressige Woche hinter dir und bist nur einmal zum Sport gegangen.

In letzter Zeit kommt es häufiger vor, dass du viel Stress hast. Weil du es nicht mehr regelmäßig zum Sport schaffst, gibst du in der einen Einheit pro Woche 150 %. Dein Muskelkater ist in den nächsten Tagen dementsprechend.

Bei dir kommen mehrere Faktoren zusammen, die deine Wahrscheinlichkeit für eine Verletzung um ein Vielfaches erhöhen (Stress, dadurch eventuell Unkonzentriertheit beim Training, weil du zu viele Dinge im Kopf hast und Unregelmäßigkeit der sportlichen Ertüchtigung). Demnach ist es extrem wichtig, deine Leistungsfähigkeit vor einem Training einschätzen zu können. In diesen Phasen wirst du dich garantiert unbeweglicher fühlen. Die Mobilityübungen machen noch viel weniger Spaß, was gerne zu einer falschen Interpretation führt.

Viele meiner Klienten hatten das Problem, dass sie in stressigen Lebenssituationen noch weniger Mobility gemacht haben, obwohl sie mehr hätten machen sollen. Sie dachten, dass Mobility ihnen einfach nicht liegt und waren frustriert, dass sie Rückschritte gemacht haben. Dabei lag die Ursache lediglich in der Tatsache begründet, dass ihr aktuelles Stresslevel zu hoch war. Vielleicht hast du diese Gedanken auch schon gehabt und hast dein Mobilitytraining gestrichen.

Diese Zeilen sollen dich dazu anregen, dass du beim nächsten Mal die ganze Situation aus einem Blickwinkel betrachtest. Denke dabei an das Bild des Stresseimers (*Stressbucket*). Je mehr Stress in den Eimer fließt, desto voller wird er. Wenn er überschwappt, bedeutet das Überlastung für dein zentrales Nervensystem und somit Leistungseinbußen und Unbeweglichkeit. Neben anderen Auswirkungen sind diese beiden die wichtigsten, wenn es um sportliche Belastungen geht. Schließlich soll dein Körper nicht nur für ein paar Jahre gut funktionieren, sondern am besten lebenslang belastbar und gesund bleiben.

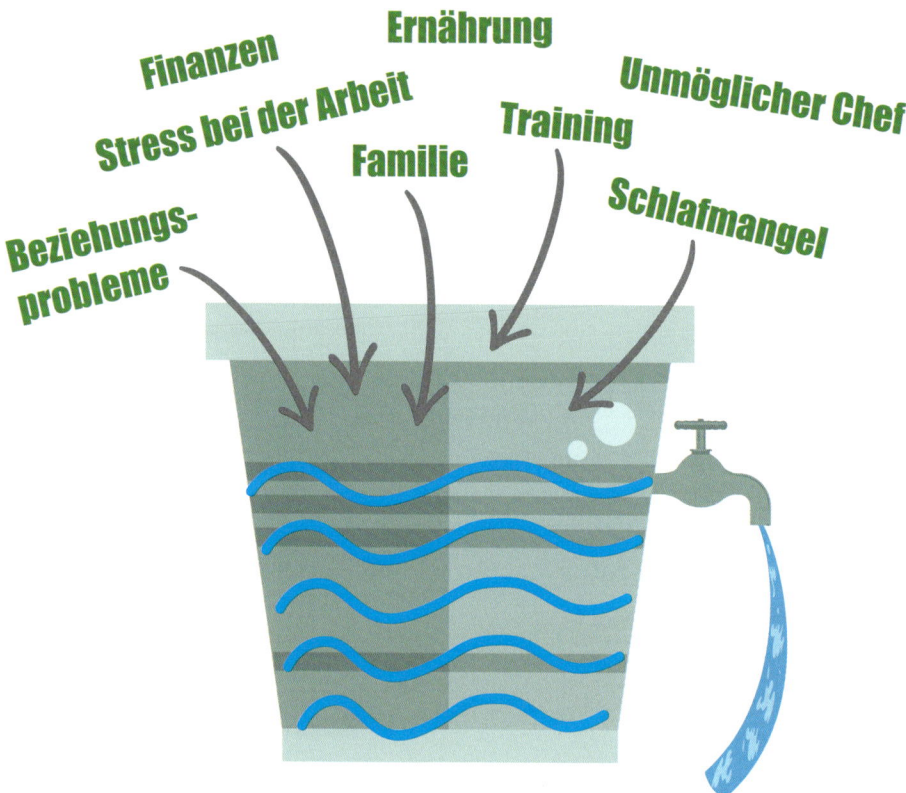

Wenn du dir aus diesem Kapitel etwas mitnimmst, dann, dass deine Beweglichkeit erheblich davon abhängig ist, wie gestresst du bist. Dass du mit Mobility vor einem Training herausfinden kannst, ob du heute Vollgas geben kannst, oder es lieber beim Mobilitytraining und einer leichten Ausdauereinheit belassen solltest. Und als letzter Punkt, dass Beweglichkeit deine Belastbarkeit und Kraft erheblich potenzieren kann.

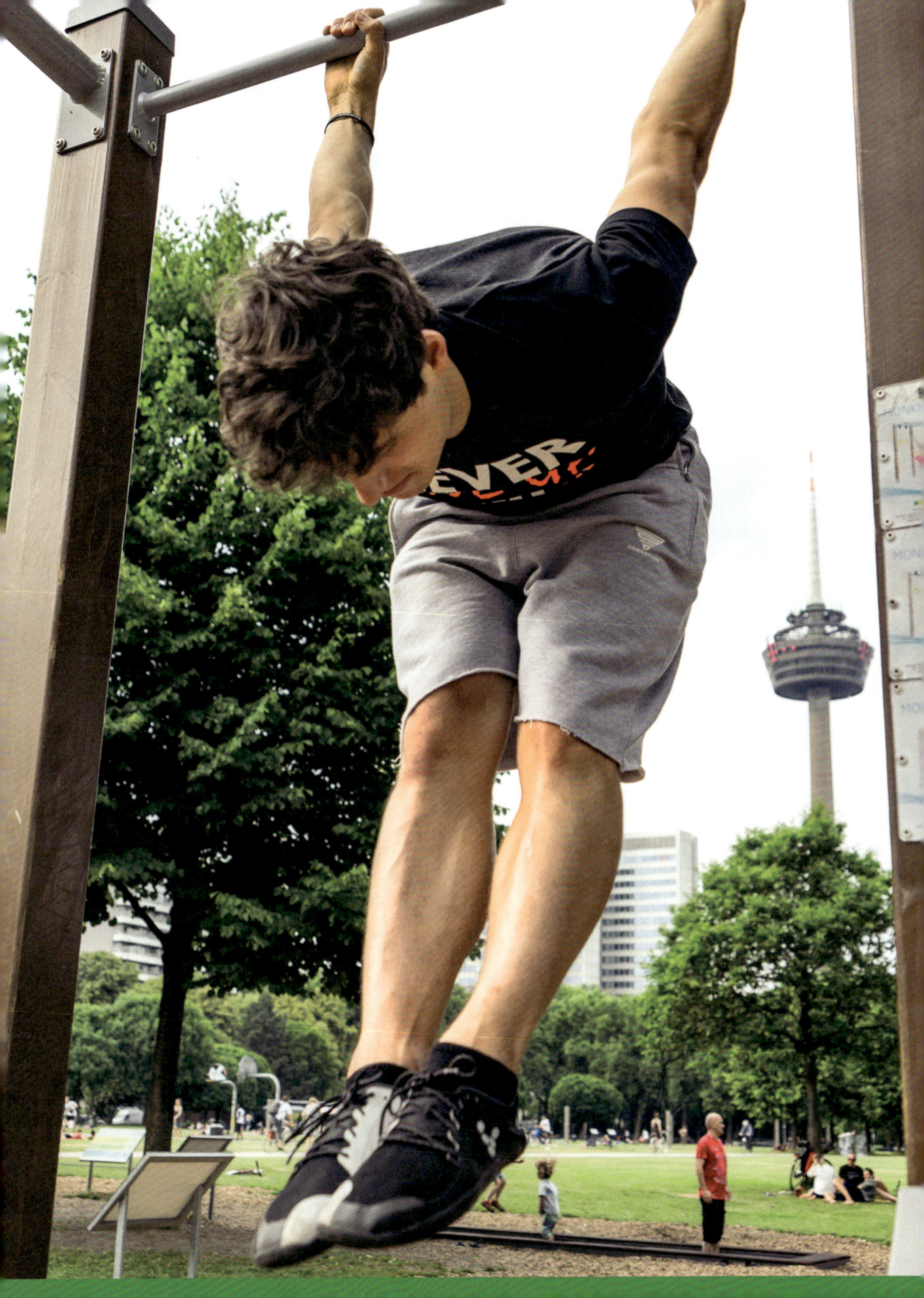

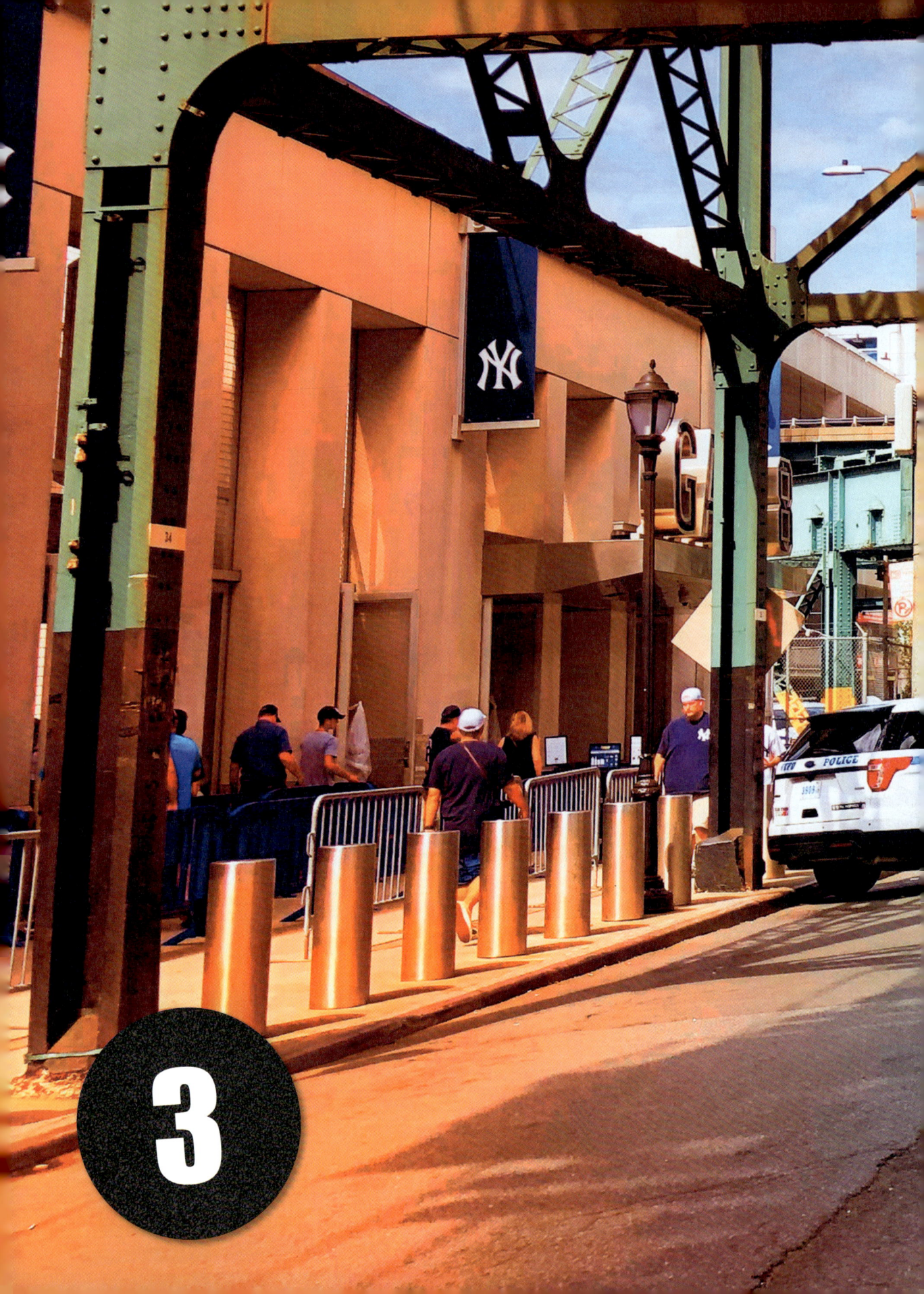

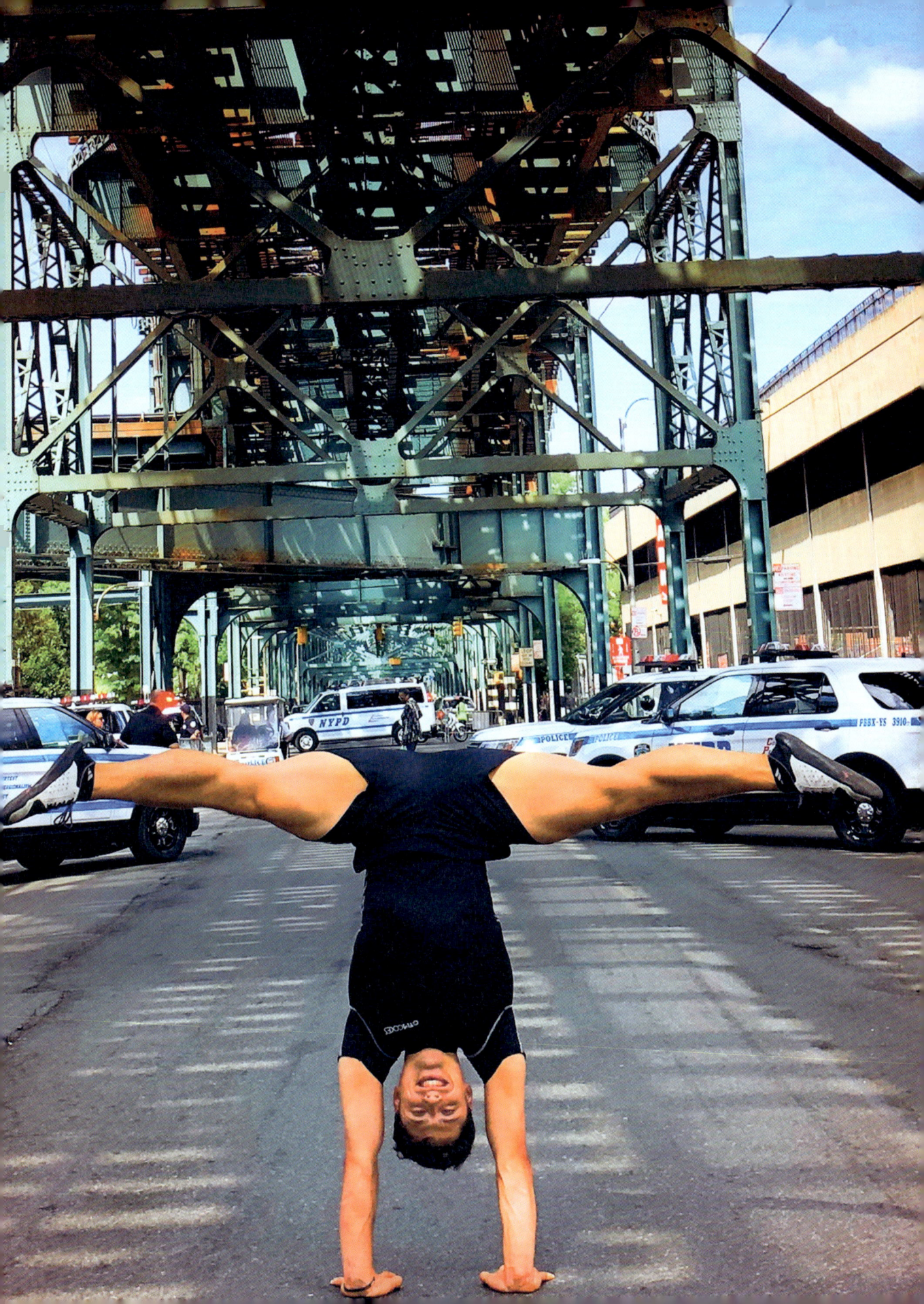

3 Grundlagen: Das musst du wissen!

3.1 IN VIER EINFACHEN SCHRITTEN BEWEGLICHER WERDEN

In Workshops, Coachings und in meinem Alltag folge ich bestimmten Prinzipien bzw. Konzepten, die es mir erlauben, effizient und effektiv zu arbeiten und meine Ziele zu erreichen.

Gleichgültig, ob es meine eigenen Ziele sind oder die Ziele, die ich zusammen mit dem Klienten festgelegt habe. Ein grundlegender Gedanke dabei ist stets: Wie kann ich das Komplexe vereinfachen?

Du hast nun ein gutes Bild davon, was Mobility wirklich bedeutet. Nun beschäftigen wir uns mit dem wohl besten Konzept, mit dem du Mobility optimal trainieren kannst (und nebenbei auch noch Spanisch und Klavier lernst).

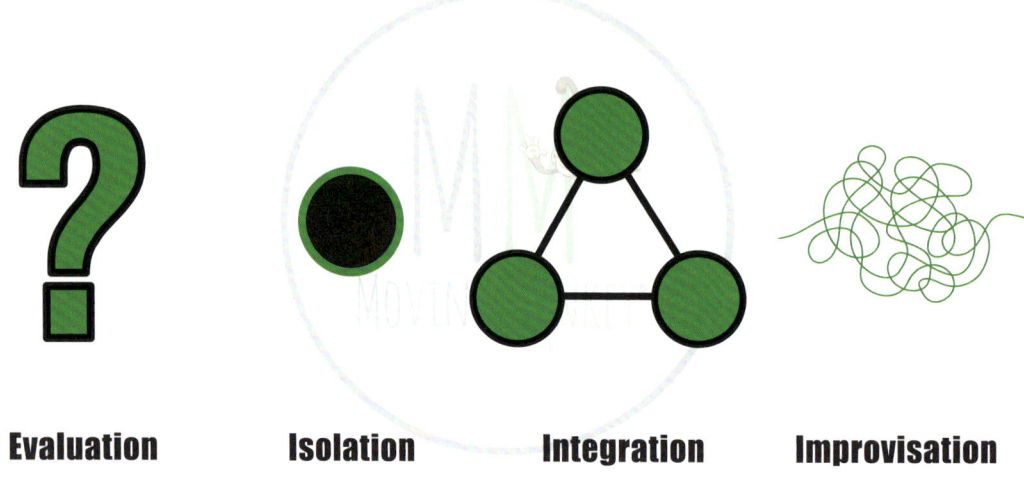

| Evaluation | Isolation | Integration | Improvisation |

3.1.1 EVALUATION

Die *Evaluation* bildet das absolute Fundament jeder Coachingsession bei mir und auch bei jedem guten Coach. Ohne Evaluation weißt du nicht, wie dein Status quo ist und kannst dementsprechend deine Ziele nicht bestimmen. Schlimmer noch, führt eine mangelhafte Analyse und fehlendes Monitoring dazu, dass du irgendwann unmotiviert bist, weil du keine Erfolge verzeichnen kannst. Selbst wenn du dich verbessert haben solltest, kannst du es nirgends nachschauen, geschweige denn messen.

Die in diesem Buch durchgeführte Analyse ist auf gar keinen Fall vollständig, sondern soll nur einen groben Überblick geben, um dich selbst ein wenig besser einschätzen zu können als zuvor.

Außerdem möchte ich dich dazu ermutigen, dass du Bilder machst. Wenn du das Mobilitykapitel durchgelesen hast, trainiere für mindestens 4-6 Wochen mit den Übungen in diesem Buch, mit den Übungen aus der App zu diesem Buch oder auch anhand der Übungen in meinen YouTube®-Videos.

Wende die Tipps an, die ich dir gebe und nimm nach dem Zeitraum ein paar Vergleichsfotos auf. Zu testen in Bezug auf Calisthenics sind vor allem folgende Gelenkpartien:

ÜBER-KOPF-BEWEGLICHKEIT

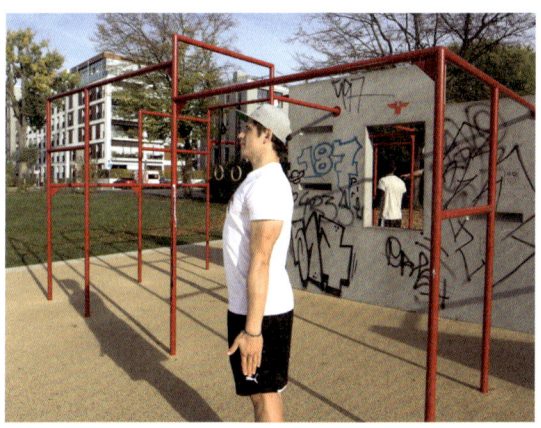 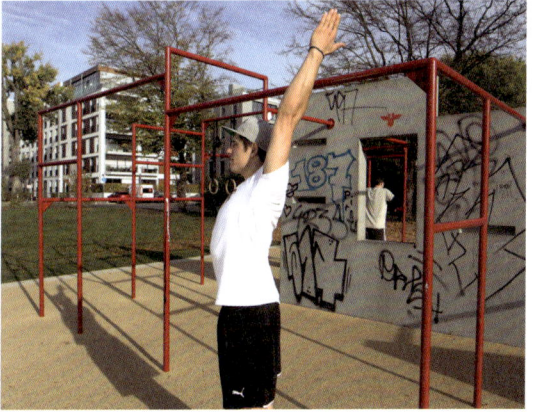

Keine Ausweichbewegungen in der Wirbelsäule, halte deinen Arm die ganze Zeit gestreckt!

SCHULTERINNEN- / -AUSSENROTATION

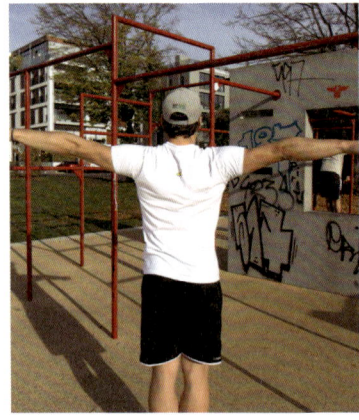 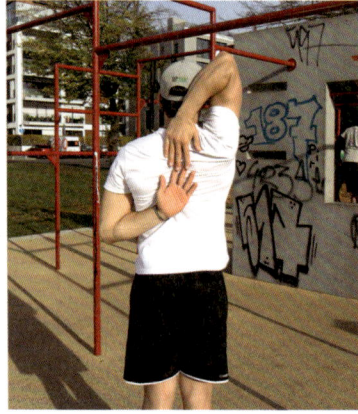 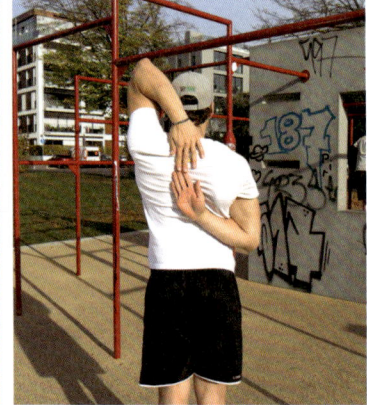

Locker in die Bewegung gehen, ohne durch Drücken und Schieben zu versuchen, deine Hände zusammen zu bekommen.

BRUSTWIRBELSÄULEN-ROTATION

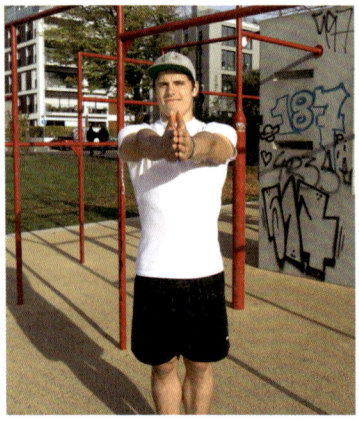 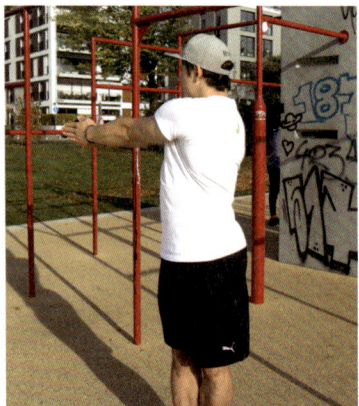 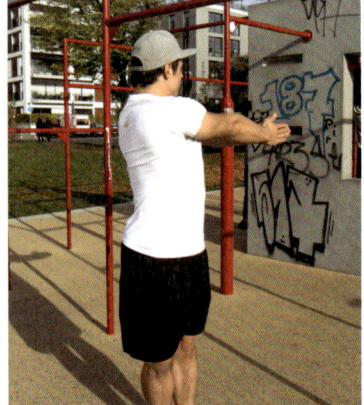

Stelle dich mit beiden Füßen zusammen und drehe dich um deine Körperachse.

Denke immer daran:

„What get's measured, get's accomplished!"

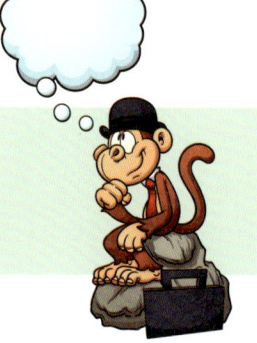

3.1.2 ISOLATION

Die Basis bildet die *Isolation*. Im Mobilitykontext verstehe ich darunter die Fähigkeit, deine Gelenke isoliert (ohne Ausweichbewegungen benachbarter Gelenke) ansteuern zu können.

Sprunggelenk – Knie – Hüfte – LWS – BWS – HWS – Ellenbogen – Handgelenk – Schulter – Schulterblatt

Wenn du ein Gelenk nicht ansteuern kannst, wird deine Muskulatur das Bewegungsausmaß deines Gelenks immer einschränken. Monique hat es ebenso in Kap. 11.3.1 „So sollte dein Klimmzug aussehen" beschrieben, dass der Klimmzug aus mehreren Bestandteilen zusammengesetzt ist. Es wird beim simpelsten Schritt begonnen und die Komplexität steigert sich von Schritt zu Schritt. Um das Endresultat, den Klimmzug, zu meistern, ist die Kontrolle jedes einzelnen Schritts notwendig. Du wirst merken, dass es bei der Mobility gar nicht so einfach ist, wie du denken magst.

Denn das einzelne Ansteuern deiner Gelenke ist so ungewohnt, dass dieser erste Schritt der langwierigste ist. Um wirklich die Kontrolle über dein Gelenk zu bekommen, brauchst du Fokus. Lasse dich nicht von anderen Dingen ablenken und, vor allem, führe die Übungen ruhig aus. Schnell durch die Isolationen zu gehen, wird dir langfristig nicht viel bringen. Wenn du hierbei Konzentration und Arbeit aufwendest, wirst du aus allen Mobilityübungen mehr herausbekommen können. Dein ROI (Return of Investment) ist wesentlich höher.

WIE SIEHT SO EINE ISOLIERTE GELENKANSTEUERUNG AUS? UND WELCHE BESONDERHEITEN GIBT ES?

Ich greife dort gerne auf ein weiteres Konzept zurück: *Controlled Articular Rotations* (CARs), auf Deutsch *kontrollierte Gelenkkreise*.

Die vollständigste Bewegung, die dein Gelenk vollziehen kann, ist ein 360°-Kreis. An dieser Stelle bekomme ich regelmäßig von Workshopsteilnehmern folgende Frage gestellt: *„Wie ist das mit dem Nacken, soll ich da auch 360° kreisen, das ist doch gefährlich?"*

Dazu muss man verstehen, warum diese Frage so oft gestellt wird. Rein anatomisch gesehen, besteht der Nacken, sprich deine Halswirbelsäule, aus den Zwischenwirbelgelenken deiner Halswirbel, den Facettengelenken.

Man bezeichnet sie auch als sogenanntes *Schiebegelenk*. Dieses Gelenk kann, funktionell betrachtet, lediglich eine

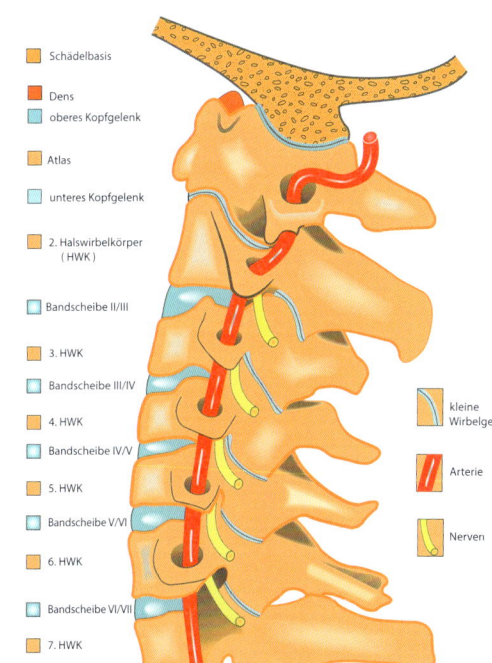

Halswirbelsäule mit Atlanto-okzipital-Gelenk

Schädelbasis

Dens oberes Kopfgelenk

Atlas

unteres Kopfgelenk

2. Halswirbelkörper (HWK)

Bandscheibe II/III

3. HWK

Bandscheibe III/IV

4. HWK

Bandscheibe IV/V

5. HWK

Bandscheibe V/VI

6. HWK

Bandscheibe VI/VII

7. HWK

kleine Wirbelgel.

Arterie

Nerven

Rotation (nach links und nach rechts schauen) und eine Seitneigung (das Ohr zur Schulter bewegen) ausführen. Doch eine Kreisbewegung ist lediglich dem Schultergelenk (Articulatio humeri) als Kugelgelenk vorbehalten.

Diese anatomisch begründete Sichtweise spielt bei sehr vielen Bewegungen eine Rolle. Z .B. sei es schädlich, wenn die Knie über die Zehenspitzen bei einer Kniebeuge hinausragen, weil die Scherkräfte „unnatürlich" hoch seien und das Gelenk dafür nicht geeignet sei.

Losgelöst von Kniebeugen und dem Nackenkreisen müssen wir davon ausgehen, dass es beim Sport und im Alltag immer passieren kann, dass wir mit unseren Gelenken in weniger optimale Gelenkpositionen geraten können. Wenn wir nicht darauf vorbereitet sind, wird eine Verletzung die Folge sein.

Jede Gelenkstellung ist trainierbar. Mit regelmäßigem Mobilitytraining und isolierter Gelenkansteuerung wirst du die Bewegungen verinnerlichen und somit deinem Nervensystem Sicherheit geben, dass du das Bewegungsausmaß kontrollieren kannst. Kontrolle ist hierbei, wie schon oft betont, das Stichwort. Eine weitere Begründung, warum Nackenkreisen schädlich sein kann, ist, dass man dadurch die Hauptschlagader (Arteria vertebralis) verletzen könnte.

Diese läuft in einer Schleife durch einen Bogen des ersten Halswirbelkörpers (Atlas), in dem die Ader eingeklemmt werden könnte. Dass dies passiert, ist sehr selten der Fall. Schnelle Beschleunigungen mit engradiger Rotation können das Risiko um ein Vielfaches erhöhen. Beim Gelenkkreisen wirst du nicht annähernd in den Risikobereich kommen. Bei einem Chiropraktiker hingegen würde ich mir sehr gut überlegen, ob dieser deine Halswirbelsäule manipulieren soll. Egal, wie erfahren dieser ist.

WEITERE BESONDERHEITEN

Dabei stellen zwei Gelenke bzw. Bereiche noch eine Besonderheit dar: zum einen dein Rücken und zum anderen deine Schulter.

Der **Rücken** besteht aus drei Bereichen:

HWS – BWS – LWS

Wir sollten in der Lage sein, diese auch getrennt voneinander bewegen zu können. Neben dem anatomischen Hintergrundwissen, welches man braucht, um zu verstehen, dass unser Rücken segmental aufgeteilt ist, braucht die isolierte Ansteuerung in diesem Bereich besonders viel Aufmerksamkeit und Geduld.

Die meisten sagen lediglich: „ICH HAB RÜCKEN!"

Die Ursache der fehlenden Sensibilität für deine Wirbelsäule kommt vor allem daher, dass stets viel Druck auf dem Rücken lastet, insbesondere durch lang anhaltendes, variationsarmes Sitzen. Ständiger Druck und die fehlende Ansteuerung der Strukturen führt zu einem Kontrollverlust, der wiederum deine Beweglichkeit mindert (wie oben beschrieben).

Aber auch deine Kraftfähigkeit kann erheblich eingeschränkt werden. Der noch relativ wenig untersuchte *arthrokinetische Reflex* beschreibt u. a. einen Kraftverlust aufgrund zu stark komprimierter Gelenke. Die Lösung für deine komprimierte Wirbelsäule ist neben der Ansteuerung relativ einfach:

HÄNGEN – HÄNGEN – HÄNGEN

... am besten 2-5-mal täglich.

Von einer Stange zu hängen, ist kostenlos praktizierte Chiropraxis (und nebenbei noch viel gesünder). Du lässt dich von der Schwerkraft wieder ins Lot bringen. Neben den positiven Effekten für deine Wirbelsäule ist Hängen auch noch sehr gut für deine Schulter. Evolutionär betrachtet, haben wir eine Schulter, die dafür gemacht ist, zu hängen. Es kann wahre Wunder wirken.

Bei der **Schulter** kommen wir zur zweiten Besonderheit, die du beim Schritt Isolation beachten solltest.

Dein Schultergelenk besteht aus drei echten und zwei unechten Gelenken.

Echte Gelenke:

- ACG (acromioclavicular: Schulterdach-Schlüsselbein-Gelenk),

- SCG (Sternoclavicular: Brustbein-Schlüsselbein-Gelenk),

- Glenohumeral (Oberarm-Schulterblatt-Gelenk)

Unechte Gelenke:

- Subacromialer Raum (Raum zwischen Schulterdach und Oberarmkopf)

- Scapulo-thorakales-Gleitlager (Schulterblatt-Brustkorb-Zwischenraum)

Mehr Detailswissen zur Schulter findest du in Kap. 10.17 „Das Schultergelenk".

So viel zur Anatomie, aber was können wir damit nun anfangen?! Wir müssen lediglich wissen, dass sich Bewegungen der Schulter meist aus einer Mischung der Bewegungen des Oberarms und des Schulterblattes ergeben. Somit gilt für das Isolationstraining, dass wir für die Schulter zwei verschiedene Übungen machen müssen. Eine Übung, bei der wir uns primär auf den Arm konzentrieren und eine, bei der wir primär die Schulterblattpositionen durchbewegen (so wie wie in Kap. 10.9 „Schulterblattpositionen" beschrieben).

In Kap. 4.3 „Wie baue ich Mobility neben meinem Krafttraining ein?" gehe ich genauer darauf ein, wie du die Isolation optimal in dein Training und in deinen Alltag integrieren kannst. Neben den Vorteilen, die ich dir eben vermittelt habe, möchte ich noch auf einen letzten Punkt eingehen, der die Wichtigkeit der Isolation betont: **das Körpergefühl.**

In Kap. 2.5 „Warum Faszienrollen dich nicht beweglicher machen!" habe ich bereits besprochen, dass dir Mobility ein besseres Körpergefühl geben wird. Heutzutage sind wir so weit davon entfernt, unseren Körper auch nur ansatzweise bewusst wahrzunehmen, dass wir unsere Wahrnehmung schulen müssen, bevor wir komplexe Bewegungen einstudieren.

3.1.3 INTEGRATION

Wenn das Fundament gelegt ist, gehen wir über zur *Integration*. Hierunter fasse ich alle Mobilityübungen, die mehr als zwei Gelenke gleichzeitig beanspruchen. Z. B. drehen wir uns bei der Vier-Fuß-Rotation (s. Kap. 7.2 „Wirbelsäule") primär aus der Brustwirbelsäule. Dennoch müssen wir uns auch aus der Schulter herausdrücken und drehen die Halswirbelsäule mit.

Das Ziel ist es, widerstandsfähig gegenüber diversen Bewegungen zu werden, die wir im Alltag und im Sport wiederholt einnehmen werden. Mit den integrativen Mobilityübungen setzt du gezielt an deinen Schwachstellen an oder nutzt sie als Warm-up.

Damit die Übungen den gewünschten Effekt erzielen, ist es wichtig, spüren zu können, an welchen Körperstellen du gerade arbeitest. Deshalb setze ich die Isolation voraus. Ich sehe es in den Workshops oder im Coaching immer wieder, dass die Übungen sehr schnell ausgeführt werden. Nach dem Motto: *„Schnell mein Mobilitytraining beenden, sodass ich ins Training einsteigen kann."*

Der beste Tipp, um bei der Integration die besten Resultate zu erzielen, ist, deine Bewegungen mit deiner Atmung zu verbinden. Genauere Details, wie bei welcher Übung geatmet werden sollte, erkläre ich dir in Kap. 7.2 „Wirbelsäule" bei der Übung „Vier-Fuß-Rotation" (7.2.6).

Warum ist die Atmung so wichtig?

Durch deine Atmung sorgst du für mehrere positive Effekte auf einmal:

1. *Du bist fokussierter und ruhiger*

   Deine Atmung beruhigt deine Bewegungen, weil sie in direkter Verbindung mit deinem hemmenden Nervensystem steht (Parasympathikus).

2. *Du bist automatisch ein bisschen beweglicher*

   Eine kontrollierte Atmung stimuliert u. a. ein Gehirnareal, welches sich „Zerebellum" nennt. Also dein Kleinhirn. Dieses ist für Bewegungskontrolle und -koordination zuständig. Es kontrolliert außerdem die reflexive Stabilität deiner Körpermitte. Wie ich bereits in Kap. 2.3 „Nicht jedes Gelenk darf mobilisiert werden!" beschrieben habe, ist es wichtig, dass unsere Körpermitte stabil ist, um mehr ROM zu erlangen. Atmung ist eine Möglichkeit , um darauf Einfluss zu nehmen. Das Prinzip heißt: **„Proximal stability, for distal mobility"**. Ich erläutere dieses Prinzip noch näher in Kap. 3.3 „Leitfaden für schmerzfreies Training".

3.1.4   IMPROVISATION

Die *Improvisation* ist die Königsdisziplin. Gleichgültig, in welcher Sportart, bewundern wir immer die Hochleistungssportler, die das Schwierige einfach aussehen lassen.

Einerlei, ob einen Turner, der ein „Iron Cross" (deutsch: Kreuzhang) an den Ringen vollführt oder einen Skispringer, der Rekordweiten springt. Die Kunst hinter Höchstleistungen ist nichts Geringeres als jahrelanges Training. Es gibt kein Geheimnis und keine Abkürzung zu langfristiger Excellence. So ist es auch mit deiner Beweglichkeit. Diese Wahrheit will niemand wahrhaben, weil sie Disziplin und Geduld impliziert. Der schnelle Weg ist meist der attraktivere, aber auf keinen Fall der nachhaltigere.

Wer sich lange einem Thema mit Leidenschaft verschreibt, wird irgendwann nicht mehr darüber nachdenken müssen, wie bestimmte Handlungsabläufe funktionieren. Dein Unterbewusstsein übernimmt.

Nun wirst du im Mobilitytraining nicht das Ziel haben, Weltmeister zu werden.

Dennoch vergleiche ich Mobilitytraining gerne mit dem Leistungssport.

Schließlich stellen sich viele vor, dass sie so schnell beweglich werden können, wie sie Muskeln oder Kraft aufbauen (mehr dazu in Kap. 4.1 „Wie lange dauert es, bis ich beweglich bin?")

Der Vergleich soll lediglich dazu dienen, dass du dir realistische Ziele setzt. Es wird dir nichts bringen, dass du den Spagat in sechs Monaten erreichen willst. Ähnlich verhält es sich mit dem Thema Schmerzfreiheit. Es wird selten der Fall sein, dass sich deine Schmerzen mit einer geheimen Übung in Luft auslösen.

Natürlich wollen dir viele Firmen diese Idee verkaufen („20 Minuten pro Woche reichen"). Aber weder Mobility, Faszienrollen, Stoßwellen oder Strom werden dir deine Schmerzen von jetzt auf gleich nehmen können. Schließlich ist Schmerz oft das Symptom, welches aufgrund einer langen Kette von Prozessen ausgelöst wird (mehr dazu aber in Kap. 3.2 „Schmerzen und Verletzungen).

Zusammenfassend kannst du dir *Improvisation* in Bezug auf Mobility folgendermaßen vorstellen:

- Mobility Flows;

- im Alltag Gewohnheiten zu installieren, die dich automatisch an deiner Beweglichkeit arbeiten lassen;

- ein gutes Körpergefühl entwickelt zu haben und dementsprechend zu reagieren, wenn sich der Körper meldet.

3.2 SCHMERZEN UND VERLETZUNGEN

3.2.1 SCHMERZEN

Schmerzen sind für viele Menschen ein Phänomen. Wer hatte nicht schon einmal Rücken-, Schulter- oder Kopfschmerzen? Die Ursache ist häufig sehr schwer feststellbar. Auch bei schnell einschießenden Schmerzen und der nachfolgenden ärztlichen Untersuchung können wir auf dem MRT die Ursache nicht finden.

Vielleicht gehörst du ebenfalls zu denjenigen, die dieses Buch aufgegriffen haben, weil sie aus einer langen Verletzungspause kommen und nun wieder „richtig" durchstarten wollen. Oder du willst deine aktuellen Schmerzen beseitigen und hoffst, dass dir dieses Buch 1:1-Tipps gibt, um das nervige Gefühl in deiner schmerzenden vorderen Schulter zu beseitigen.

Für all diejenigen, die bereits ein paar Verletzungen erlitten haben oder aktuell Schmerzen empfinden, sei Folgendes gesagt: DEIN MRT WIRD DIR NICHT HELFEN!

Bevor ich meine Argumente in aller Vollständigkeit ausführe, gehe ich noch kurz darauf ein, warum wir überhaupt Schmerzen haben und was Schmerz eigentlich ist.

POTENZIELLE GEFAHRENQUELLEN

- verletztes Gewebe,

- eingeschränkte Vorhersehbarkeit einer Situation*,

- unbekannte Bewegungsmuster,

- zu viel Stress (psychisch oder mechanisch).

  *Schaue dir noch einmal das Schaubild „So wirst du beweglicher" an S. 26-28.

Schmerz ist lediglich ein Warnsignal deines Gehirns, um dich vor größeren Gefahren zu schützen. Wenn du Schmerzen hast, dann fühlt sich dein Gehirn gerade in einer akuten Gefahr.

Schmerz ist auch immer eine Handlungsaufforderung des Gehirns. Somit dient dieser Schutzsensor eigentlich nur unserem Schutz, wohingegen die meisten Menschen Schmerzen eher als eine Plage ansehen.

(Doch es sollte für dich eine gute Neuigkeit sein.)

Eine weitere gute Neuigkeit ist, dass der bekannteste Schmerzforscher unserer Zeit, Prof. Lorimer Moseley, herausgefunden hat, dass der Grad des Schmerzes, den wir wahrnehmen, nicht in Relation zum Verletzungsgrad steht, wie er in seinem Buch *Explain Pain* beschrieb.

„Was hat das denn jetzt aber mit dem MRT zu tun?" Mehrere Studien an schmerzfreien Menschen zwischen 20-80 haben ergeben, dass nach einem bildgebenden Verfahren herauskam, dass ein großer Prozentsatz von ihnen eine oder mehrere Verschleiß- oder Degenerationserscheinungen aufwies.

In der Physiotherapie habe ich schon zu oft erlebt, dass Kollegen nur auf Basis der ärztlichen Diagnose behandelt haben. Doch wie einerseits die Studie aufzeigt und auch Prof. Moseley in seinem Buch beschreibt, können wir nicht genau sagen, warum Schmerzen dort auftreten, wo sie auftreten.

Es besteht nicht immer eine direkte Verbindung zwischen Schmerzen und der Verletzung. Sicherlich ist ein MRT nicht ganz obsolet. Dennoch sollte nicht der ganze Fokus darauf verwendet werden, die Pathologie auf dem Scan zu behandeln.

Was wir auf einem MRT sehen können, ist der Status quo und nur eventuell die Ursache für den Schmerz. Und die Pathologie, z. B. das sehr oft diagnostizierte *Impingementsyndrom* (Einklemmungssyndrom – Strukturen der Schulter sind unter dem Schulterdach eingeklemmt), ist ebenso nicht immer die Ursache allen Übels.

Du fängst dir ein Impingementsyndrom nicht einfach so ein wie eine Erkältung. Ein Erreger gelangt von außen in unseren Körper und löst damit die Erkältung aus. Viele Ärzte und Physiotherapeuten wenden diese Logik auf das besagte Syndrom an: „Du hast zu oft Bewegung XYZ gemacht (die echt nicht gesund ist ...), deshalb sind die Strukturen jetzt überlastet und eingeklemmt!"

Die Ursache liegt aber nicht in der externen Last oder gar in der Bewegung, sondern in der mangelhaften Ansteuerung deiner Gelenke, der fehlenden Mobilität und Kraft oder Dysbalancen in Spannungsmustern der Muskulatur, die von deinem Gehirn ausgelöst werden.

Wenn du deine Verletzung so betrachtest, dann kommst du schneller dahinter, dass die Ursache deiner Schmerzen oft ganz woanders liegt, als es dich deine Strukturen momentan wahrnehmen lassen oder es dir dein MRT-Bild suggeriert.

ZUSAMMENGEFASST:

Schmerz wird im Gehirn produziert und die Ursache für deine Schmerzen liegt nicht immer in den Strukturen, die gerade wehtun.

3.2.2 VERLETZUNGEN

Wie ich bereits in Kap. 2.7 „Wie dich Mobility stärker macht" beschrieben habe, können wir Schmerzen nicht verhindern. Für andere Bereiche unseres Lebens haben wir auch keine absolute Garantie, warum sollte es bei der Bewegung unseres Körpers anders sein?

Warum?

Zu einer Verletzung gehören mehr Faktoren als die Tatsache, dass deine Struktur Schaden genommen hat. Die Ursache kann so multifaktoriell sein, dass niemand alles beachten kann, um sich nicht zu verletzen. Zum Teil liegt der Grund für eine Verletzung außerhalb unseres Einflussbereichs. Wenn ein Gegenspieler zum Ball grätscht und dein Fuß aber leider zwischen seinem Stollenschuh und dem Ball steht. Oder wenn du gerade Push-ups machst und ein unvorsichtiger Tourist, der nur durch die Linse seiner Kamera schaut, über dich stolpert, woraufhin du eine Zerrung in der Schulter erleidest.

Natürlich sind einige Dinge wahrscheinlicher als andere, aber, wie bereits betont, sind einfach zu viele Faktoren daran beteiligt, wenn du eine Verletzung erleidest, als dass du dich vorbereiten könntest.

Was du aber durch Mobility erreichst, ist, dass du das Ausmaß der Verletzung vermindern kannst. Aus dem einfachen Grund, weil du deinen Körper auf komplexere Bewegungsmuster trainiert hast, vor allem auf die Kontrolle der komplexen Gelenkstellungen. Denn ohne Kontrolle, sprich lediglich passive Beweglichkeit, wirst du das Ausmaß einer Verletzung eventuell sogar verschlimmern.

CHECKLISTE

WIE DU BEI EINER AKUTEN VERLETZUNG VORGEHEN SOLLTEST

Wenn du nun aktuell verletzt bist oder es in Zukunft vorkommen sollte, dann beachte folgende Punkte:

1. GEHE NICHT IN DEN SCHMERZ

Wenn dir irgendwelche Schmerzgurus auf YouTube® erzählen, dass du im Schmerzbereich „8, aber nicht bei 9 oder 10" deine Übungen absolvieren solltest, schalte sofort wieder auf meinen YouTube®-Kanal zurück. Bleibe im schmerzfreien Bereich, um deinem Gehirn Sicherheit zu vermitteln.

2. MACHE KEINE PAUSE, SONDERN PASSE DEIN TRAINING UND DEINE BEWEGUNGEN AN

Viele meiner Klienten sind zu mir gekommen, in der Hoffnung, dass sie in der vom Arzt verordneten Sportpause wenigstens zwei oder drei Übungen von mir bekommen, um nicht ganz einzurosten, während sie darauf warten, dass der Schmerz oder die Verletzung vergeht. Allein diese Formulierung sollte dir bewusst machen, dass auf diese Art und Weise kein Schmerz geheilt werden kann.

Eine Pause zu machen, bedeutet, deinem Körper die Regeneration zu erschweren. Du sorgst dafür, dass dein Stoffwechsel und somit die Regenerationsprozesse langsamer fortschreiten. Deine Ansteuerung, Mobilität und Kraft werden ebenfalls nach einer gewissen Zeit zurückgehen. Sicherlich kannst du deinen Leistungsstand nicht zu 100 % erhalten, dennoch ist es wichtig, dass du dich weiterhin bewegst und um die Verletzung herumarbeitest.

Schließlich bist du sehr wahrscheinlich nicht in alle Bewegungsrichtungen eingeschränkt. Demnach bewege dich weiterhin im schmerzfreien Bereich und passe demnach deine Übungen und dein Training an. Voraussetzung hierfür ist sicherlich eine gewisse Bewegungserfahrung. Der Grund, warum viele Ärzte Sportpausen verschreiben, ist nicht nur, dass sie selbst keine Herangehensweisen im Studium gelernt haben, wie man sich mit Schmerzen bewegen sollte, sondern auch, dass viele Leute nicht mündig genug in Bezug auf ihren eigenen Körper sind. Sie können nicht einschätzen, was war jetzt zu viel Bewegung und was nicht.

3. GEHE VOM MIKRO ZUM MAKRO

Wenngleich ich gesagt habe, dass die Ursache meist nicht im Bereich der schmerzenden Struktur zu finden ist, beginne deine Rehabilitationsmaßnahmen dort.

Versuche es erst einmal lokal mit heißen und kalten Anwendungen und leichten Massagen und Vibrationsmassagegeräten auf der Muskulatur um das Gelenk bzw. um die schmerzende Stelle herum.

Dadurch reizt du Rezeptoren auf der Haut und teilweise auch subkutan (unter der Haut). *Hiltons Gesetz* beschreibt, dass der Nerv, der einen Muskel innerviert, ebenfalls das dazugehörige Gelenk und das darüberliegende Hautareal versorgt. Somit kannst du mit der Stimulation deiner Haut auch eine Wirkung bis zum Gelenk erreichen.

Darauf folgt das *Joint Mapping* (im schmerzfreien Bereich), sprich *CARs (s. Kapitel 3.1.2 „In vier einfachen Schritten beweglicher werden – ISOLATION")*, gehe vom betroffenen Bereich über zu benachbarten Gelenken.

Mobilisation ist die eine Seite der Medaille, Kräftigung die andere. Wo ein Muskel zu stark angespannt/ verspannt ist, gibt es häufig einen Gegenpartner, der zu schwach ist. Da es sehr individuell ist, wann Muskeln verspannen oder zu schwach sind, kann ich keine pauschale Aussage dazu treffen. Aber es sollte dir zumindest aufzeigen, dass es mehrere Ansätze gibt, die zur Lösung deines Problems führen.

Wenn du nicht weiterkommst mit deinen Schmerzen, liegt die Ursache in einem anderen Körpersystem oder du hast nicht die richtigen Übungen für deinen Fall gewählt. Eine Analyse, wie ich es im Coaching mache, kann dir mehr Aufschluss geben.

> Hiltons Gesetz ist übrigens eines der wenigen humanwissenschaftlichen Gesetze, das bis heute noch Bestand hat und nicht widerlegt wurde. Erstaunlich, da John Hilton dieses Gesetz um etwa 1860 aufgestellt hat.

4. PRETEST, ÜBUNG, RETEST

Dein Gehirn ist sehr smart. Das hast du dir sicherlich schon gedacht. Sobald es sich in Sicherheit wiegt bzw. ein gesetzter Stimulus als positiver Input wahrgenommen wird, signalisiert es dir dein Körper (s. Kap. 2.1 „So wirst du beweglicher")

Schmerz ist dabei ein guter Vergleichsparameter für dich. Um herauszufinden, ob eine Übung für dich funktioniert, gehe folgendermaßen vor:

- Teste deinen Schmerz mit einer provozierenden Bewegung (bitte kontrolliert und nicht maximal) und deine Beweglichkeit im schmerzenden Bereich (s. Kap. 3.1 „In vier einfachen Schritten beweglicher werden – EVALUATION")

- Führe einen Satz einer Übung aus.

- Reteste deine Schmerzintensität und Beweglichkeit.

Sind Beweglichkeit und Schmerz besser geworden, ist die Übung ein positiver Reiz für dein Nervensystem. Hast du ein negatives oder neutrales Ergebnis, lohnt es sich, weiterzusuchen, nach neuen Übungen oder einem anderen System, welches Input braucht (statt Muskeln oder Gelenke, vielleicht dein Gleichgewichtssystem).

5. VERMEIDE „PARALYSE DURCH ANALYSE"

Im Coaching habe ich immer wieder Leute, die durch die Suche im Internet oder auf meinem YouTube®-Kanal verzweifeln.

Es gibt tausende Übungen und jede ist die Beste und Tollste für … (füge einen beliebigen Schmerz ein). Mit dem eigenen Körper zu experimentieren und verschiedenste Übungen zu versuchen, ist an sich eine tolle Möglichkeit, um eine bessere Körpersprache zu entwickeln. Doch darf deine Frustrationsgrenze nicht zu niedrig werden. Wir wollen in Bezug auf Mobility immer noch eine positive Einstellung behalten. Deshalb ist es wichtig, bspw. ein Coaching in Anspruch zu nehmen, welches dich auf den Kopf stellt und zielgerichtet nach deinen Schwachstellen und der Ursache deines Problems sucht.

Eine positive Grundeinstellung sollte immer erhalten bleiben, um langfristig an deinen Mobilityzielen dranzubleiben.

3.3 LEITFADEN FÜR SCHMERZFREIES TRAINING

„PROXIMAL STABILITY, FOR DISTAL MOBILITY"

Proximal steht für *körpernah, distal* für *körperfern*.

In der Physiotherapie ziehen wir gerne den Leitsatz „Rumpf ist Trumpf" heran, um zu beschreiben, dass eine starke Körpermitte notwendig ist, um stark, beweglich und leistungsfähig zu sein.

Es geht hier weniger darum, dass du die ganze Zeit deinen Bauch anspannen musst. Oder mit vielen Sit-ups dein Waschbrett trainierst. Stabilität ist reflexiv, was bedeutet, dass es eine schnelle und unwillkürliche Reaktion ist auf einen äußeren Reiz, z. B. auf die Verlagerung deines Körperschwerpunkts bei einer Bewegung.

Das hat wiederum auch nichts mit dem Thema Wackelbrett-Training zu tun (lies dazu nochmals über das *SAID-Principle* in Kap. 2.5.3 „Warum dich Faszienrollen nicht beweglicher machen", den Absatz „Oberflächensensibilität vs. Tiefensensibilität").

In Kap. 3.1.3 „In vier einfachen Schritten beweglicher werden – INTEGRATION" habe ich dir bereits einen Tipp gegeben, dass du durch Atmung deine Stabilität verbessern kannst.

Aus neuroathletischer Sicht kann man zur Verbesserung der reflexiven Stabilität noch einiges mehr machen. Das würde allerdings den Rahmen dieses Buchs sprengen und ich empfehle dir, wenn dich dieses Thema interessiert, dass du dir mein Interview mit Niko Romm von Valeo Personal Training auf meinem YouTube®-Kanal anschaust oder meinen Podcast anhörst.

„WE WANT FLEXBILE STRENGTH, NOT RIGID POWER!"

Hier müssen wir nun weiter differenzieren, was *Spannung* bedeutet.

Spannung ist immer bewegungsspezifisch. Wir brauchen so viel wie nötig, aber so wenig wie möglich. Maximale Spannung macht uns unbeweglich und starr. Angepasste Spannung lässt uns die geforderten Bewegungen des Alltags oder im Training effizient ausführen.

Unser Körper sucht immer den Weg des geringsten Widerstandes. Deshalb müssen wir es schaffen, die Bewegungsaufgaben unseres Trainings so effizient wie möglich zu bewältigen.

Ähnliches gilt für Calisthenics, wie Monique in ihrem Teil beschreiben wird.

Andernfalls überlasten wir uns zu schnell und beanspruchen manche Gelenke nicht auf die physiologisch sinnvolle Art und Weise, was wiederum zu Verletzungen führen kann.

„DU SOLLTEST DEIN TRAINING BESSER BEENDET HABEN, ALS DU ES BEGONNEN HAST!"

Im Training an seine Grenzen zu gehen, ist ein oft glorifiziertes Ziel. „Du musst den Schmerz spüren, erst dann war das Training sinnvoll!" Die „No Pain No Gain"-Mentalität hat schon lange ausgedient.

Es gilt die 80 %-Regel, wenn du im Training langfristig schmerzfrei bleiben möchtest. 80 % deiner Trainingszeit trainierst du zwar mit einer Steigerung des Schwierigkeitsgrades aber nie über deine Höchstleistung hinaus.

Ein richtiges „Workout" (die komplette Ausbelastung, nach der du für 10 Minuten nur noch am Boden liegst), streben wir nur zu 10-20 % der Zeit unserer sportlichen Betätigungen an. Die volle Ausbelastung ist weder im Krafttraining noch im Mobilitytraining erwünscht. Da von den meisten Trainierenden immer noch „klassisches Dehnen" praktiziert wird, wird Beweglichkeitstraining ebenfalls mit Schmerz in Verbindung gebracht. Das ist leider absolut kontraproduktiv. Eine Grundregel lautet: **„Gehe nicht in den Schmerz!"** Natürlich müssen wir hierbei wieder differenzieren. Du kannst generell zwischen dem *pathologischen Schmerz* und dem *Belastungsschmerz* unterscheiden.

Die Fähigkeit, diese beiden Schmerzarten unterscheiden zu können, setzt allerdings ein gutes Körpergefühl und eine gewisse Trainingserfahrung voraus. Wenn du bereits gewisse Schmerzen hast, halte dich zunächst an den Tipp, dass du beim Mobilitytraining nicht in den Schmerz gehst. Unser Gehirn ist darauf konditioniert, dass es bei wiederkehrendem Signal besser wird. Wir lernen, die Dinge effizienter zu erledigen, die wir wiederholt ausführen.

Leider gibt es auch die sogenannte negative *Konditionierung*. Wir werden „besser" im Schmerz. Gemeint ist, dass unsere Schmerzwahrnehmung sensibler und das Gehirnareal für Schmerzen ausgeprägter wird.

Kurzum, wir wollen Schmerzen im Training vermeiden.

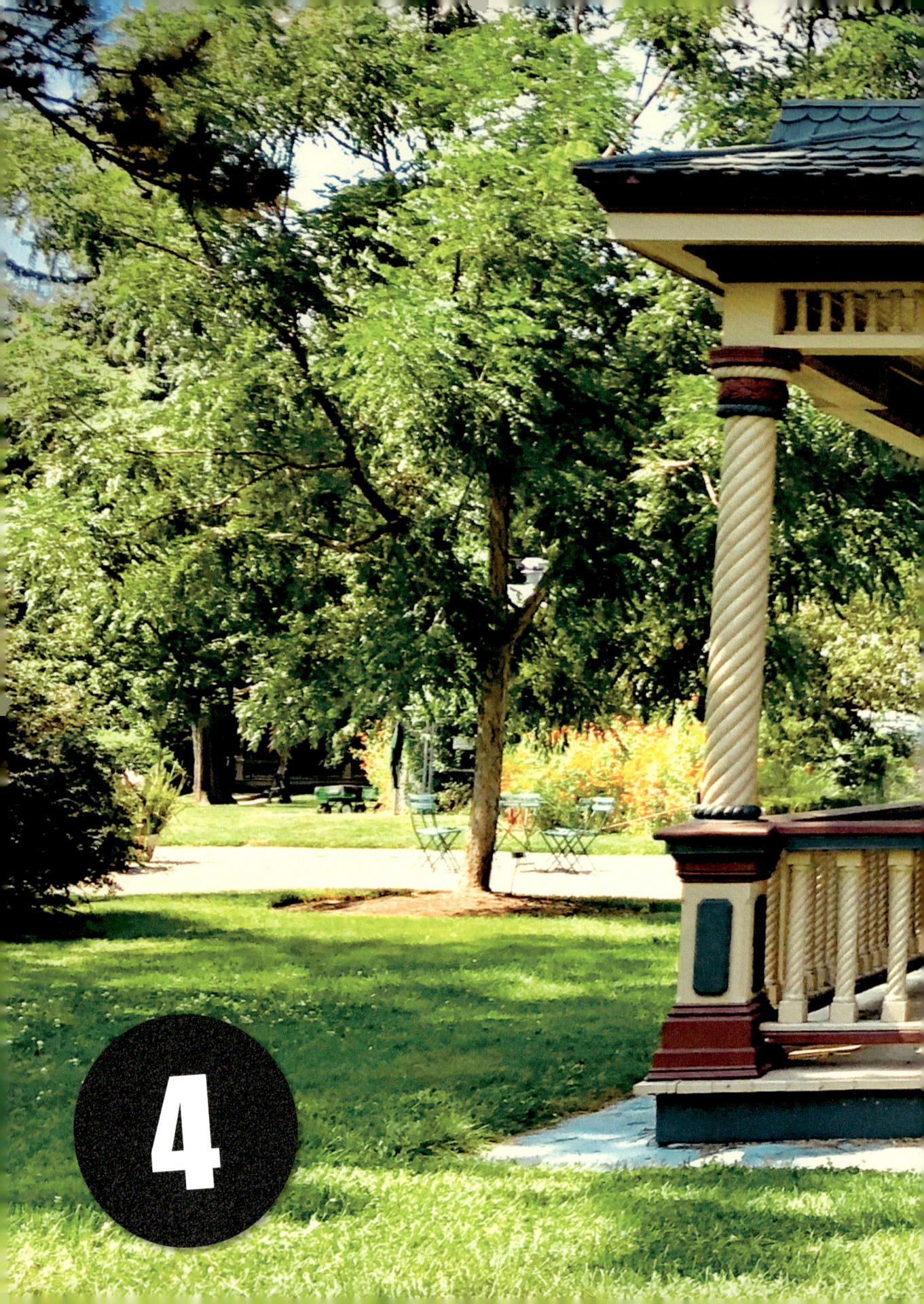

4

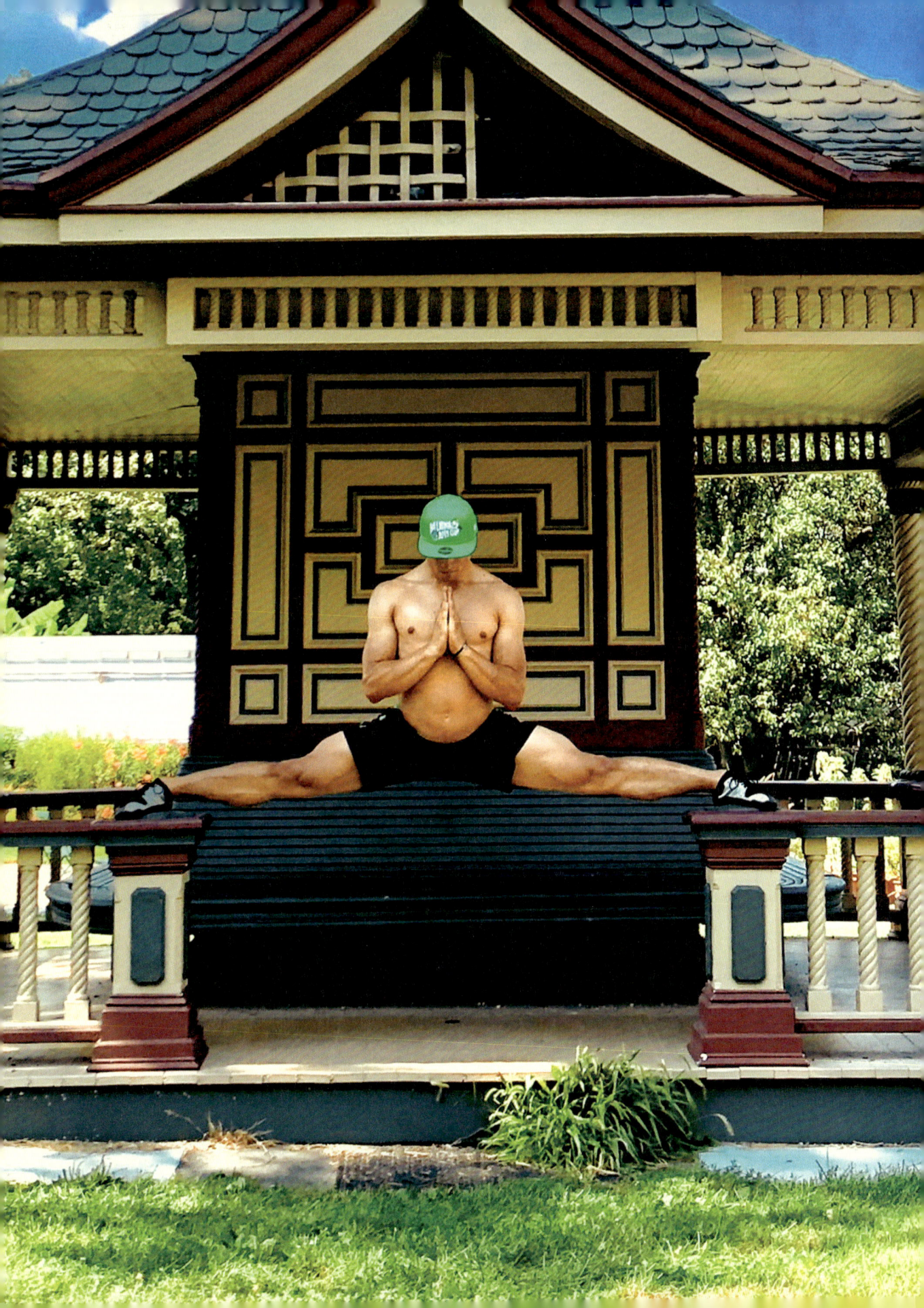

4 Die häufigsten Fragen zu Mobility

4.1 WIE LANGE DAUERT ES, BIS ICH BEWEGLICH BIN?

Jeder gute Trainer kennt diesen Satz nur zu gut: „Es kommt drauf an ..."

Selbstverständlich ist diese Aussage in den seltensten Fällen zufriedenstellend. Deshalb lasse es mich dir anhand folgender zwei Abbildungen kurz skizzieren:

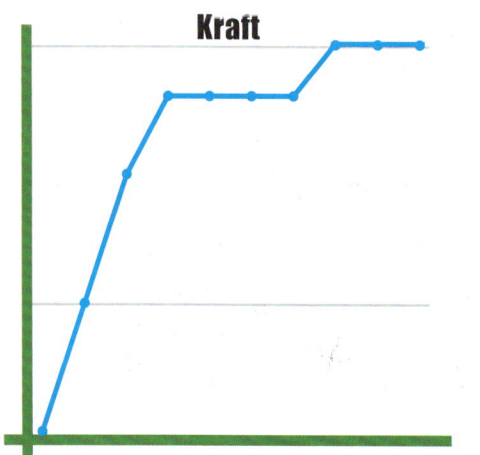

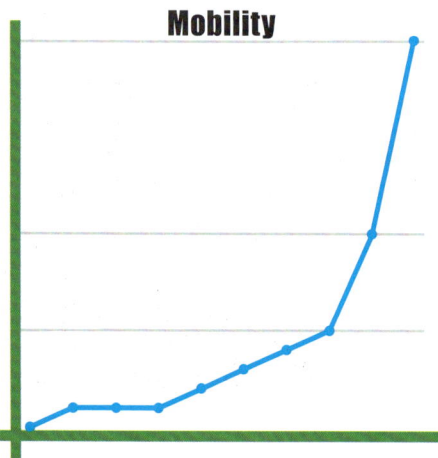

Wie du siehst, sehen die beiden Abbildungen sehr unterschiedlich aus. Das kommt daher, dass du als Anfänger beim Krafttraining nur die Gewichte oder die Stange anzuschauen brauchst, um stärker zu werden und sogenannte *Noob-Gains* zu bekommen. Sicherlich gibt es hier große individuelle Unterschiede, aber generell erfolgt eine Kraftanpassung an einen regelmäßig gesetzten Reiz relativ schnell.

Das Gefühl, das viele beim Mobilitytraining haben, kann ich folgendermaßen beschreiben:

Erst passiert eine ganze laaaaaange Zeit nichts ...

... DANN ...

... kleine Fortschritte, du denkst, du bist auf dem richtigen Weg, ABER ...

... dann wieder eine lange Dürrephase ...

... doch du merkst ein paar Veränderungen immer wieder, subtil, aber spürbar ...

...dann wieder mal eine Woche pausiert und vom Gefühl bist du wieder GAANZ am Anfang angekommen ...

Nun, bei mir war es ähnlich. Ich habe lange Zeit Mobility gemacht, ohne dass ich großartig beweglicher wurde. Ich wusste, dass Mobility essenziell ist, um langfristig bei hoher Trainingsbelastung einen gesunden Körper zu erhalten. Die Anpassung beim Beweglichkeitstraining bezieht sich hierbei auf die Zeitspanne, wie schnell sich bindegewebsartige Strukturen (Sehnen und Bänder) an die Belastung anpassen.

Einer der renommiertesten US-Trainer fürs Turnen, Christopher Sommer, gibt als Ziel für den Otto-Normal-Verbraucher (ohne Vorerfahrung im Turnen/Calisthenics) vor, dass es ca. 250-260 Tage dauert, bis ein adäquates Fundament geschaffen ist. Demnach rechne mit einem Jahr als Zeitraum, um beweglicher zu werden und die ersten größeren Mobilityziele aus dem Buch erreichen zu können.

Natürlich ist dieser Zeitraum abhängig von deiner Zielsetzung. Wenn du einen Spagat beherrschen willst, passe deine Geduldsspanne dementsprechend an.

Wie zu Beginn des Kapitels beschrieben, unterliegen alle Anpassungen individuellen Unterschieden.

Ein nicht zu vernachlässigender Faktor ist dein Alltag. Wenn du den ganzen Tag sitzt und kaum Bewegung hast, brauchst du wesentlich länger, als eine Person, die einem eher aktiven Beruf nachgeht.

An dieser Stelle möchte ich unbedingt mit dem Mythos aufräumen, dass 10 Minuten dreimal pro Woche vor dem Training ausreichen, um deine Mobilityziele zu erreichen.

Angenommen, du hast einen Bürojob und gehst dreimal pro Woche für eine Stunde ins Calisthenicstraining. Dann sind das 1,8 % deiner Woche. Von diesen 1,8 % sind 0,3 % Mobility, wenn du 30 Minuten pro Woche an deiner Beweglichkeit arbeitest.

TRAINING

MOBILITY

3 x / Woche = 1,8 %

30 min / Woche = 0,3 %
(10 Minuten vor jedem Training)

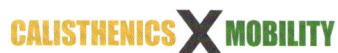
Stelle dir vor, dass du dich die ganze Woche nur von Fast Food ernährst. Doch einmal in der Woche zum Sonntagsfrühstück gibt es statt Pommes frites einen kleinen Beilagensalat.

Mit dieser Einstellung wirst du weder gesünder werden noch abnehmen können.

Genauso ist es mit Mobility. 0,3 % deiner Zeit Mobility zu machen wird deinen Status quo zwar erhalten, aber nicht ausschlaggebend verbessern.

4.2   WIE WERDE ICH SCHNELLER BEWEGLICHER?

Zum Thema Mindset kann ich reihenweise Bücher schreiben, denn das richtige Training deiner Beweglichkeit beginnt zunächst im Kopf. Wie der erfolgreiche US-Unternehmer, Trainer und Bestsellerautor Tony Robbins zu sagen pflegt: „80 % Psychologie, 20 % Mechanik!"

Alles beginnt im Kopf. Nicht nur deine Nervenbahnen, die, wie du bereits gelernt hast, wesentlich an deinem Kraft- und Beweglichkeitspotenzial beteiligt sind. Bevor du deine Mobility verbesserst, sollte deine Bereitschaft vorhanden sein, dass es etwas dauern kann, bis du Resultate siehst.

Neben der Frage, ob du genügend Geduld aufbringen kannst, solltest du dich ebenfalls fragen, welche Attribute du mit Beweglichkeitstraining verbindest. Z. B.

- langweilig,
- schmerzhaft,
- anstrengend,
- notwendiges Übel.

Diese Einstellung wird dich nicht weit bringen. Du ziehst deine Mobilityroutine vielleicht für 1-2 Wochen durch, doch dann geht's wieder zurück zu den alten Gewohnheiten. Stattdessen versuche, deine Ziele im Blick zu behalten. Du willst endlich schmerzfrei deinen Alltag bewältigen, wieder ins Training gehen können, ohne auf die Wehwehchen achten zu müssen und neue Bestleistungen erreichen.

Dann führt dich Mobility genau dorthin!

Merke:

„Where focus goes, energy flows!"

4.3 WIE BAUE ICH MOBILITY NEBEN MEINEM KRAFTTRAINING EIN?

Um dir dabei zu helfen, eine Mobilityroutine in deinen Alltag zu integrieren, lasse mich kurz darauf eingehen, dass Mobility nicht gleich Mobility ist. Wenn du Mobility täglich machst, dann stößt du sehr wahrscheinlich schnell an deine Grenzen. Denn du machst die falschen Übungen!

Der Unterschied liegt ganz einfach in der Intensität der Übungsauswahl. Wer den *Schwimmer* bereits ausprobiert hat (mehr dazu im praktischen Teil), der hat gemerkt, wie anstrengend eine Mobilityübung sein kann. Ich betone immer wieder: Mobility ist wie Krafttraining (nur in die „andere Richtung")! Statt in die aktive Verkürzung zu gelangen (wie mit Krafttraining), gehen wir in die aktive Verlängerung.

Diese Aussage ist eher bildlich zu sehen. Denn Bewegung findet nur dann statt, wenn wir Verkürzung und Verlängerung in der Muskulatur hervorrufen bzw. die Voraussetzung für Bewegung ist das Zusammenspiel zwischen Verkürzung und Verlängerung der Muskulatur.

Wenn du demnach nur Übungen in deiner Routine hast, die einen ähnlichen Schwierigkeitsgrad wie der *Schwimmer* haben, dann überlastest du dich sehr schnell. Aus diesem Grund unterscheide ich zwischen zwei Arten, um an deiner Beweglichkeit zu arbeiten (diese Art der Konzeptionierung findest du in keiner weiteren Literatur; ursprünglich stammt die Idee aus einem meiner Coachings, um einem neuen Klienten den Trainingsplan zu veranschaulichen, da dieser sehr frustriert zu mir kam, weil er keine Fortschritte machte):

MOBILISIEREN UND MOBILITYTRAINING.

Letzteres ist wie ein Krafttraining zu sehen.

Als Anfänger solltest du mindestens zweimal pro Woche Mobility auf dem Plan stehen haben, mit Übungen, die dich fordern und eventuell sogar ins Schwitzen bringen.

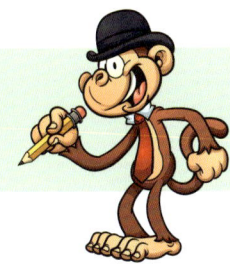

TIPP

Wähle aus dem Praxisteil Übungen mit einer Bananenskala von 3-4.

4.4 WIE INTEGRIERE ICH MOBILITY IN MEINEN ALLTAG?

Ich finde es sehr wichtig, dass du Mobility nicht als zusätzliches Training siehst, für das du auch noch extra Zeit einräumen musst. Wir haben alle sowieso schon zu wenig Zeit und noch etwas unterbekommen zu müssen, führt wieder zu Stress und Stress führt zu... genau Unbeweglichkeit und Schmerzen (s. Kap.2.8 „Warum Stress dich unbeweglich macht").

Um Mobility in deinen Alltag optimal integrieren zu können, fokussiere dich auf das „Mobilisieren".

Unter *Mobilisieren* verstehe ich nahezu alle Arten von Gelenkkreisen (CARs; s. Kap.3.1.2 „In vier einfachen Schritten beweglicher werden – ISOLATION) oder Schwüngen.

Mit Schwüngen meine ich die Bewegungen, die man häufig bei Turnern oder Tänzern im Warm-up sieht (das Schleudern der Extremitäten nach vorne und hinten oder seitwärts). Die Intensität ist relativ gering, dennoch sorgst du für vermehrten Gelenkstoffwechsel, was für die Arthroseprophylaxe und für die sonstige Gelenkgesundheit unabdingbar ist. Mobilisieren ist letztlich das **„Zähneputzen für deine Gelenke".** Mit einer kleinen Routine von 10-15 Minuten tagtäglich erhältst du dir deinen Status quo.

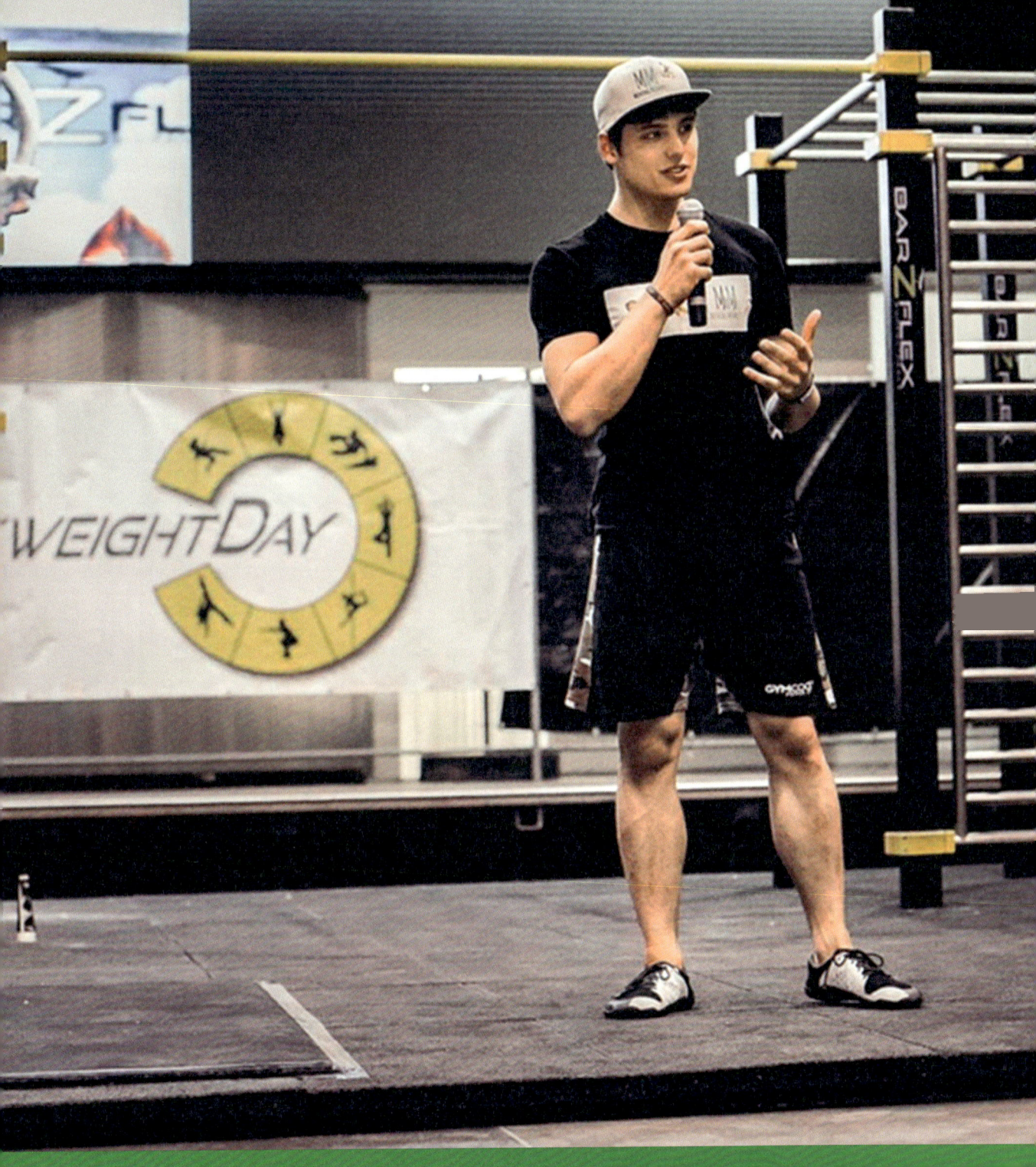

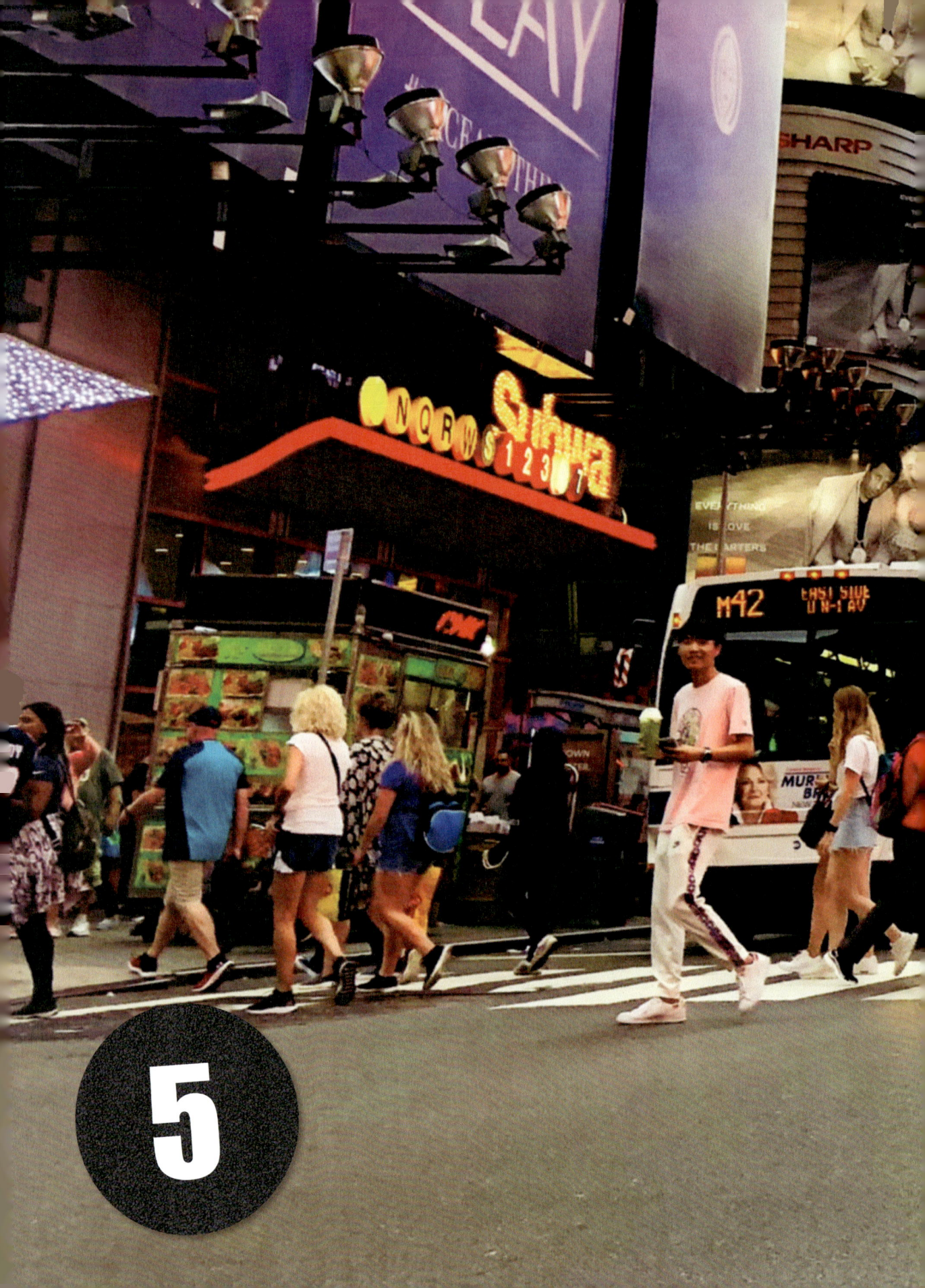

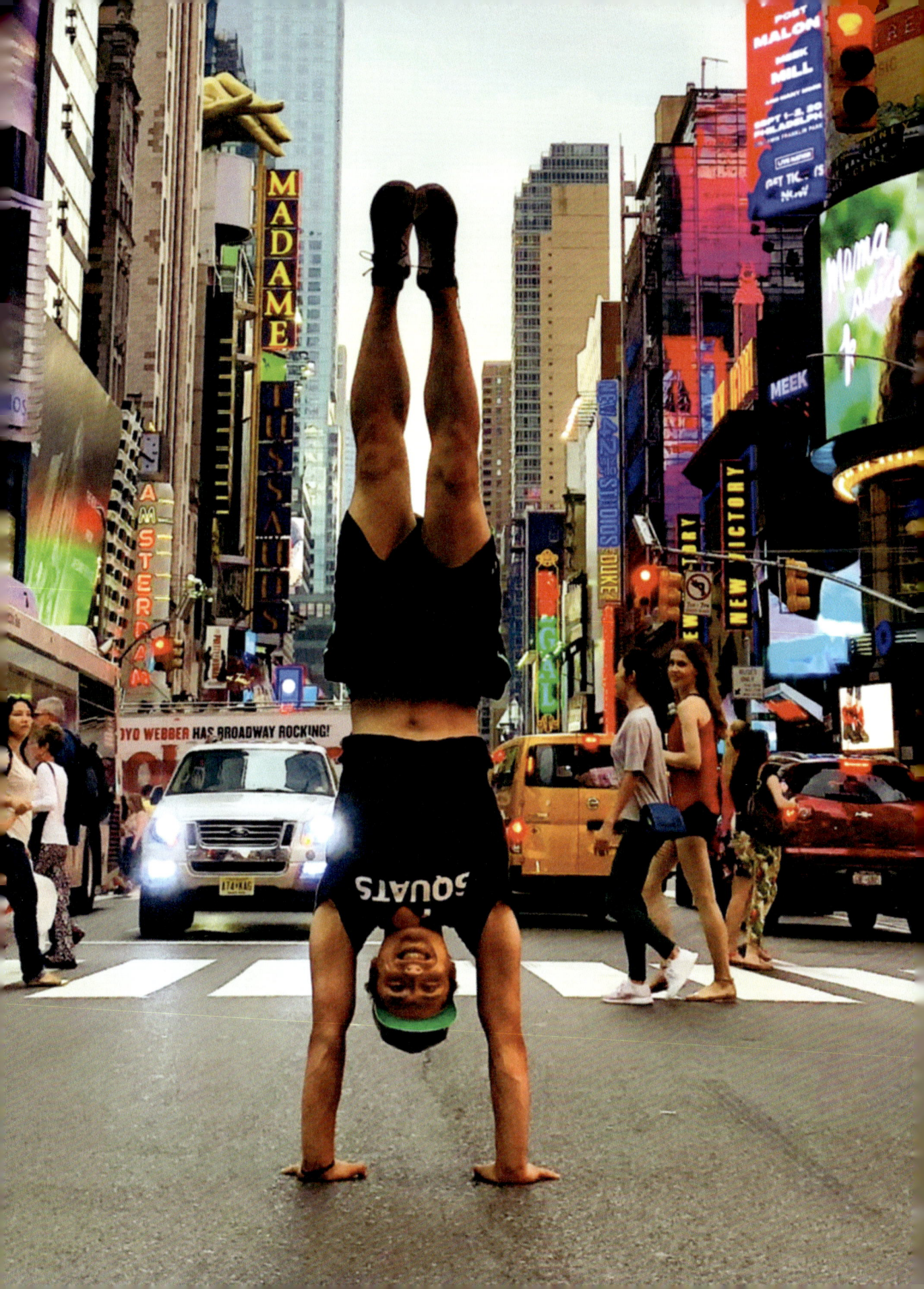

5   Mobility Lifestyle Hacks

Nur 0,3 % deiner Zeit pro Woche für Mobility aufzubringen, ist, wie bereits erwähnt, einfach zu wenig. Wenn du nun täglich deine CARs machst, sind wir schon bei 1 % (täglich 10 Minuten Mobility morgens und dreimal pro Woche 10 Minuten beim Training = 100 Minuten). Damit nähern wir uns so langsam einem adäquaten Bereich, um wirklich Fortschritte zu machen. Dennoch sieht der Alltag der meisten folgendermaßen aus:

6-8 STUNDEN IM BETT (LIEGEN) ⟶ **AUFSTEHEN/SICH FERTIG MACHEN (BEWEGUNG)**

ARBEIT AM SCHREIBTISCH (SITZEN) ⟵ **IM AUTO ZUR ARBEIT (SITZEN)** ⟵ **FRÜHSTÜCK (SITZEN)**

MITTAGS IN DIE KANTINE (SITZEN) ⟶ **ARBEIT AM SCHREIBTISCH (SITZEN)**

HIN UND WIEDER GANG ZUR TOILETTE ODER ZUR KAFFEEMASCHINE (BEWEGUNG)

IM AUTO NACH HAUSE (SITZEN) – ABENDESSEN (SITZEN) – FERNSEHEN AUF DER COUCH (LIEGEN).

„EASY CHOICES, HARD LIFE – HARD CHOICES, EASY LIFE!"

Ich habe keinerlei Vermutung, woher deine Rückenschmerzen kommen, wenn du dich den ganzen Tag nur im Sitzen trainierst.

Ironie beiseite. Den meisten wird es hoffentlich bewusst sein. Vielleicht hilft es dennoch dem einen oder anderen, zum ersten Mal zu realisieren, wie wenig Bewegung wir heutzutage noch leisten. Besser formuliert, wie wenig wir leisten müssen. Früher gab es anstrengende Feldarbeit und kilometerlange Fußwege, die unsere Vorfahren zurücklegen mussten, um zur Schule, zum Einkaufen oder zu Freunden und Verwandten zu kommen. Unsere moderne Welt hat uns vieles erleichtert. Doch, was wir uns nicht abnehmen lassen dürfen, ist die Bewegung. Du musst deine Schritte noch selbst gehen, gleichgültig, welche tolle Smartwatch, welches Fitnessarmband mit Schrittzähler oder welchen Kalorientracker du am Arm trägst.

Nimm die Treppe, statt den Aufzug.

Nimm das Fahrrad, statt das Auto.

Es sind meist die simpelsten Entscheidungen, die den größten Effekt haben. Du musst es nur durchziehen.

SITZEN VS. STEHEN (ABER NICHT NUR STEHEN!)

Zu Beginn meiner Zeit auf YouTube® war das Buch *Sitzen ist das Neue Rauchen* von Kelly Starrett gerade in Amerika erschienen und der Trend um das stehende Arbeiten wurde immer populärer.

Bis heute mache ich Videos darüber, dass das Arbeiten im Stehen eines der probatesten Mittel ist, um den Sitzkrankheiten (Schwäche in der Pomuskulatur, in der hinteren Oberschenkelkette, im Hüftbeuger und den daraus resultierenden Haltungsfehlern) zu entkommen.

Egal, wo du bist, gibt es fast immer eine Möglichkeit, wie du dir einen Stehschreibtisch bauen kannst. Ich habe schon umgedrehte Papiermülleimer, einen großen Stapel an ausgelegten Zeitschriften, meinen Rucksack, Bierdeckel, Stühle und andere Dinge benutzt, um mir eine Tischerhöhung zu bauen.

STOPP!

Bevor du auf die Idee kommst, mir verzweifelte Briefe zu schreiben oder auf Amazon® eine schlechte Bewertung für dieses Buch hinterlässt, weil bei dir auf der Arbeit keiner dieser Tipps hilft, lasse mich noch einen Punkt anführen.

Stehen ist nicht das Allheilmittel. Ich betone es nur so oft, weil wir eine sitzende Gesellschaft sind. Wir haben den Begriff „sesshaft" neu definiert. Dennoch ist zu langes Stehen auch nicht das Gelbe vom Ei.

Dazu müssen wir verstehen, wie diese „Sitzbewegung" entstanden ist.

Vor ein paar Jahrzehnten war es schließlich genau andersherum. Die Menschen haben reihenweise Probleme bekommen, weil sie den ganzen Tag am Fließband standen. Es gab überwiegend Arbeit im Stehen. Mit dem Fortschritt in der Industrialisierung und der weitgehenden Automatisierung der Fließbandarbeiten wurden Büros eingerichtet. So in etwa kann man sich den Übergang vom Stehen zum Sitzen vorstellen.

Wir als Menschheit sind einfach sehr gut darin, einen Plan umzuwerfen und die Richtung zu ändern, ohne aus den Fehlern zu lernen.

DIE LÖSUNG

Du stellst dir sicher die Frage, was nun die beste und gesündeste Lösung ist.

VARIATION!

Unser Körper strebt nach Abwechslung. Sitzen ist nicht ungesund, noch ist Stehen per se gesund. Die Einseitigkeit ist der Feind. Wenn dein Input zu einseitig ist, kann dein Output nicht gut sein. Unsere Umgebung ist von immerwährender Veränderung geprägt. Nichts ist sicher, außer die Veränderung.

HIER EIN PAAR VARIATIONSMÖGLICHKEITEN ZUR INSPIRATION

Sitzend:

- aufrecht,

- vornübergebeugt,

- im Schneidersitz,

- im Squat auf dem Stuhl (ja, das geht, eine meiner Lieblingspositionen),

- „Einbein-Schneidersitz",

- „Frauen-Rocksitz",

- breitbeinig,

- auf einem Bein sitzen,

- auf dem Boden (in diversen Positionen).

Stehend:

- ein Bein auf einer Erhöhung aufgestellt,

- breiter Stand,

- enger Stand,

- ein Bein auf dem Stuhl nach hinten aufgesetzt.

Ich gebe zu, dass nicht alle Varianten „bürotauglich" sind. Dennoch kann ich dich nur darin unterstützen, dass du versuchst, einen Stehschreibtisch oder einen Laptop zu bekommen. Ich weiß aus vielen Gesprächen mit frustrierten Moving Monkey®-Followern, dass bei den meisten Unternehmen ein Stehschreibtisch erst in Anspruch genommen werden kann, wenn man bereits einen Bandscheibenvorfall o. Ä. hatte.

Gleichgültig, welche Bürokratie und welche Entscheidungen dahinterstecken, es gibt keine sinnvollen Argumente dafür, dass Nachsorgen besser sei als Vorsorgen. Gehe ich vorsorglich zum Zahnarzt, damit ich keinen Karies bekomme oder gehe ich zum Zahnarzt, wenn ich bereits Karies habe?

Wenn du Arbeitgeber bist, nimm dir diese Zeilen zu Herzen. Die beste Investition in deine Mitarbeiter ist nicht noch eine weitere Wochenendschulung, wobei die Kollegen nicht bei ihren Familien sein können, sondern eine Investition in die Gesundheit.

HOCKEN – HOCKEN – HOCKEN (ZÄHNEPUTZEN IST SQUATTING TIME)

Hocken ist die natürlichste Grundposition des Menschen. Man blicke einmal kurz nach Osteuropa oder Asien. Dort sitzen die Menschen immer wieder in der tiefen Hocke. Um auf den Bus zu warten, um kurz Pause zu machen oder um zu essen. Wenn ich mich heute an eine Bahnhaltestelle hocke, bekomme ich immer seltsame Blicke von der Seite. Ich schaue dann genauso verwundert zurück, warum sie sich lieber auf eine ungemütliche Stahlbank setzen.

Spaß beiseite, ich möchte kurz klären, warum die Hocke eigentlich so „gesund" ist. Häufig höre ich folgendes Argument: „Auf Dauer kann das doch nicht gesund sein – das ist ja schlimmer als Sitzen ..."

Niemand hat gesagt, dass du nun Stunden im Squat verbringen sollst. Das Gift macht immer die Dosis. Außerdem wirst du dadurch deine Gelenke auf mehr Bewegungsvariation vorbereiten. Ich kann immer wieder nur betonen, um gesunde Gelenke und einen „funktionellen" Körper zu haben, braucht er zwei Dinge: **Homöostase und Variation!**

Hinzu kommt noch die Alltagstauglichkeit und Effizienz, die du mit dem Squat erlangst. Wenn du die Wohnung putzt und unter dem Schrank saugen musst, gehst du unweigerlich in eine Art gekippte Hocke. Wenn du vom Einkaufen kommst und die Gefriertruhe einräumst, kannst du dich ganz umständlich aus deinem Rücken bücken, oder du gehst einfach kurz in die Hocke. Auch beim Wäsche falten, Winterreifen tauschen, Unkraut im Garten rupfen und vor allem ZÄHNEPUTZEN kannst du in die Hocke gehen.

Auf unseren „Calisthenics X Mobility"-Workshops sage ich immer wieder, dass Zähneputzen „Squatting-Time" ist. Wir wollen, dass das Hocken zur Gewohnheit wird. Gewohnheiten lassen sich am besten implementieren, wenn wir sie mit etwas verbinden, was wir sowieso schon machen. Somit verbinden wir die neue Gewohnheit (Hocken) mit einer alten Gewohnheit (Zähneputzen), um langfristige Veränderungen zu bewirken.

Die Zähne putzen wird jeder von uns sicherlich mindestens 1-2 mal am Tag. Suche dir weiterhin Handlungen oder Orte aus, die du des Öfteren am Tag besuchst. Immer, wenn du in der Pause zur Kaffeemaschine gehst, wenn du nach Hause kommst, wenn du die Zeitung liest und wenn du telefonierst. Und ja, wenn du das Gleiche gedacht hast, als du den vorletzten Satz gelesen hast, auch das stille Örtchen ist ein prima Platz zum Squatten.

Sicherlich kommt dazu noch die psychologische Komponente. Wie ich bereits erzählt habe, werde ich immer begutachtet, wenn ich mich an öffentlichen Plätzen hinhocke. Mittlerweile nehme ich die Blicke gar nicht mehr wahr. Sie spielen keine Rolle, weil ich meine Gesundheit nicht von den Meinungen anderer abhängig machen will. Wenn es für dich trotz aller guten Gründe eine zu große Überwindung ist, in der Öffentlichkeit in die Hocke zu gehen, ist das völlig in Ordnung. Wie ich bereits zum Thema Alltag und Mobility geschrieben habe, wollen wir keine negative Verbindung zu Mobility aufbauen (s. Kap. 4.4 „Wie integriere ich Mobility in meinen Alltag").

Wie ich ebenfalls eben vorangestellt habe, bieten sich dir diverse Möglichkeiten zu Hause, um in die Hocke zu gehen. Jetzt musst du nur noch in der Lage sein, eine vollständige Hocke auszuführen. Wenn du bisher noch keinen vollständigen Squat beherrschst (die Fersen sind am Boden und der Rücken ist aufrecht), dann habe ich einen sehr einfachen Tipp für dich:

Erhöhe deine Fersen mit Büchern!

Warum Bücher?

Bücher sind der perfekte Verlaufsparameter. Du kannst nach einiger Zeit einfach ein etwas dünneres Buch nehmen. Stück für Stück wird das Buch immer dünner unter deinen Füßen und du siehst deinen Fortschritt ganz objektiv. Stelle dir einmal vor, wie motivierend es ist, wenn du mit dem dicken Brockhaus gestartet bist und nun bei einem kleinen, lustigen Taschenbuch angekommen bist. Irgendwann ist die Erhöhung nicht mehr als ein Pixi-Buch und ab diesem Tag kannst du eine Fersensprengung komplett weglassen.

Wenn du mehr zum Thema Hüftbeweglichkeit erfahren und endlich die Kniebeuge lernen willst, dann kann ich dir nahelegen, dass du entweder bei YouTube® nach „Moving Monkey Squat" suchst, oder mal einen Blick in meinen Onlinekurs „Lerne die Kniebeuge" *(https://lernediekniebeuge.de)* wirfst.

HÄNGEN – HÄNGEN - HÄNGEN

Ähnlich wie die Kniebeuge ist auch das Hängen zu betrachten. Aus evolutionärer Sicht haben wir eine „Affenschulter". Unsere Schultern sind zuallererst nicht für Pull-ups, Push-ups und Muscle-ups gemacht, sondern zum Hängen und Hangeln. Aus diesem Grund ist die Schulter auch das beweglichste Gelenk im ganzen Körper. In Moniques Kapitel „Das Schultergelenk" wirst du noch einiges mehr dazu erfahren.

Einer meiner Mentoren sagte einmal: „Den Bereich, den Menschen bisher am besten und tiefsten erforscht haben, ist die Evolution. Was aus evolutionärer Sicht keinen Sinn ergibt, ergibt aus heutiger Sicht keinen Sinn."

Schließlich sind wir von unseren Strukturen her immer noch so aufgebaut wie unsere Vorfahren. Nur hat sich unsere Umgebung verändert und wie wir uns in der Umgebung bewegen. Unsere Umwelt ist bewegungsarm und einseitig. Doch unser Körper strebt nach Komplexität (sprich: Variation).

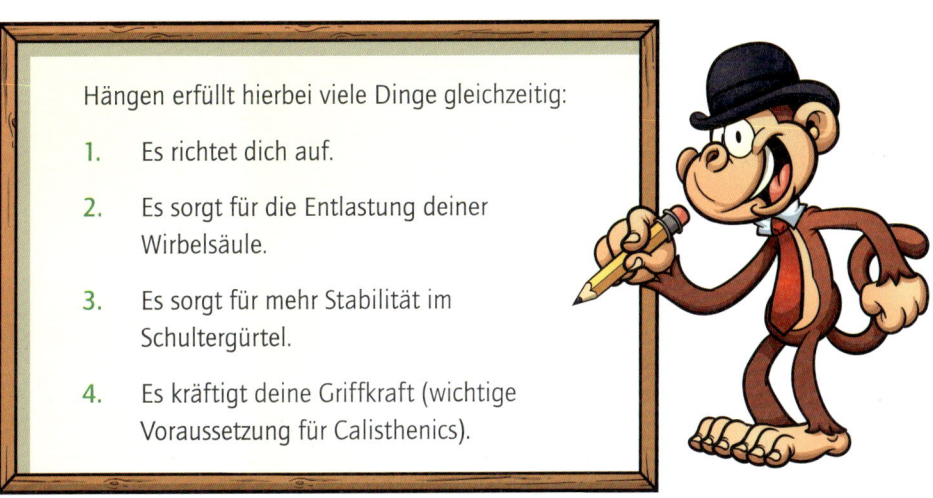

Hängen erfüllt hierbei viele Dinge gleichzeitig:

1. Es richtet dich auf.

2. Es sorgt für die Entlastung deiner Wirbelsäule.

3. Es sorgt für mehr Stabilität im Schultergürtel.

4. Es kräftigt deine Griffkraft (wichtige Voraussetzung für Calisthenics).

Wenn du diese Punkte in deinen Alltag mit einbaust, wirst du schnell merken, wie sich deine Beweglichkeit verbessert, ohne dass du viel dafür tun musst. Die Voraussetzungen dafür sind lediglich: gute Gewohnheiten!

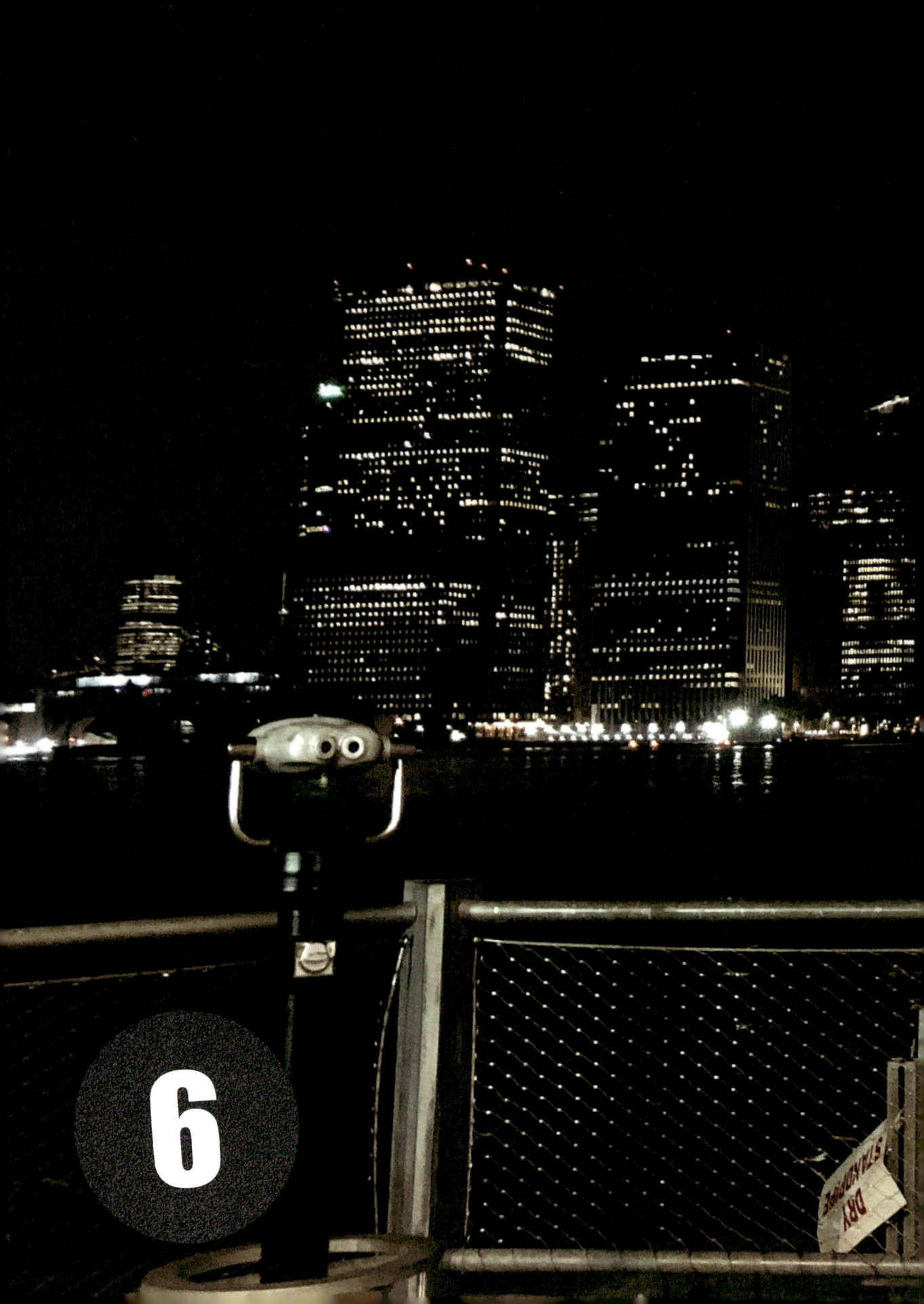

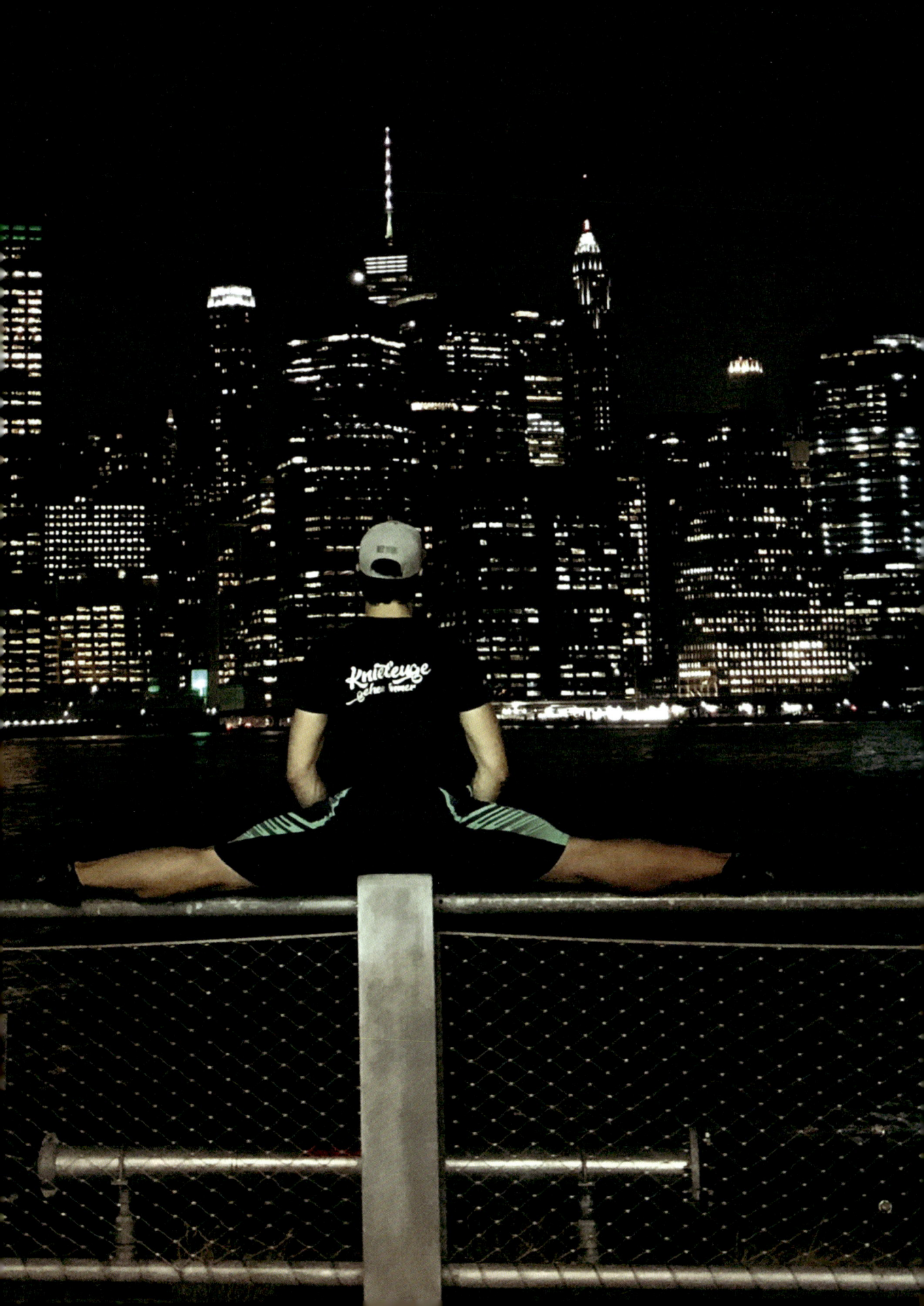

6 Bewegung ist Leben, Leben ist Bewegung – wie du den „Spagat" schaffst!

Mobilitytraining ist für mich nicht nur ein Weg, um stark, beweglich und schmerzfrei zu werden. Mobility dreht sich auch nicht nur darum, irgendwann den Spagat zu beherrschen. Mobility lehrt mich ein neues Körpergefühl, ein neues Körperbewusstsein.

Als ich wieder einmal mit Monique über Bewegung und Training gesprochen habe, sagt sie in einem Nebensatz ganz beiläufig: „... er ist gerade dabei, seinen Körper zu entdecken ..." Dieser schöne Satz beschreibt besser als kein anderer, was Mobility für dich tun kann. Neben all der Wissenschaft, die sich um dieses Thema dreht, all den Diskussionen über die verschiedenen Methoden und die multimodularen Auslegungsweisen, schafft Mobility vor allem eins:

ES LEHRT DICH EINE NEUE KÖRPERSPRACHE!

Körpersprache nicht im Sinne der Gestik und Mimik, sondern als Metapher für die Auseinandersetzung mit dem eigenen Körper. Ganz häufig fordern wir nur von unserem Körper. Wir tragen ihn zur Arbeit, zum Sport, ins Kino oder unter die Dusche. Wir fordern ständig und immer, dass er funktionieren muss.

Doch vergessen wir leider bei all den Dingen, die wir zu tun haben, ihm etwas zurückzugeben. Immer nur zu leisten und nicht zu geben, führt ebenso zu Schmerzen, wie nicht aufgewärmt ins Training zu gehen und Vollgas zu geben.

Denke an den Stressbucket (s. Kap. 2.8 „Warum Stress dich unbeweglich macht")

Wenn du aber lernst, die Sprache deines Körpers zu sprechen, wirst du lernen, dich selbst besser einschätzen zu können. Du lernst, die Zeichen zu lesen, die zu Beginn noch die Gestalt chinesischer Schriftzeichen annehmen. Unser Körper ist intelligenter als unser Verstand.

Unser Verstand will immer nur:	... unser Körper hingegen will:
SICHERHEIT und KOMFORT	**WACHSTUM und ABENTEUER**

Wenn wir lernen, auf unseren Körper zu hören und die Stimme unseres Verstandes zu kontrollieren und auf die Stimme des Körpers zu hören, dann bleiben wir auch langfristig gesund und schmerzfrei.

Wenn wir gesund und schmerzfrei sind, dann fühlen wir uns gut. Im Umkehrschluss resultieren gute Gefühle auch nur aus Bewegung. **„Motion creates emotion".** Der Grund, warum wir herumlaufen, wenn wir ein wichtiges Telefonat führen oder wenn wir in freudiger Erwartung auf etwas sind, ist, dass unser Körper, unser Gehirn, besser in Bewegung funktioniert. Aus diesem Grund sagen ALLE meine Klienten nach einiger Zeit im Coaching:

„Ich habe auf einmal den Drang, mich mehr zu bewegen!"

Weil du mit Mobility deinem Körper wiedergibst, was er braucht. Die meisten Menschen haben einfach nur vergessen, wie es ist, einen Körper zu haben, der funktioniert. Der einen nicht den ganzen Tag ärgert, sondern der einem zuträglich ist.

Deses Buch soll dir dabei helfen, deinen Fokus auf qualitative Bewegung zu lenken, damit du wieder Freude an Bewegung bekommst. Es gibt nichts Wertvolleres als deinen Körper ...

Keep moving, stay sexy!

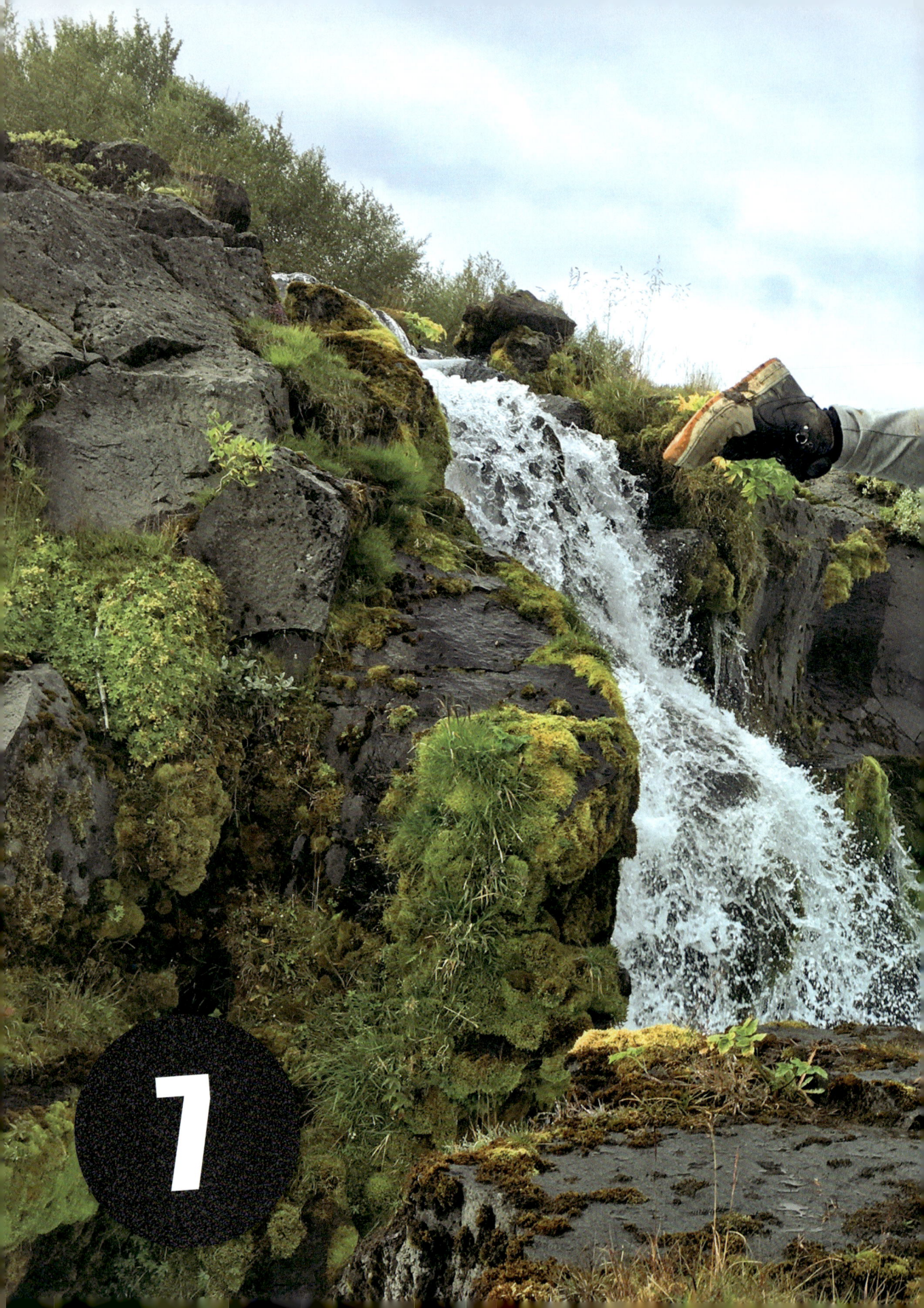

7

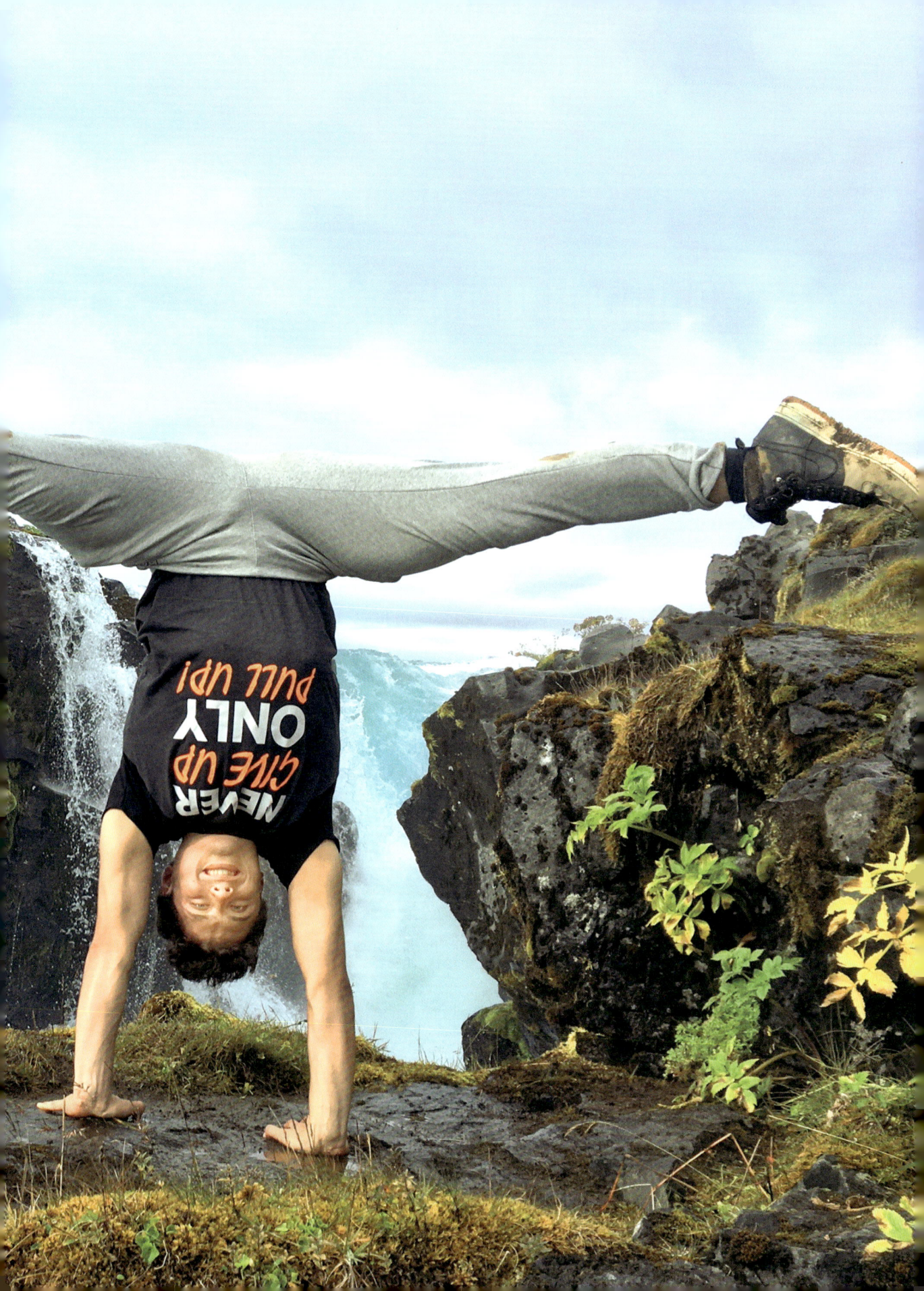

7 Mobilityübungen

Bevor wir mit den Übungen starten, beachte noch den folgenden Punkt:

Schmerzen, insbesondere die sogenannte *Closed Angle Joint Pain,* ist bei jeder Übung zu vermeiden. Das bedeutet, du willst bei den Übungen stets einen Zug auf der offenen Seite merken und nicht dort, wo sich der Winkel deines Gelenks schließt! Solltest du Schmerzen haben, umgehe die Schmerzen und arbeite dich mit Hilfe der Mobilityübung langsam an die Schmerzgrenze heran, aber nie darüber hinaus!

Zu Beginn dieses Buches haben wir dir die Symbole nähergebracht, die die wichtigsten technischen Details in Bezug auf die Übungsausführung kurz zusammenfassen. Die Symbole für „Außenrotation", „Körperspannung halten (Hollow-Body-Position)" und „Schulter ‚weg von den Ohren' (Depression)" werden in Moniques Teil genauer erläutert.

Das Symbol „Atmung beachten" wird zum ersten Mal bei den Wirbelsäulenrotationen erscheinen. Die erste Übung, enthält die Anleitung zu diesem Symbol.

Das letzte Symbol ist „Wirbelsäule lang machen". Du kannst dir vorstellen, wie dich jemand an den Haaren aus dem Wasser zieht. Deine Wirbelsäule, einschließlich Halswirbelsäule wird automatisch in die Länge gezogen und du richtest dich auf. Damit ist aber keine übertrieben-gerade Haltung gemeint, in der du dich anstrengend musst, deine Brust die ganze Zeit rauszudrücken, wie ein Gorilla.

Es ist ein leichtes Aufrichten, gegen die Schwerkraft und gegen die gewohnheitsmäßig krumme Haltung, die wir heutzutage so oft einnehmen.

Um dir genauer vorzustellen, wie die Symbole in der Realität umgesetzt werden, kann ich dir empfehlen, dass du dir die Anleitungsvideos in der App zum Buch anschaust.

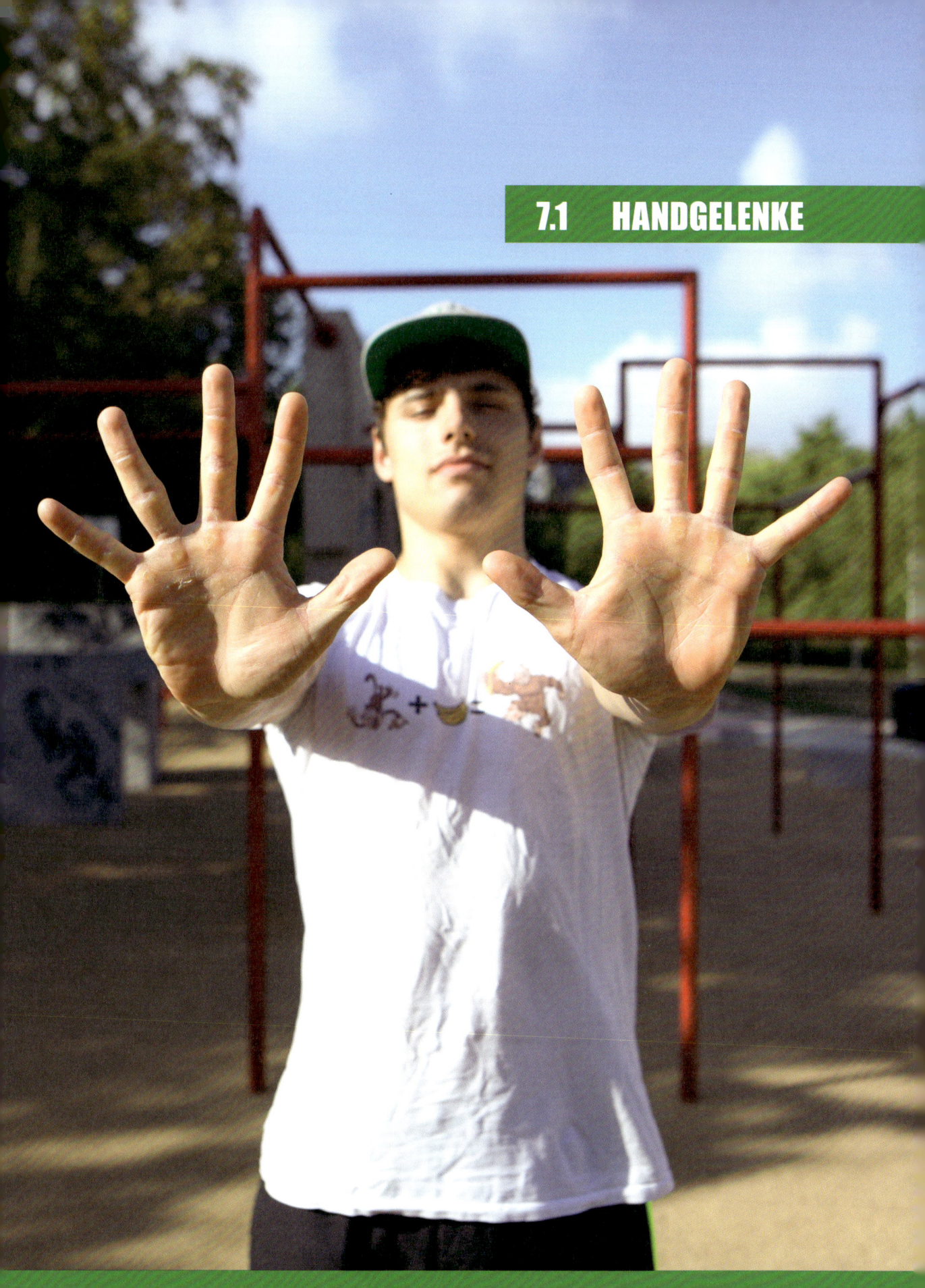

7.1.1 HANDGELENKACHTERKREISE

1. Starte mit den ausgestreckten Armen vor dem Körper (parallel zum Boden).

2. Deine Hände sind in Verlängerung der Arme ausgestreckt.

3. „Mache dich lang", Schulter in Depression (nach unten ziehen), die Arme bleiben während der Übungen die ganze Zeit gestreckt.

4. Ziehe deinen Handrücken so weit zu dir, wie es geht, strenge dich an.

5. Drehe deine Fingerspitzen nach außen, bis deine Arminnenseiten zum Himmel zeigen und du nicht mehr weiterdrehen kannst.

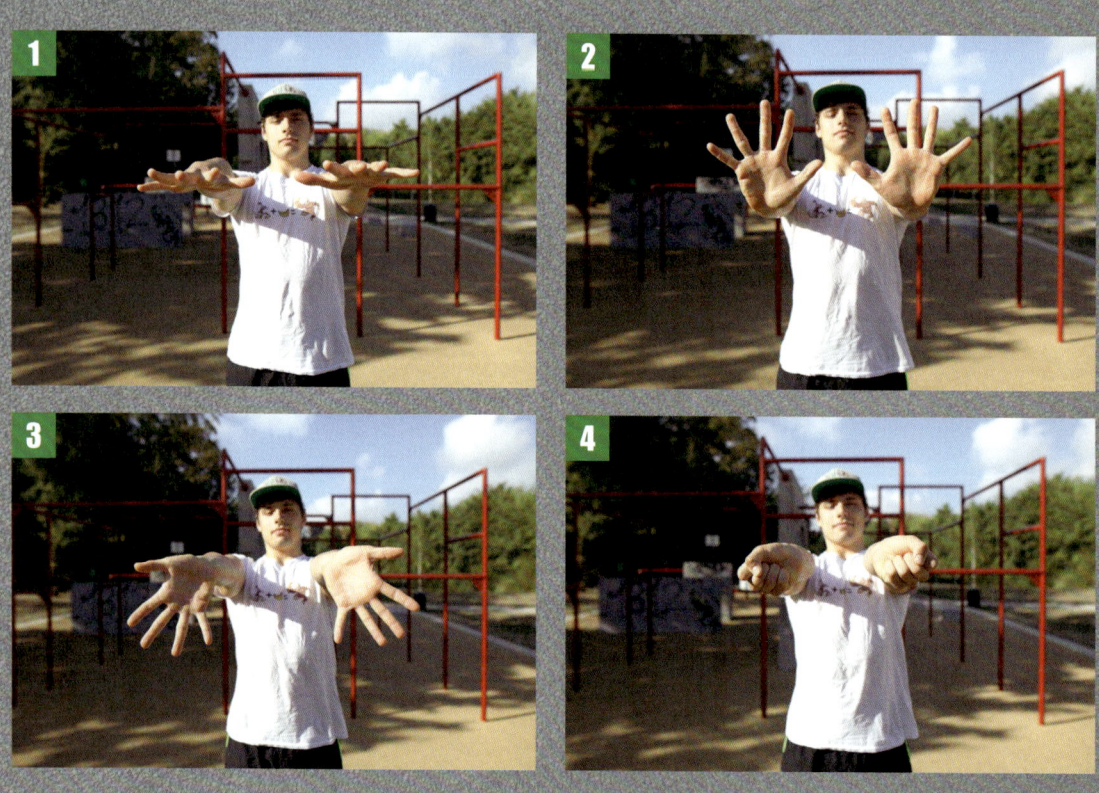

6. Lasse deine Hände maximal angezogen.

7. Schließe deine Finger zur Faust und ziehe die Faust zu dir.

8. Wenn du deine Faust nicht mehr weiter beugen kannst, drehe deine Fäuste in die Mitte, bis deine Knöchel zum Boden zeigen.

9. Nun Finger und Hand öffnen und spreizen (Mache es dir schwer! Stelle dir vor, dass die Schwerkraft 10-mal stärker auf deine Hände wirkt!).

10. Du hast eine Wiederholung beendet, nun die Bewegung wiederholen oder die Richtung wechseln.

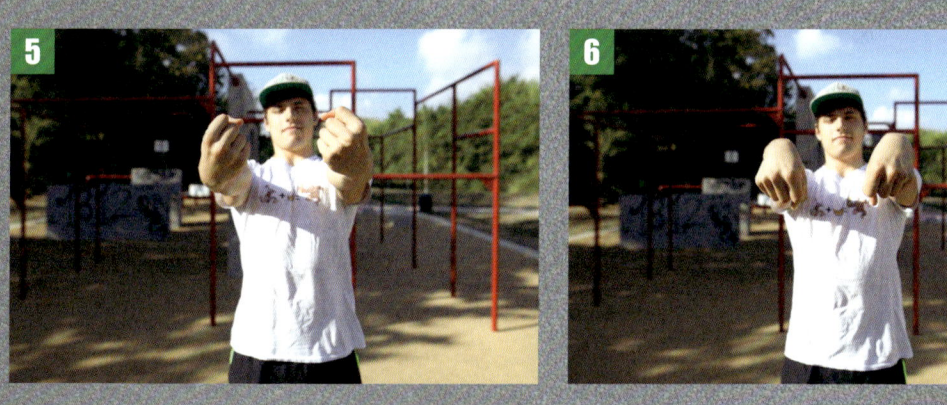

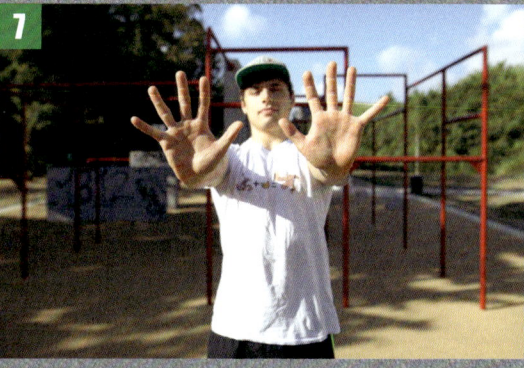

7.1.2 HANDGELENKMOBILISATION AM BODEN 🍌

1. Ausgangsposition ist der Vierfüßlerstand (die Handgelenke befinden sich unter den Schultern und die Knie sind unter der Hüfte).

2. Spreize deine Finger und greife in den Boden (halte den Griff in den Boden die ganze Zeit bei). **Variation:** Versuche, deine Finger abzuheben.

3. Lasse deine Arme die ganze Zeit gestreckt und deine Ellenbeuger die (Innenseite deiner Arme) immer nach vorne gedreht (stelle dir vor, du verschraubst deine Arme in den Boden, um eine Außenrotation in deiner Schulter zu erreichen).

4. Nun bewege deine Schultern im großen Kreis über deine Handgelenke, wobei deine Handballen auf dem Boden bleiben. Wenn du in der hinteren Position bist, stelle dir vor, dass du den Boden von dir wegschieben willst.

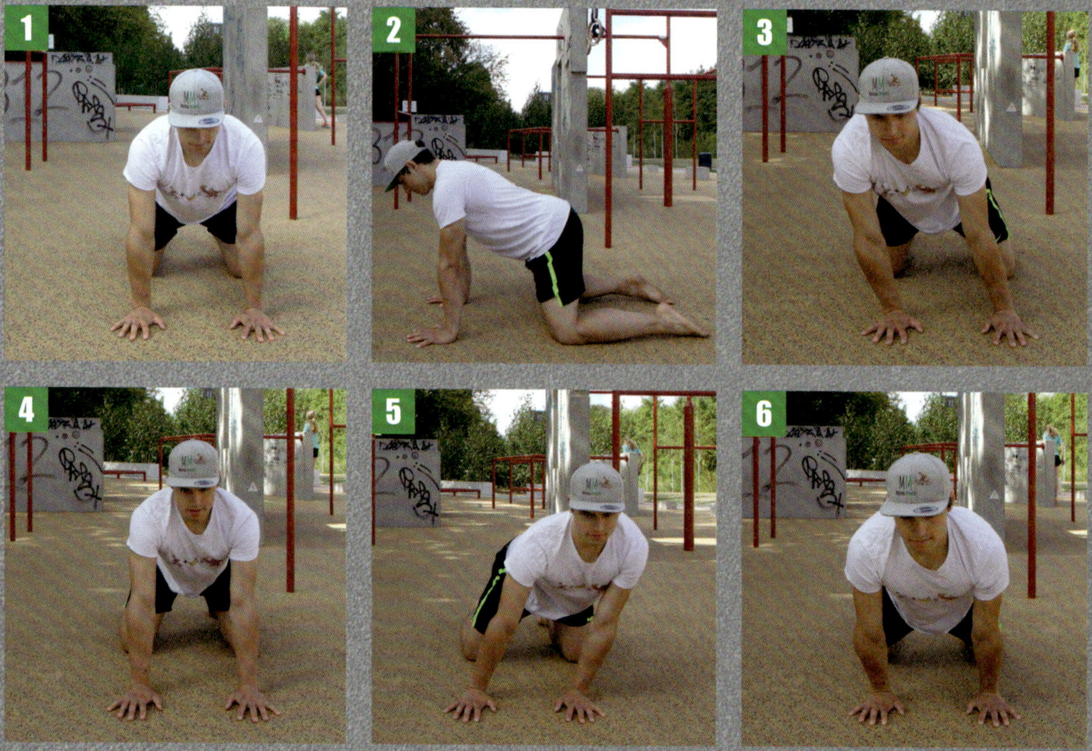

5. Nach ein paar Wiederholungen wechsle die Stellung deiner Hände, indem du deine Finger zu dir drehst. Fange wieder bei Schritt 1 an.

ANMERKUNG:

- In der dritten Position deiner Hände zeigen deine Finger nach außen.

- Hierbei setze deine Hände näher aneinander.

- Anstelle von kreisenden Bewegungen über deinen Handgelenken gehst du nun nur vor und zurück.

- Schiebe in der hinteren Position den Boden nach vorne weg.

- Wenn du dich nach vorne über deine Daumen lehnst, übe weiter Druck mit deinen Daumen in den Boden aus.

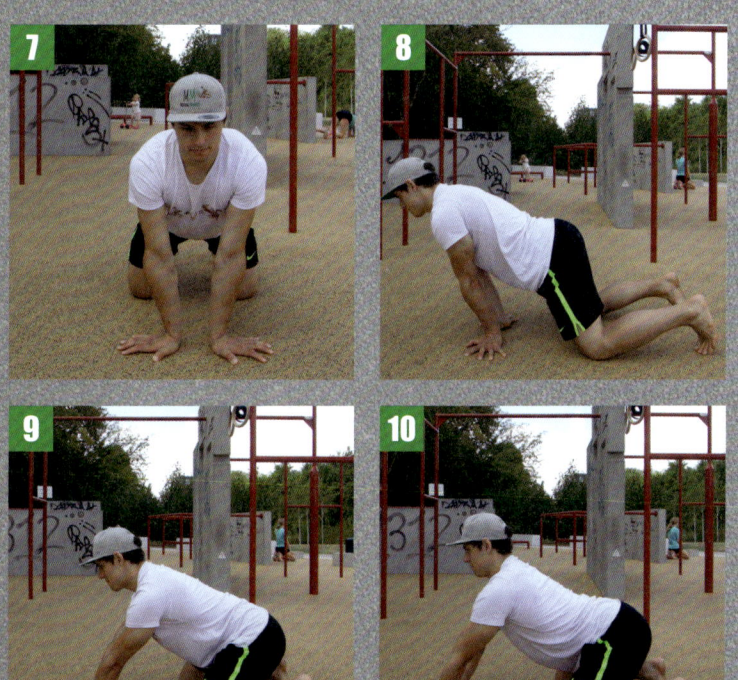

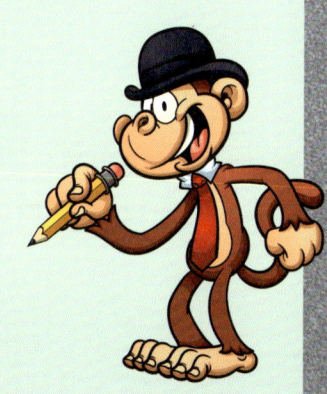

TIPP

Um den Schwierigkeitsgrad zu erhöhen, setze deine Knie weiter zurück (mehr dazu in Moniques Kapitel „Was es mit Hebeln auf sich hat", Kap. 10.12).

7.1.3 HANDRÜCKENLIEGESTÜTZ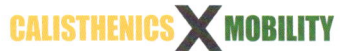

1. Aus dem Vierfüßlerstand stütze dich mit deinen Handrücken auf dem Boden ab.

2. Bestenfalls kannst du auch in dieser Position deine Arme durchstrecken und deinen Ellenbeuger nach vorne drehen (die meisten werden es erst einmal nicht schaffen und es schmerzt eher, als dass du dich über das volle Bewegungsausmaß bewegen kannst). Bei Schmerzen schaue nochmals in den Anfang des Praxisteils auf S. 86, wie Du mit „Closed Angle Pain" umgehen solltest.

3. Beuge deine Arme nach hinten und mache einen Liegestütz.

4. In der untersten Position schließe deine Hände zur Faust (halte die Faust fest geschlossen).

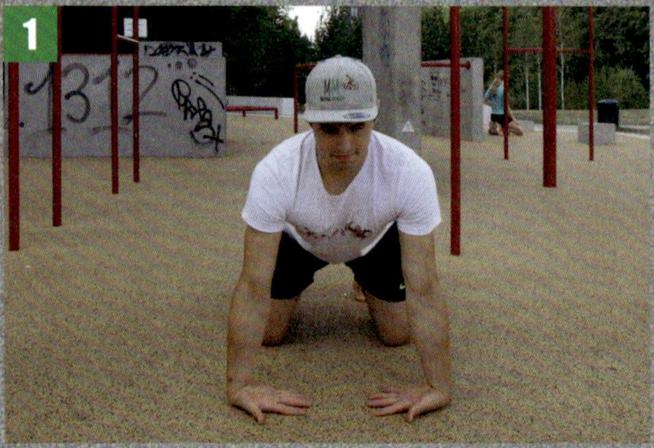

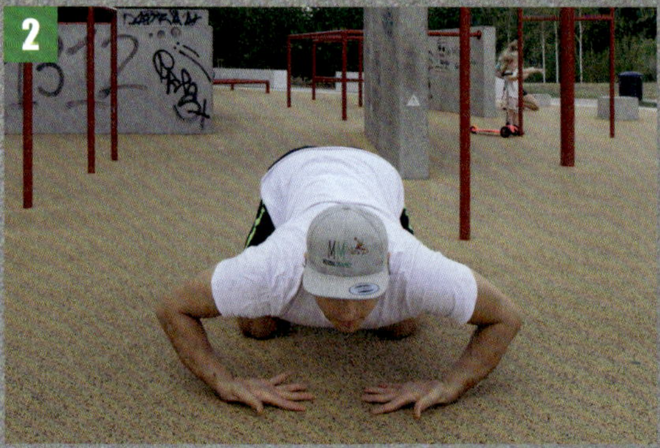

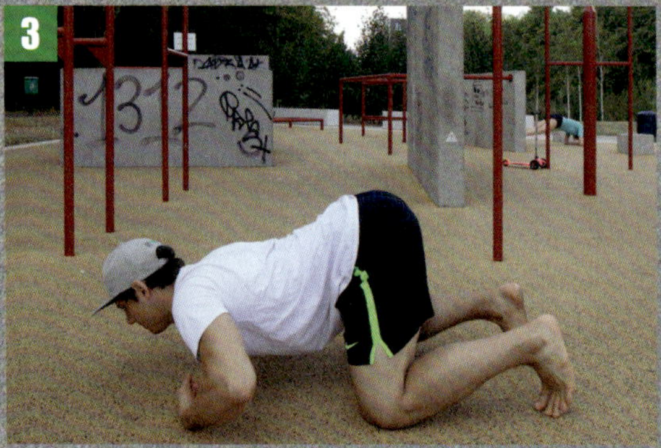

5. Strecke deine Arme langsam durch, sodass du bestenfalls in der Ausgangsposition im komplett gestreckten Arm endest.

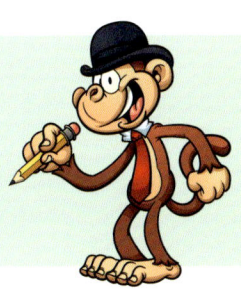

TIPP

Die meisten haben große Schwierigkeiten damit, die Arme zu strecken, weil es eine sehr ungewohnte Position ist. Erzwinge es nicht, sondern trainiere darauf hin, mache es regelmäßig und bleibe geduldig.

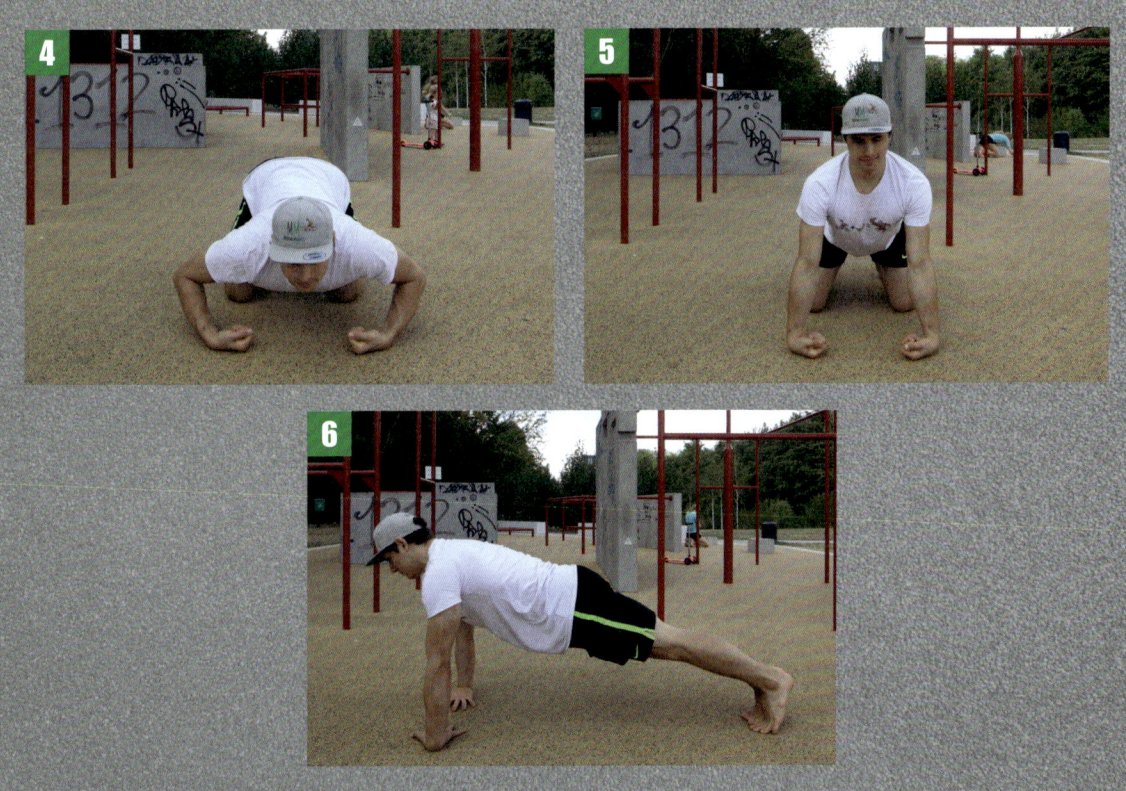

7.1.4 SHAOLIN-LIEGESTÜTZ 🍌🍌🍌

1.　Ausgangsstellung ist wieder der Vierfüßlerstand.

2.　Stütze dich mit der geschlossenen Faust auf dem Boden ab.

3.　Verlagere deinen Körperschwerpunkt langsam über deine Fäuste und kippe, sodass der hintere Teil deiner Faust abhebt.

4.　Halte die Endstellung für einen Moment und verlagere deinen Schwerpunkt zurück zur Mitte.

5.　Beuge deine Arme, sodass du parallel zum Untergrund bist.

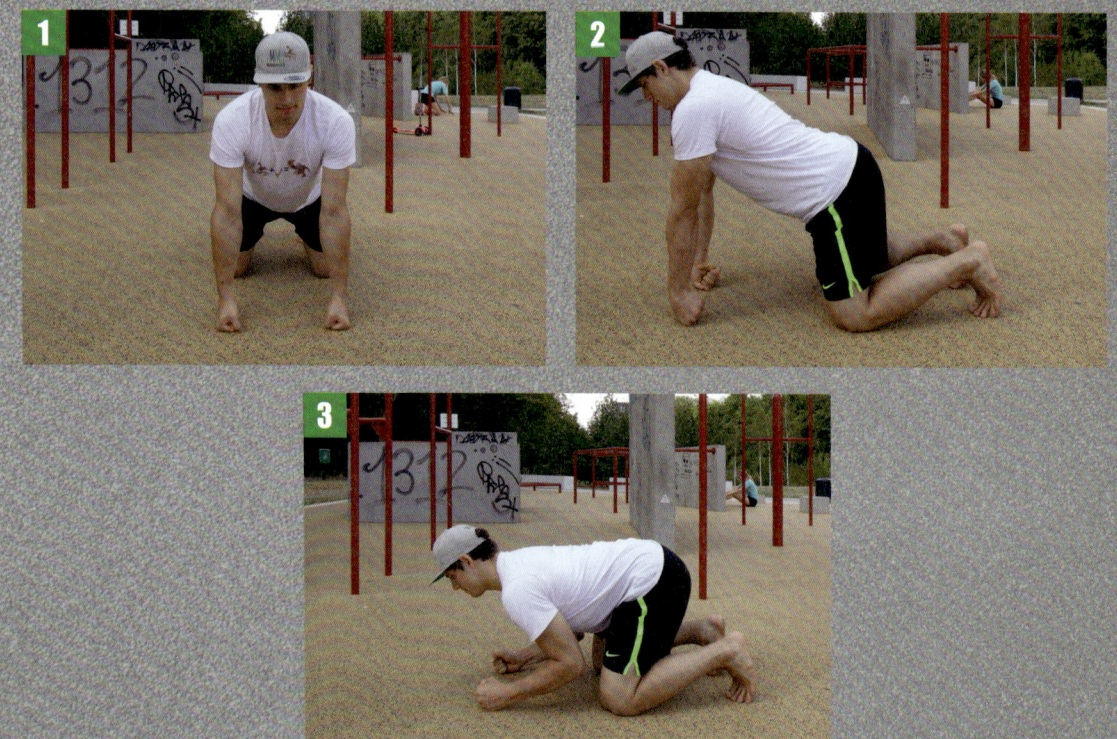

6. Drücke deine Fäuste weiterhin in den Boden und komme wieder in die Ausgangsstellung.

TIPP

Um den Schwierigkeitsgrad zu erhöhen, kannst du auch hierbei deinen Hebel verlängern, indem du deine Knie bis hin zum vollständigen Liegestütz ausstreckst.

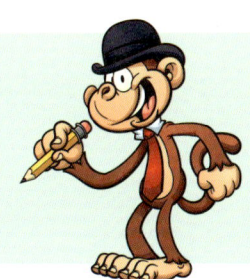

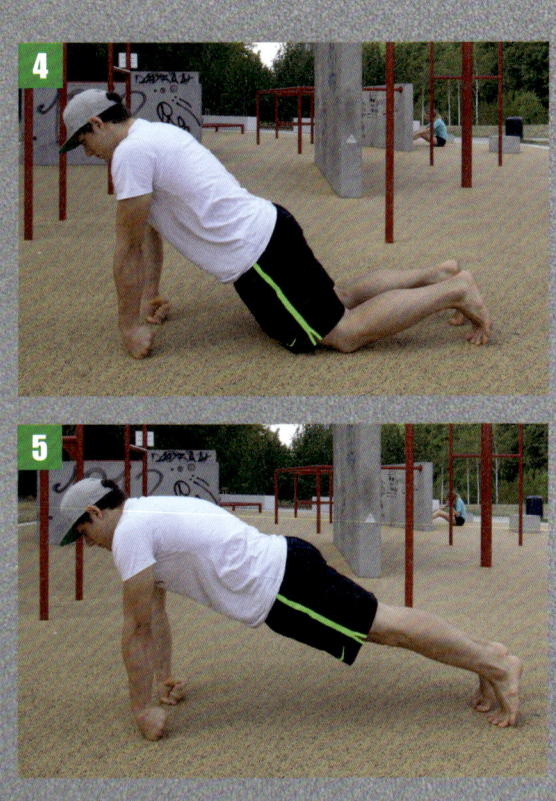

7.1.5 HANDGELENKLIEGESTÜTZ 🍌🍌🍌

1. Beginne im Vierfüßlerstand.

2. Deine Finger sind gespreizt und du drückst in den Boden.

3. Drücke noch stärker in den Boden und hebe mit deinen Handgelenken vom Boden ab (bestenfalls heben deine Handgelenke vom Boden nur durch den Druck deiner Hand in den Boden ab).

TIPP

Verkürze zunächst deinen Winkel, indem du deine Knie näher zu deinen Händen bringst.

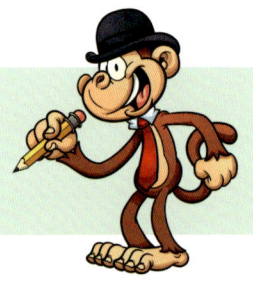

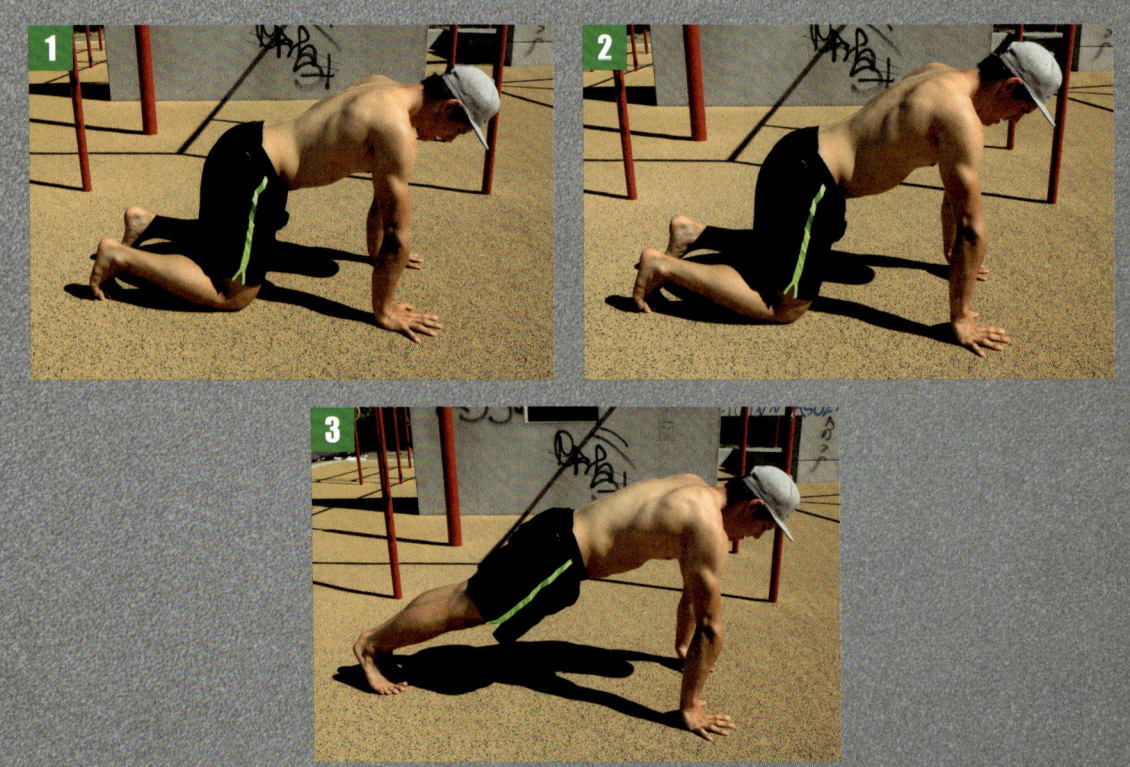

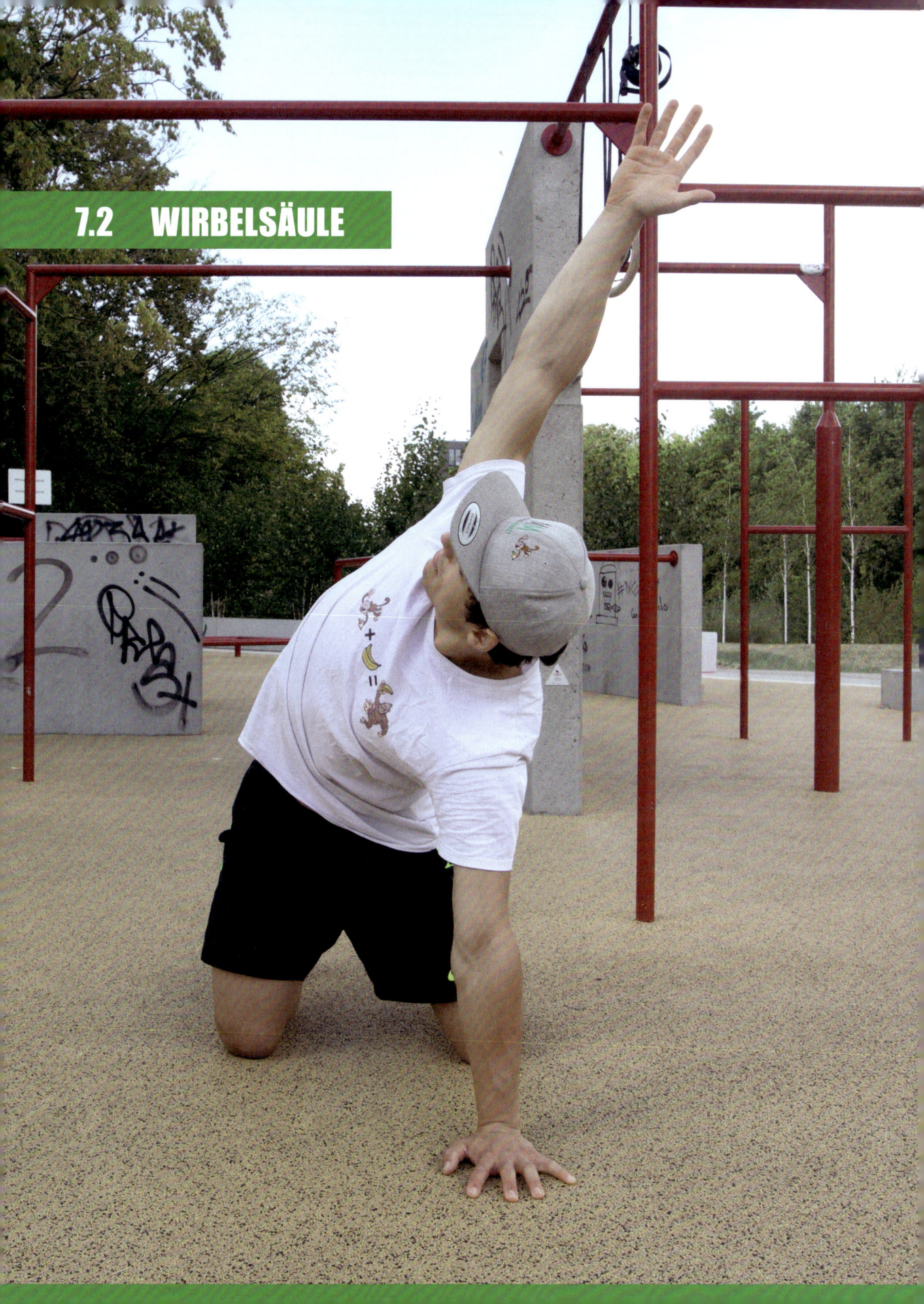

7.2.1 WIRBELSÄULEN-CARS 🍌

1.   Starte aus dem Wadensitz.

2.   Bringe deine Arme in eine „Bethaltung" vor dein Brustbein (zur Mitte deiner Brust).

3.   Dabei berühren deine Fingerspitzen dein Kinn.

4.   Du hältst die ganze Zeit den Kontakt zu deinem Kinn, damit stellen wir sicher, dass du deinen Kopf nicht mit in die Bewegung einbindest.

5.   Stelle dir vor, dass du mit deinem Kopf einen großen Kreis an der Decke malst.

6.   **Wichtig:** Achte darauf, dass du dich nicht zu viel aus dem unteren Rücken bewegst. Vermeide es, dich nach vorne oder nach hinten zu lehnen, lediglich das Beugen und Strecken aus deiner Wirbelsäule ist erlaubt.

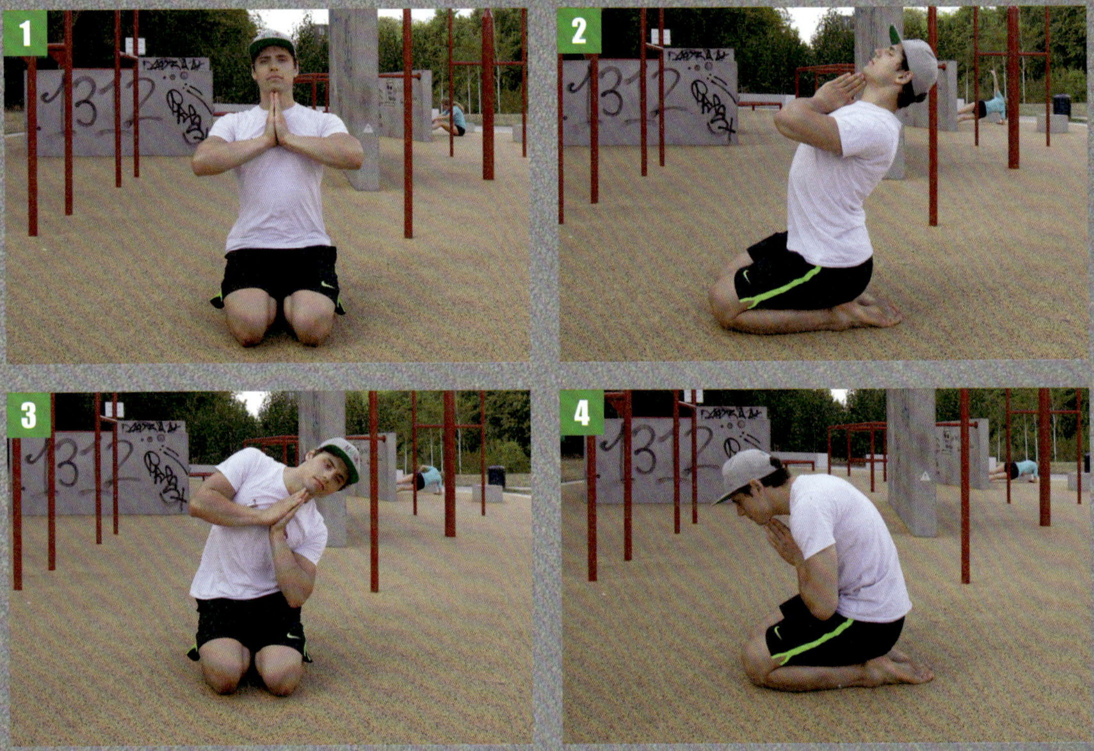

7. Beginne damit, dich einzurunden. Du kannst dir die oberste Position eines Sit-ups vorstellen.

8. Dann führe deine Rippen und dein Becken zusammen (Seitneigung der Wirbelsäule).

9. Strecke danach deine Brust raus und komme in die hinterste Position. Du willst die Decke/ den Himmel sehen können, ohne deinen Hals zu bewegen.

10. Darauf folgt die zweite Seitneigung (einen Ball zwischen deinem Becken und deinen Rippen einklemmen).

11. Du beendest die Bewegung wieder mit einer Beugung nach vorne (als würdest du deinen Brustkorb über einen Ball stülpen wollen).

TIPP

Wenn du den Wadensitz nicht einnehmen kannst, kannst du zwischen deine Fersen und deinen Po eine Faszienrolle und ein dickes Kissen legen.

Ist das auch keine Lösung für dich, kannst du die Übung ebenfalls im Stehen ausführen. Dies ist aber von der Ansteuerung erst einmal schwieriger.

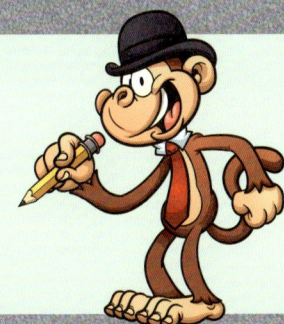

7.2.2 WIRBELWELLE 1 🍌🍌

Sehr wahrscheinlich kennst du die Yogaübung „Katze-Kuh", in der du deine Wirbelsäule ebenfalls beugst und streckst, die Wirbelwelle ähnelt der Yogaübung „Katze-Kuh", sie hat nur einen größeren Effekt.

1. Aus dem Vierfüßlerstand sollst du deine Wirbelsäule „Wirbel für Wirbel" beugen und strecken.

2. Starte aus der „neutralen Stellung" und stelle dir vor, dass eine Raupe von deiner Halswirbelsäule an deiner Wirbelsäule entlang zu deinem unteren Rücken kriecht und du an der Stelle, wo die Raupe zuvor gewesen ist, dich rund machst.

3. Wenn du dich komplett eingerundet hast, drücke dich noch ein Stück weiter in die Rundung hinein. Häufig passiert es, dass du dabei die Spannung in dem Bereich verlierst, der schon gebeugt ist. Du willst aber eine vollständige Bogenspannung aufbauen.

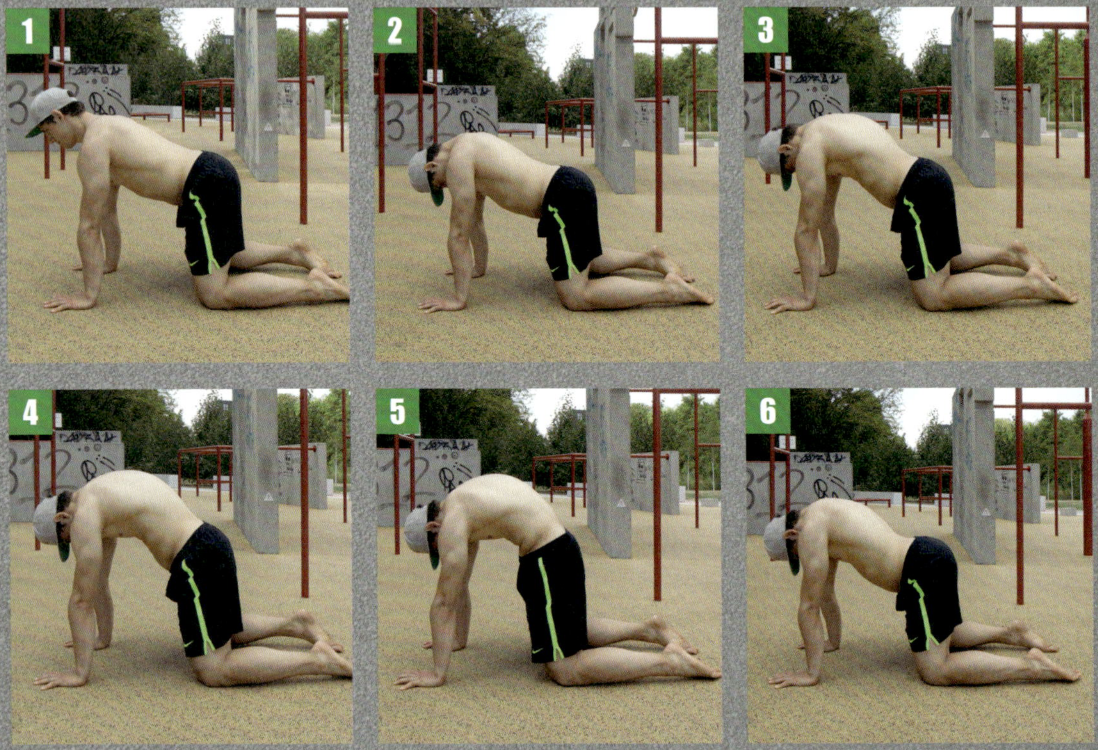

4. Wenn du dich vollständig eingerundet hast, beginnst du damit, dich von deinem unteren Rücken aus zu strecken.

5. Zuerst ein Hohlkreuz einnehmen, dann langsam in die Streckung deiner Brustwirbelsäule kommen und die Schultern zurücknehmen.

6. Erst dann legst du deinen Hals in den Nacken. Die meisten nehmen den Kopf zu früh hoch. Achte darauf, dass du deinen Nacken wirklich zuletzt streckst.

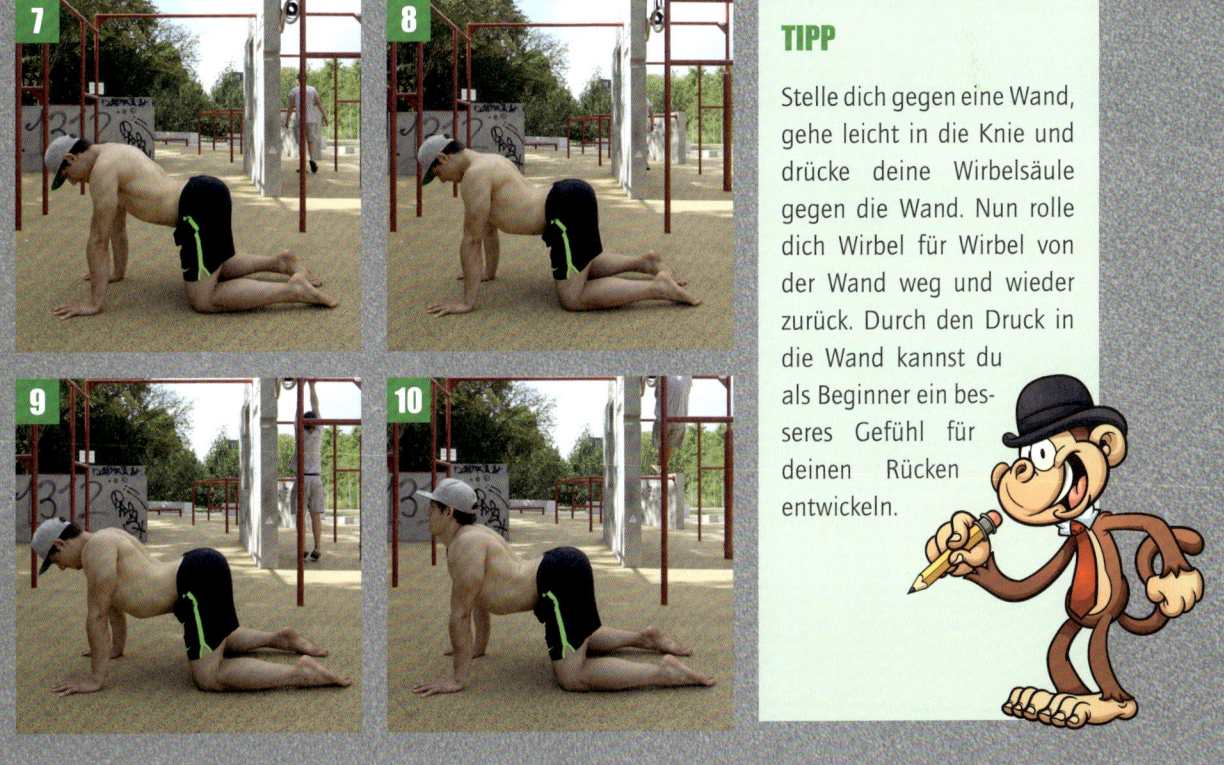

TIPP

Stelle dich gegen eine Wand, gehe leicht in die Knie und drücke deine Wirbelsäule gegen die Wand. Nun rolle dich Wirbel für Wirbel von der Wand weg und wieder zurück. Durch den Druck in die Wand kannst du als Beginner ein besseres Gefühl für deinen Rücken entwickeln.

7.2.3 WIRBELWELLE 2 🍌🍌🍌

1. Stelle dich eine Unterarmlänge von einer Wand entfernt auf.

2. Du sollst deine Wirbelsäule wellenförmig bewegen.

3. Nacheinander bringst du Nase – Kinn – Brust – Bauch – Becken zur Wand.

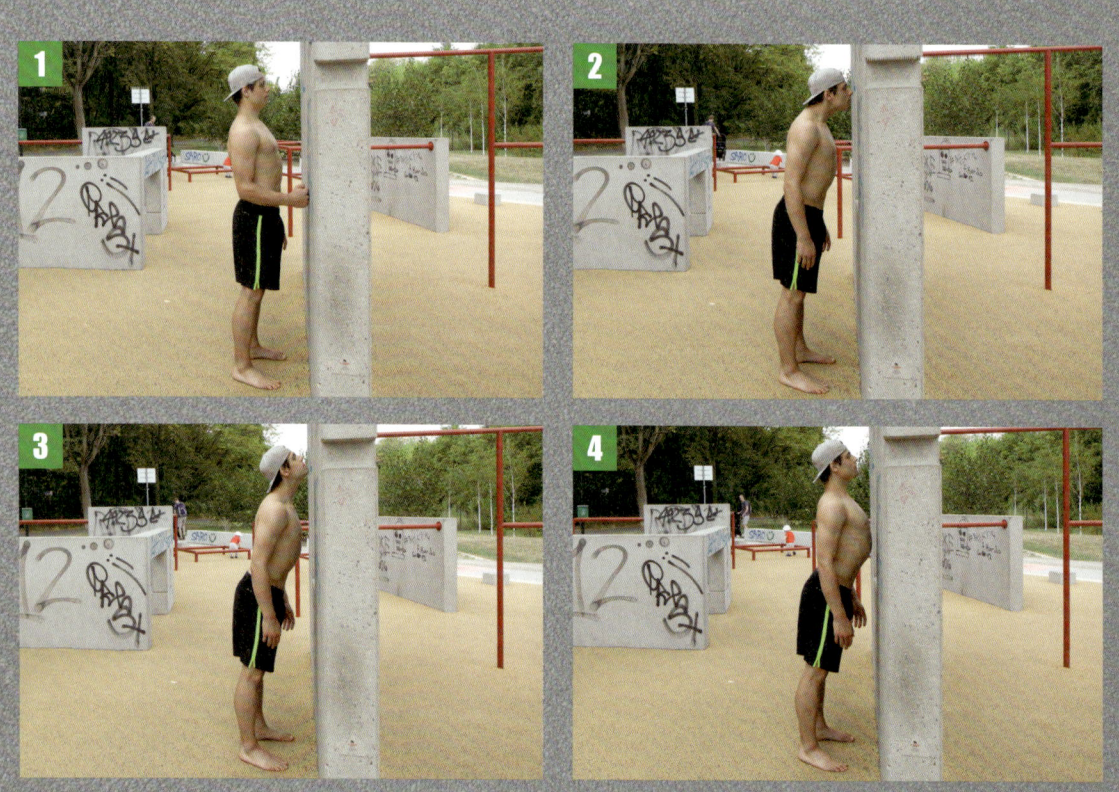

4. Zwischen den Stationen löst du den vorherigen Punkt wieder. Wenn du das Kinn zur Wand bringst, löst du gleichzeitig die Nase.

5. Bevor du versuchst, alle genannten Punkte geschmeidig miteinander zu verbinden, übe zunächst, die Reihenfolge der einzelnen Punkte einzuhalten.

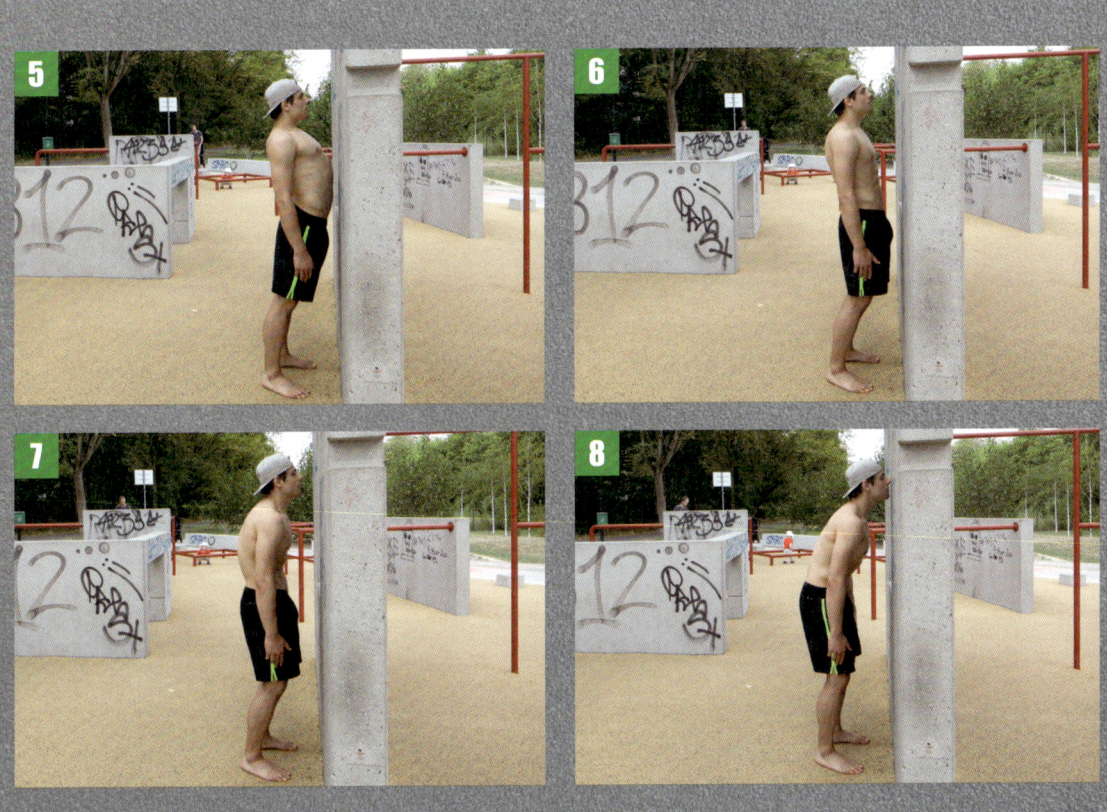

7.2.4 NACKENMOBILISATION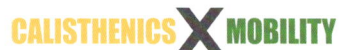

1. Bewege deinen Hals in alle Richtungen und wieder zurück zur Mitte.

2. Rotation nach rechts und nach links (über die Schulter schauen).

3. Nicken (Ja und Nein sagen).

4. Seitneigung (das Ohr auf der Schulter ablegen, ohne die Schulter zum Ohr zu ziehen).

5. Vor- und zurückschieben (besser bekannt als Doppelkinn und das Vorschieben des Kopfs ohne Nicken).

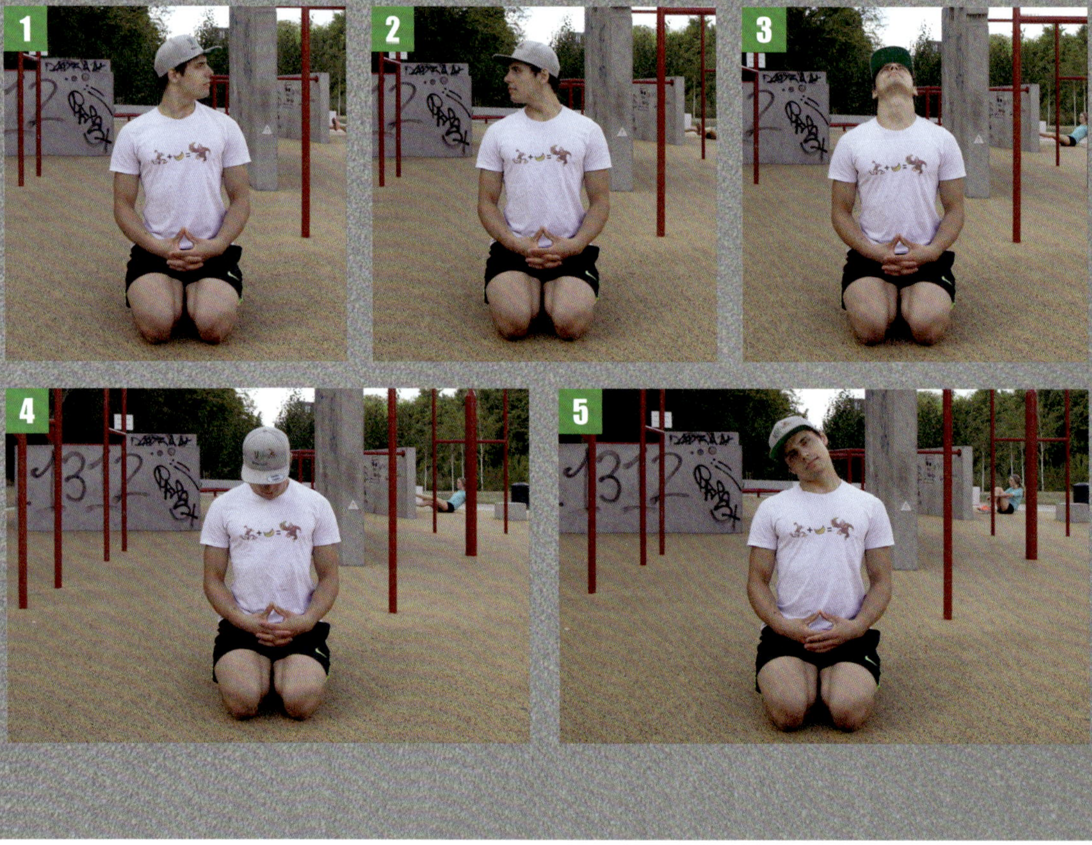

6. Translation: Diese Bewegung ist wesentlich schwieriger und die meisten Menschen sind nicht in der Lage, ihren Hals seitlich zu verschieben.

7. Stelle dir vor, dein Kopf sitzt auf einer Schiene, die auf deinen Schultern befestigt ist und nach rechts und links fährt, ohne dass du eine der oben genannten Positionen einnimmst.

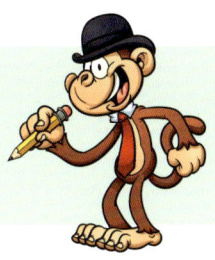

TIPP

Übe die Translation vor dem Spiegel, damit du deine Ausweichbewegungen direkt wahrnimmst.

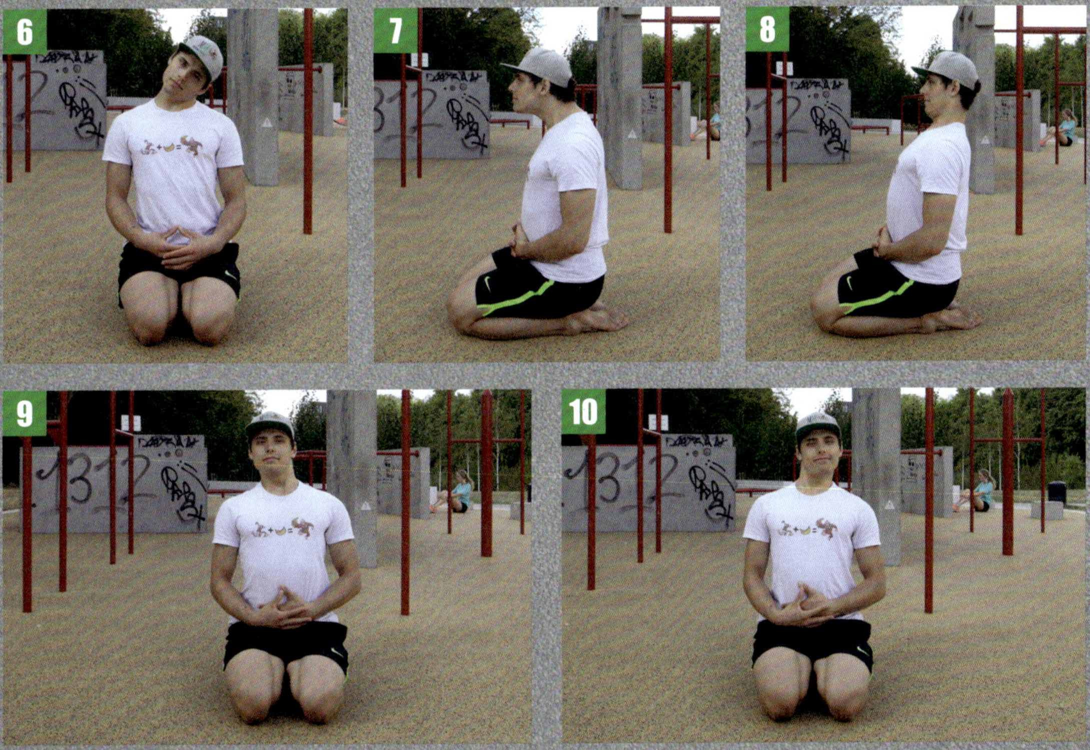

7.2.5 DREI-PUNKT-BWS-ROTATION

1. Aus der Rückenlage winkelst du ein Bein auf 90° an und legst dein Knie auf der gegenüberliegenden Seite ab.

2. Halte mit dem Arm, auf der Seite, auf der du das Knie abgelegt hast, dein Bein fest.

3. Nun hast du sechs Punkte, die du in einer Bewegung miteinander verbindest.

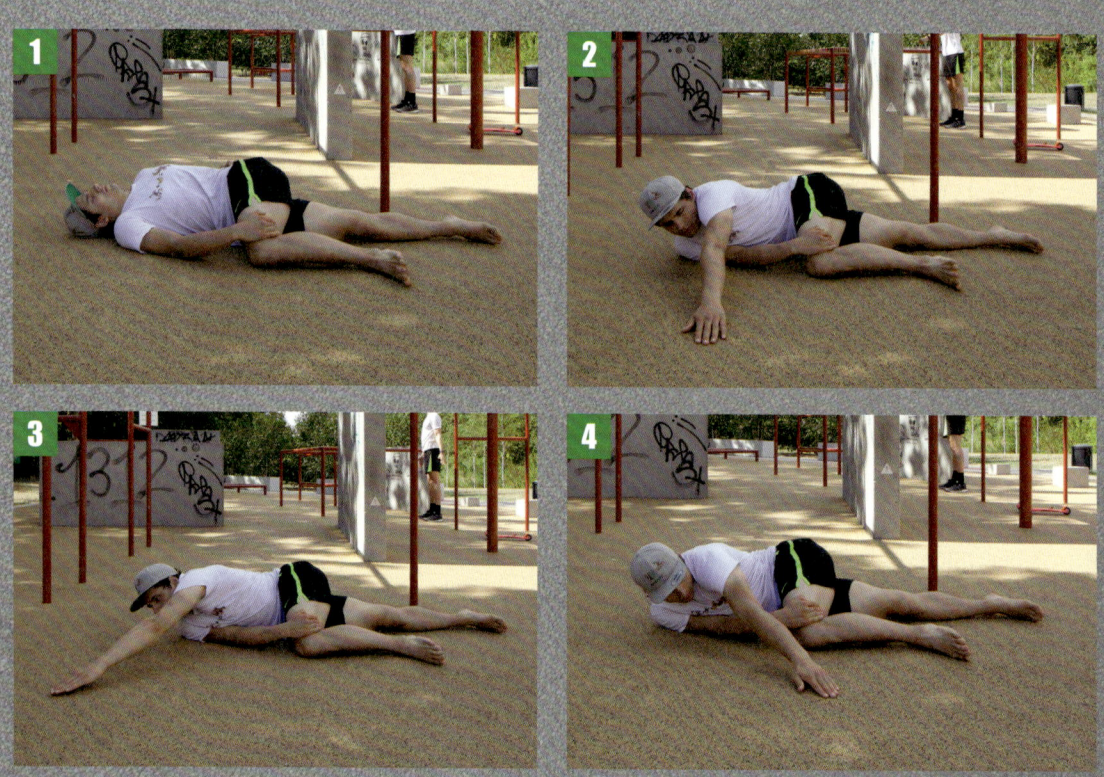

4. Drei auf der Seite des abgelegten Beins und drei hinter deinem Rücken. Stelle dir vor, du spannst ein Seil zwischen den jeweils gegenüberliegenden Punkten.

5. Die Bewegungen beginnen alle auf der Seite, auf der das Bein liegt.

6. „Spanne die Seile" in den Diagonalen oben vorne – unten hinten, Mitte vorne – Mitte hinten und unten vorne – oben hinten.

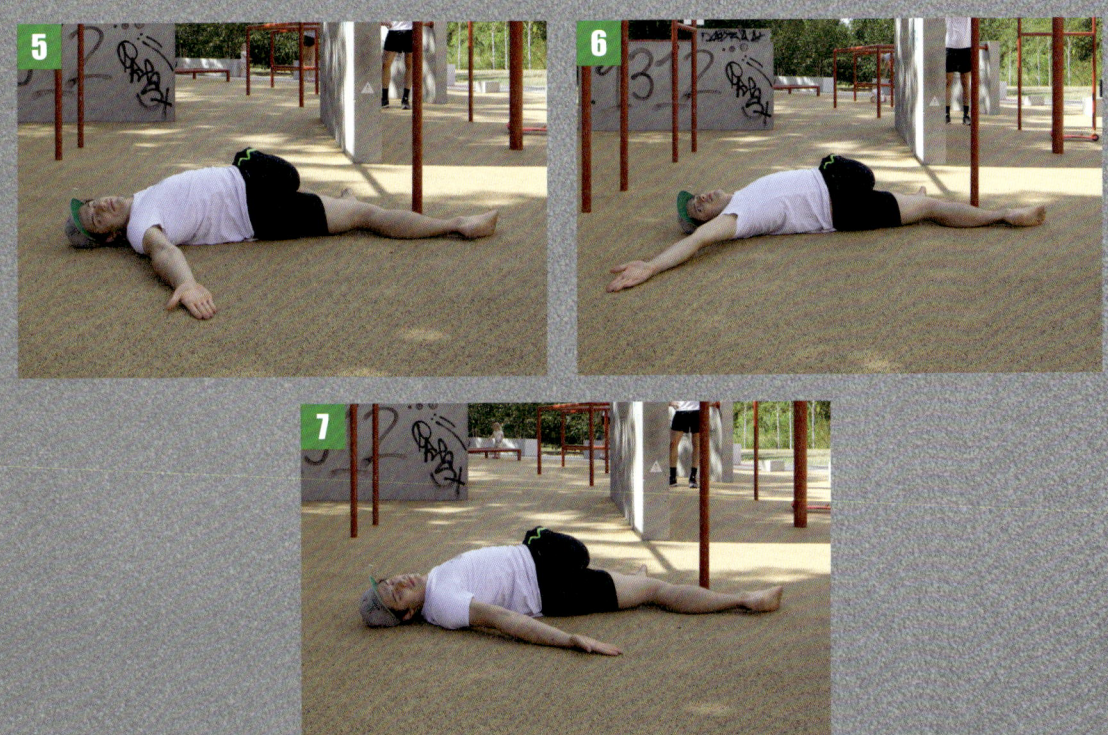

7.2.6 VIER-FUSS-ROTATION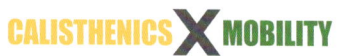

1. Starte aus dem Vierfüßlerstand.

2. Atme ein, drücke den Boden von dir weg und löse einen Arm und strecke ihn zum Himmel.

3. Drehe dich in der Wirbelsäule, so weit es geht, ohne dass deine Hüfte in die entgegengesetzte Richtung ausweicht. Halte immer noch die Luft an, sodass du dich gegen den gefüllten Brustkorb drehst.

4. Atme jetzt erst aus und drehe dich noch ein Stück weiter.

5. Atme in der obersten Position ein und aus ...

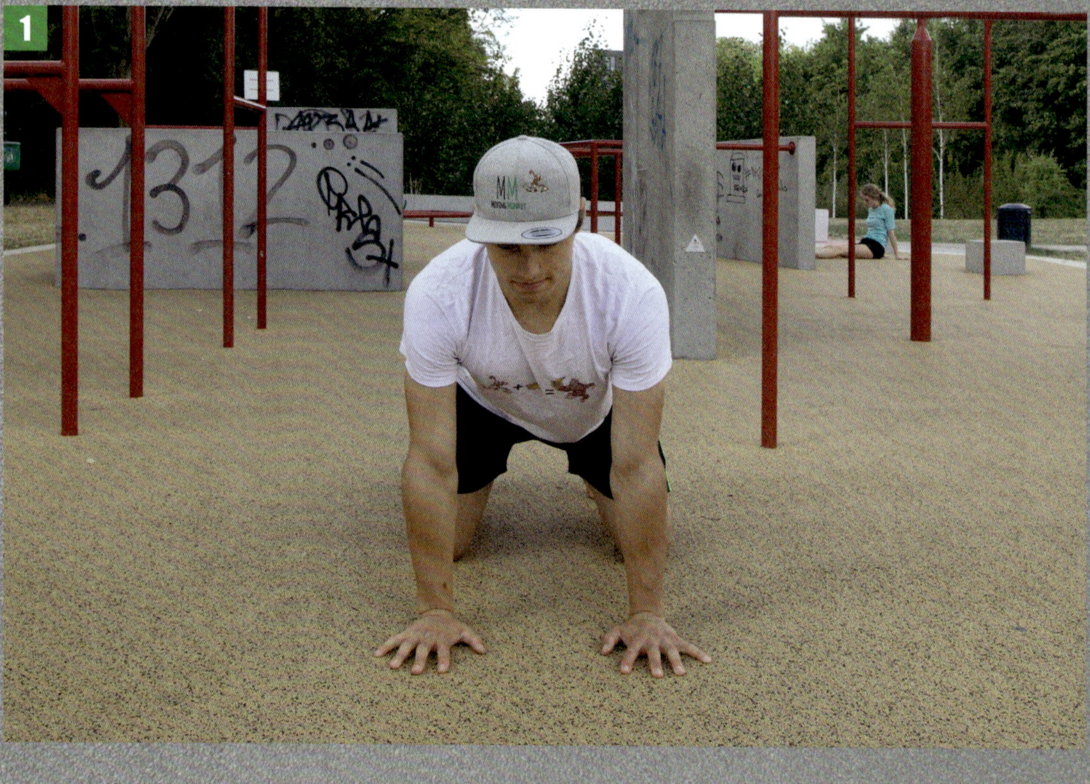

6. und komme wieder in die Ausgangsstellung zurück. Die Atmung kannst du natürlich auch nach Belieben variieren, ich empfehle dir, die beschriebene Atmung auszuprobieren, bevor du variierst.

TIPP

Du kannst deine Hüfte gegen eine Box oder gegen eine Wand stellen, sodass du starke Ausweichbewegungen verhinderst.

Die Atemtechnik kannst du bei allen Wirbelsäulenrotationen anwenden.

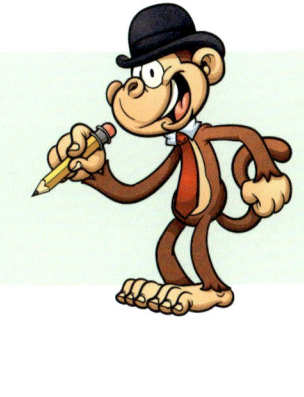

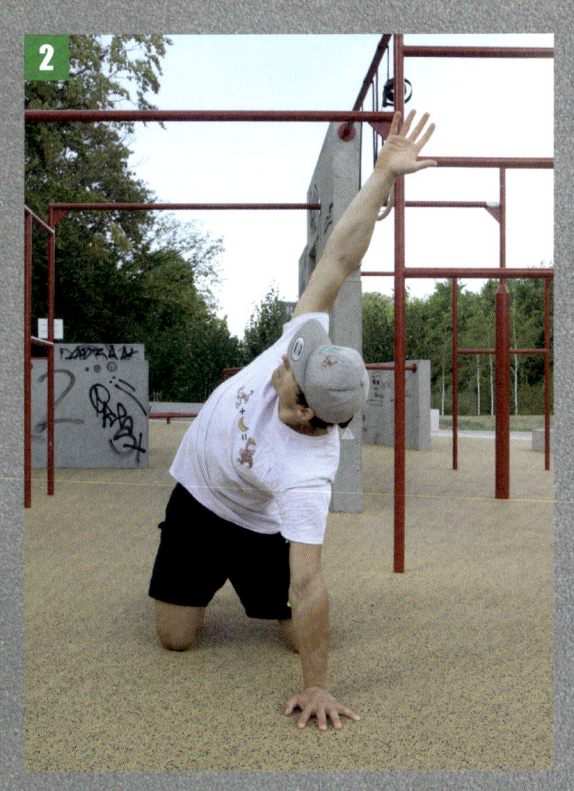

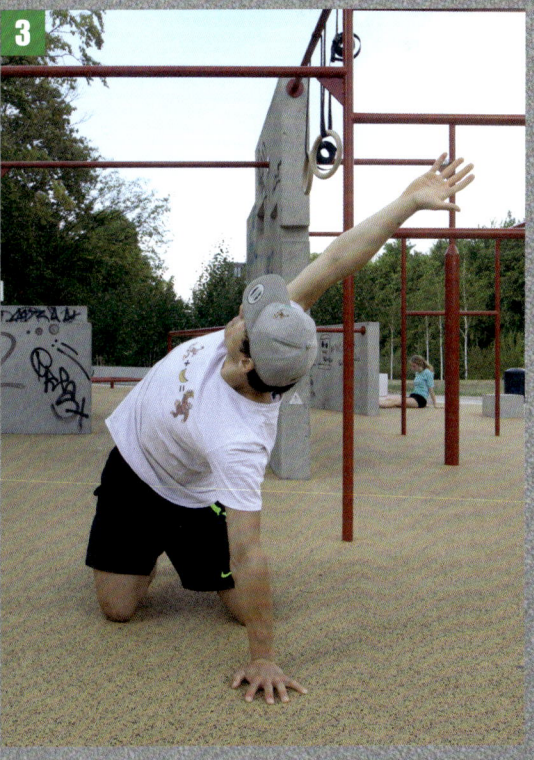

VARIATION 1 🍌🍌🍌

1. Um die Übung zu intensivieren, lege einen Arm auf dem Boden ab.

2. Drücke den unteren Arm in den Boden, während du den anderen Arm zum Himmel streckst und dich aufdrehst.

3. Schaue zu deinem Arm und versuche, dich weiterzudrehen.

WICHTIG:

Wenn du nur deinen Arm herumreißt, erreichst du keine Drehung in deiner Brustwirbelsäule! Es mag dann vielleicht vom Bild her so aussehen, dass du dich drehst, wenn du es aber nur in deiner Schulter merkst, ist diese Variation noch ein Stück zu schwer für dich.

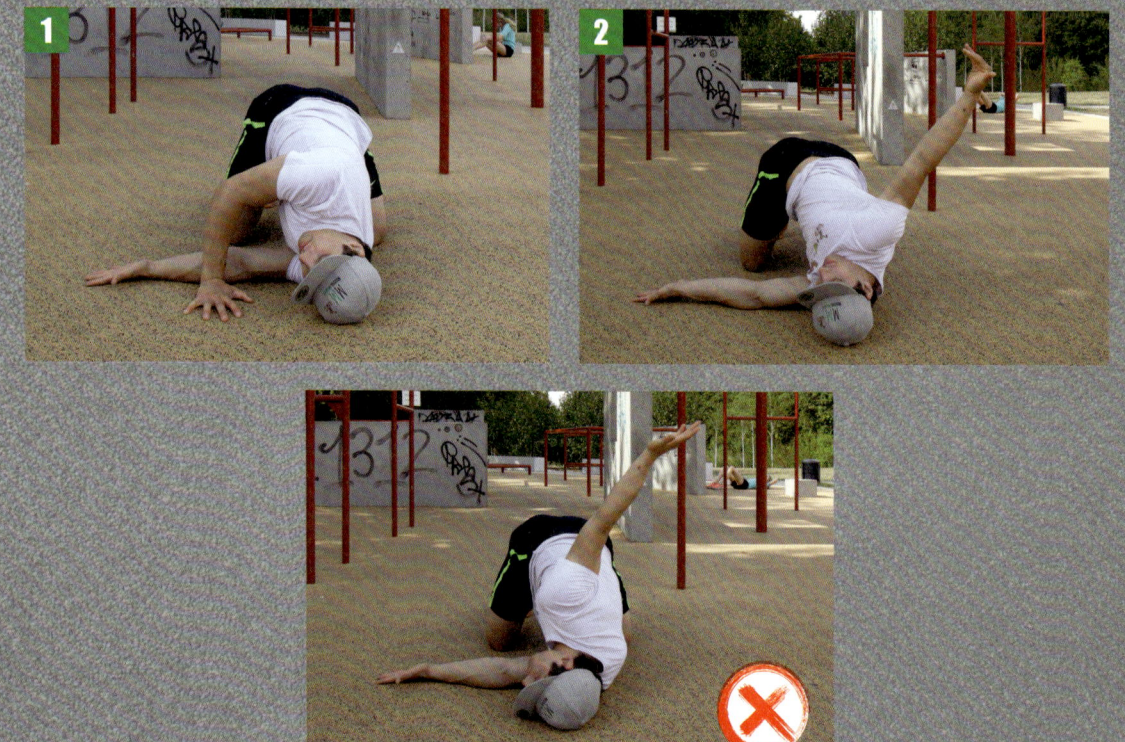

VARIATION 2 🍌🍌🍌

1. Kombiniere nun die Grundposition und die erste Variation, indem du deinen unteren Arm vom Boden abhebst und dich weiterdrehst in die Richtung, in der deine Finger zeigen.

2. Danach streckst du deinen Arm und führst die Bewegung der Grundübung aus.

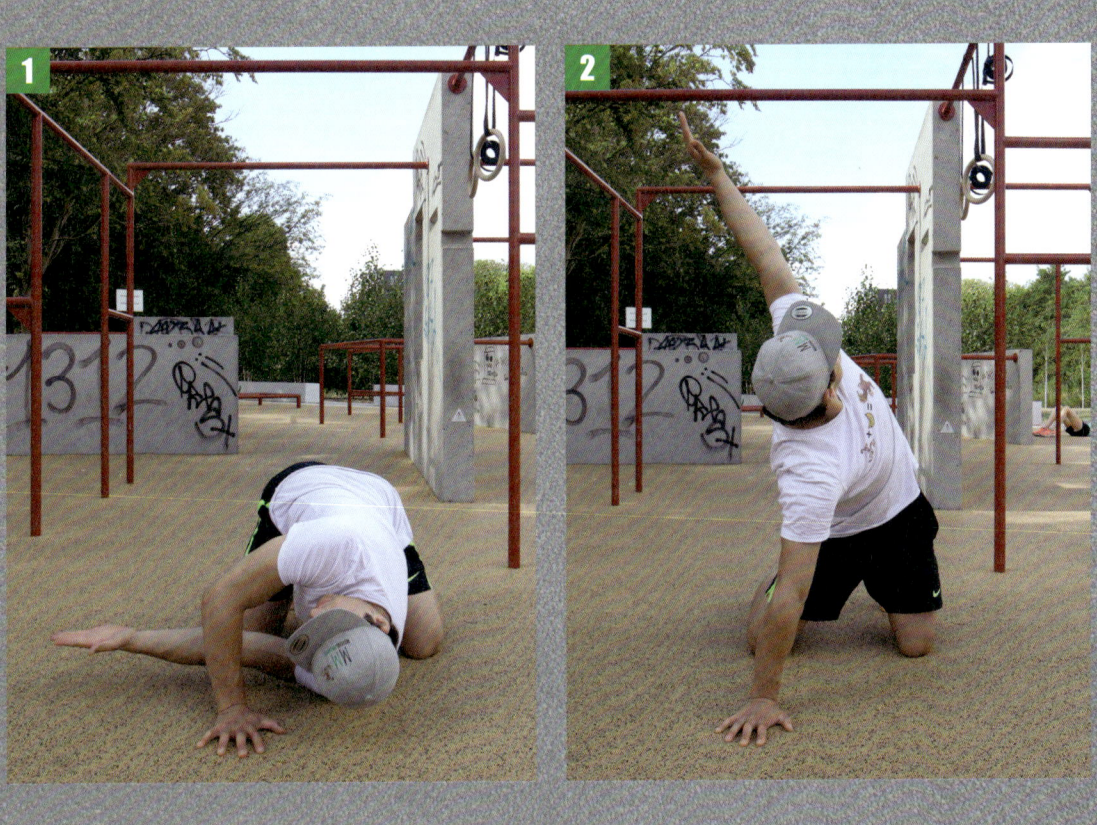

7.2.7 KUGEL 🍌

1. Setze dich aufrecht hin und ziehe deine Beine so weit an, wie es geht.

2. Umarme deine Schienbeine und greife um dein Handgelenk.

3. Atme ein, ziehe dich noch enger zusammen und bringe deine Schultern nach hinten unten.

4. Mit der Ausatmung lässt du dich nach hinten sinken und drückst deine Beine gegen deine geschlossenen Arme (du hältst deinen Griff fest).

5. Ziehe deine Schulterblätter noch weiter auseinander.

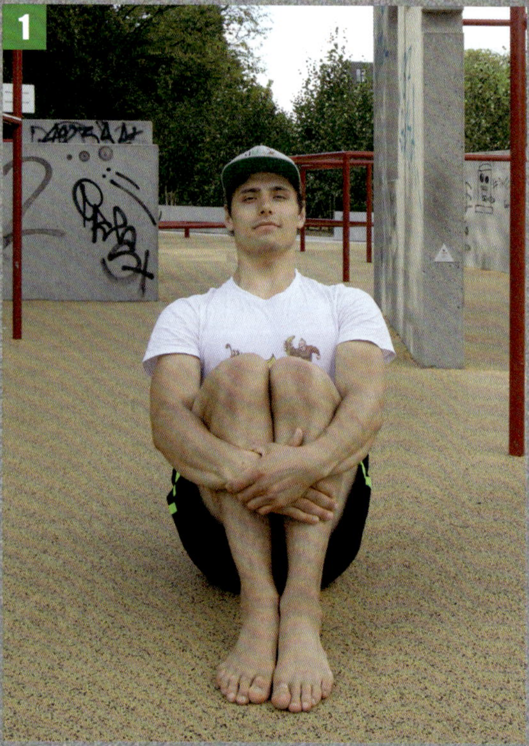

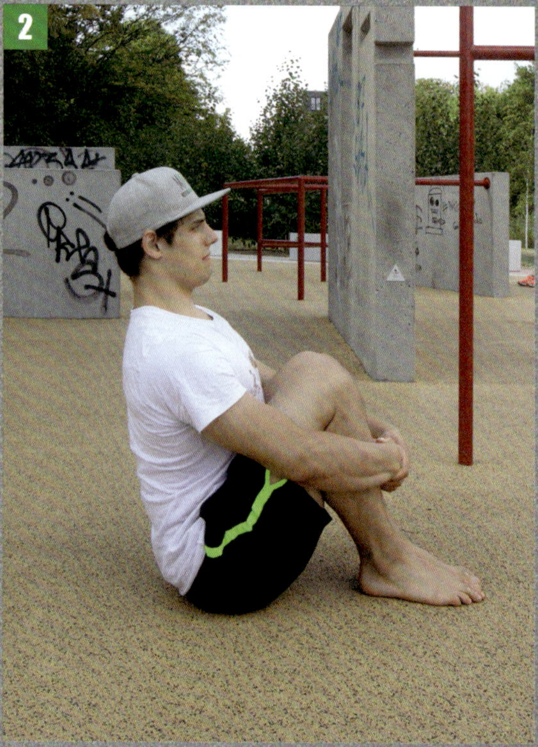

6. In der hintersten Position kannst du dich etwas nach rechts und links lehnen, um die aufgebaute Spannung ein wenig zu verlagern.

7. Komme wieder zur Mitte zurück und ziehe dich mit der Einatmung wieder zusammen in die Ausgangsposition.

TIPPS

Wenn es für dich unangenehm ist, deine Schienbeine zu umgreifen, kannst du dich auch um deine Oberschenkel festhalten.

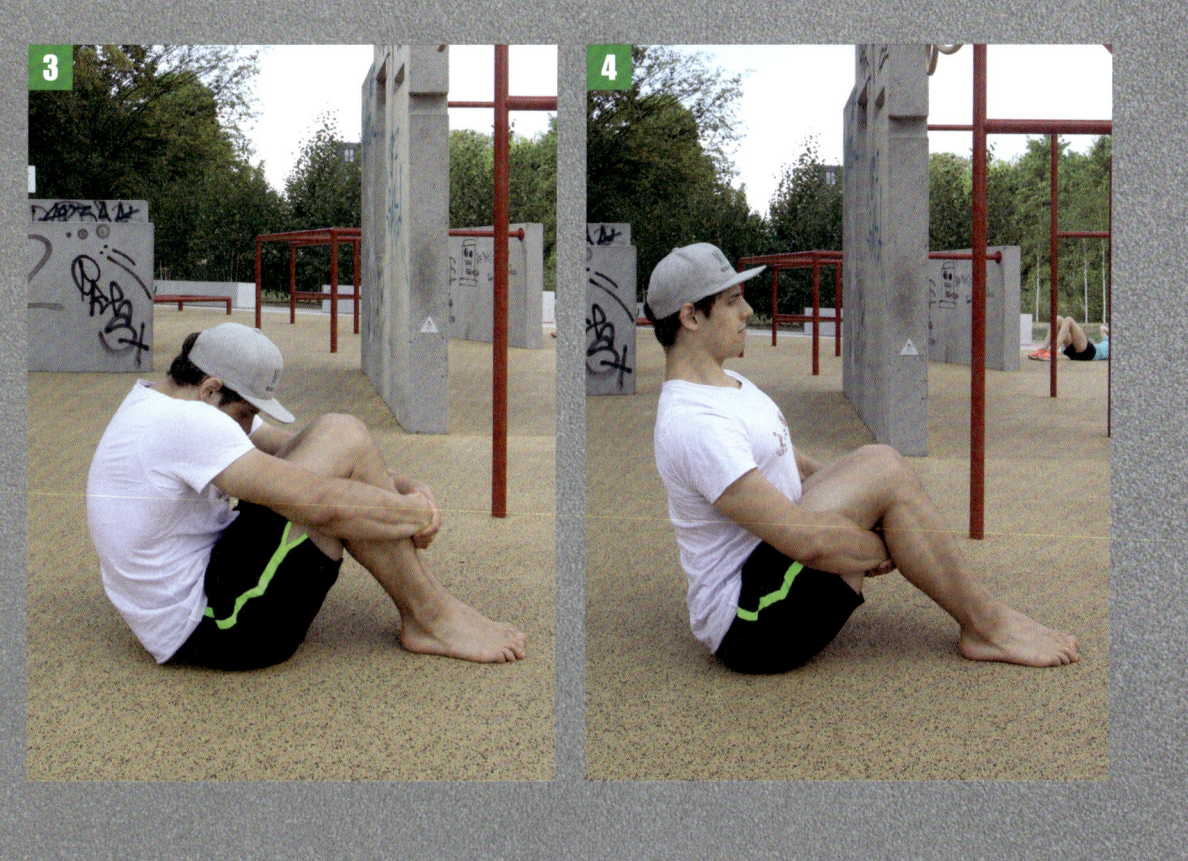

7.2.8 LIEGENDE BWS-ROTATION 🍌

1. Lege dich in die Bauchlage, die Arme sind über deinem Kopf ausgestreckt.

2. Ein Arm drückt in den Boden, während der andere im 90°-Winkel zum Körper abhebt.

3. Wiederhole Schritt 2 auf der anderen Seite.

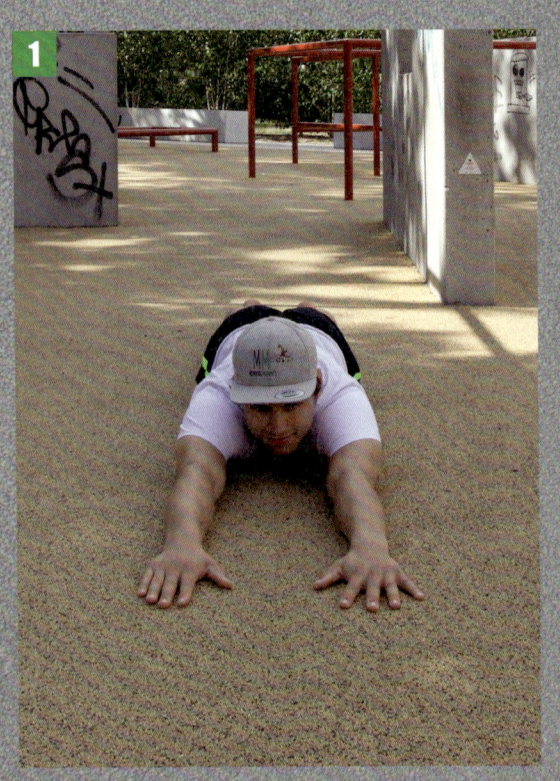
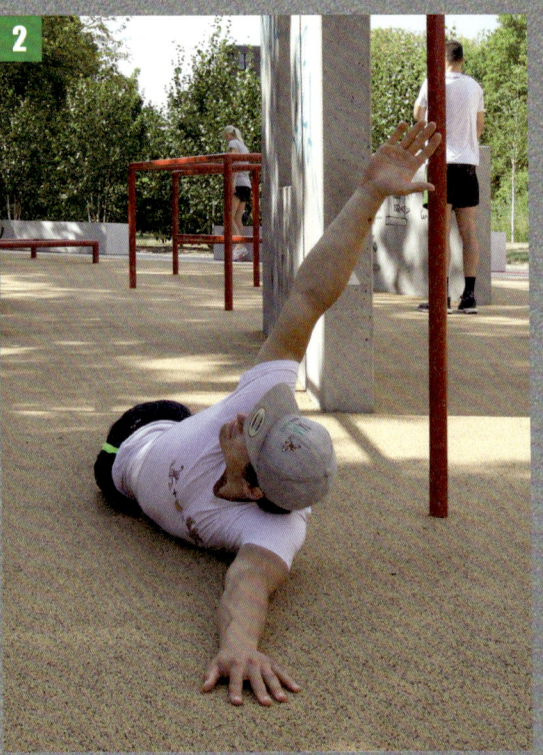

7.2.9 RINGER-ROTATION 🍌🍌

1. Aus der Rückenlage winkle deine Beine an.

2. Drücke dein Becken zum Himmel und spanne es an.

3. Rolle dich nun schräg über eine Schulter, indem du dein Becken weiter nach oben und hinten schiebst.

4. Greife mit einem gestreckten Arm hinter dich (mit dem linken Arm nach rechts hinten greifen und andersherum).

5. Komme wieder in die Ausgangsstellung zurück (das Becken ist am Boden abgelegt) und drehe dich über die andere Schulter.

6. **Wichtig:** Schaue deiner Hand bei der Bewegung nach und hebe deine Brust ebenfalls vom Boden ab, sodass du nur noch auf der Seite deiner Schulter liegst.

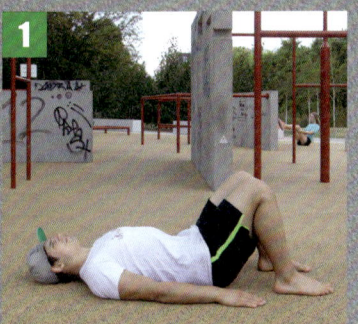
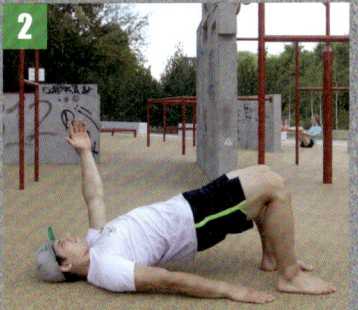
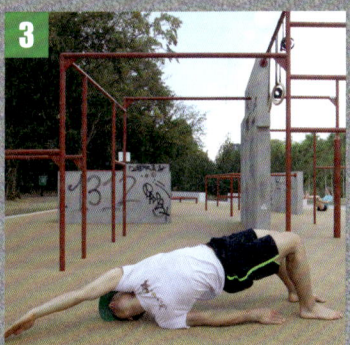
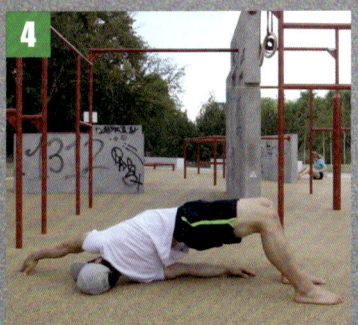
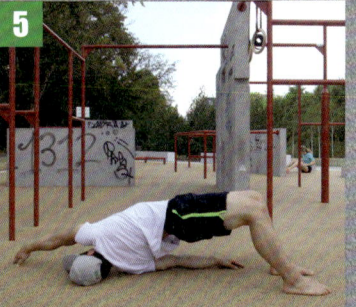

TIPPS

Lege dir zwei Gegenstände auf den Boden, die etwas zu weit weg sind, als dass du sie erreichen könntest, um noch weiter zu kommen.

7.2.10 TISCHROTATION 🍌🍌🍌

1. Starte aus dem Sitz.

2. Stütze dich mit deinen Armen hinter deiner Hüfte ab (die Fingerspitzen zeigen von dir weg).

3. Stelle deine Beine auf.

4. Hebe dein Becken und gehe in die Tischposition.

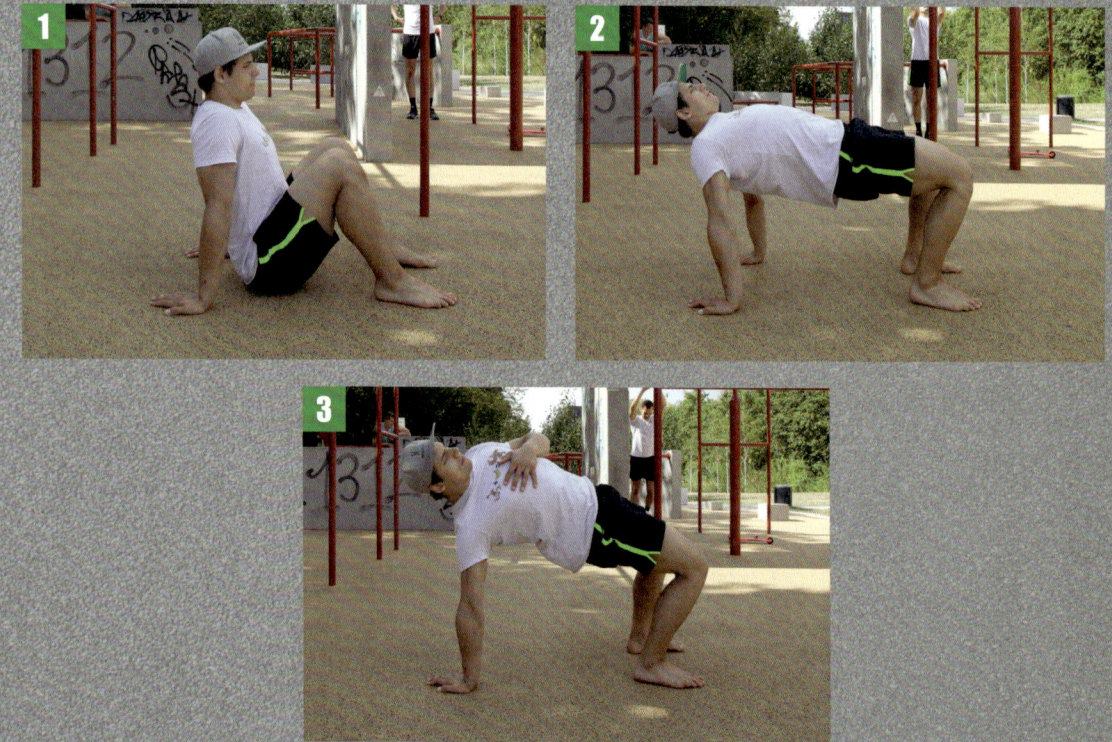

5. Löse einen Arm vom Boden, drücke dich aus der Schulter raus und drehe dich über den stützenden Arm zur anderen Seite und versuche, den Boden zu erreichen.

6. Drehe dich wieder in die Tischposition zurück und wiederhole Schritt 5 mit der anderen Seite.

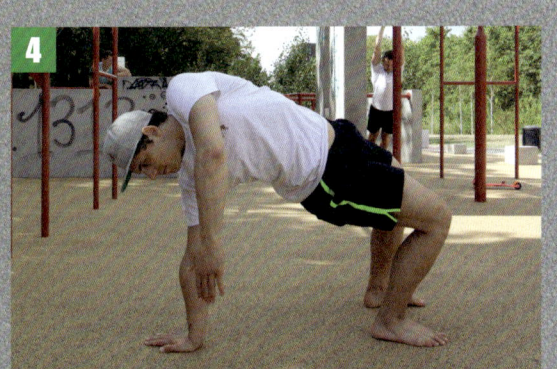

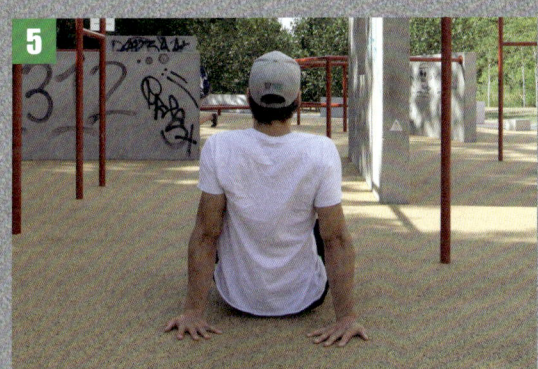

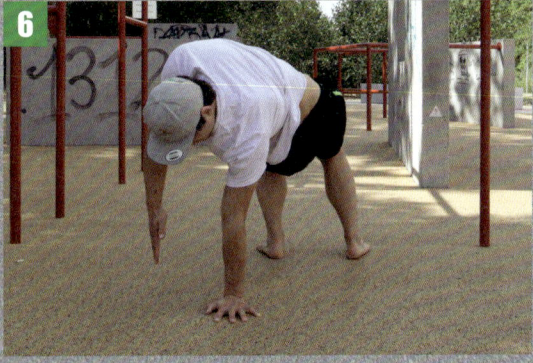

7.2.11 WADENSITZROTATION

Die Voraussetzung für diese Übung ist, wie der Name schon erkennen lässt, der Wadensitz. Beherrschst du diesen noch nicht, solltest du zunächst üben, in diese Position zu gelangen.

1. Stelle eine Hand auf Höhe des gleichseitigen Fußes auf.

2. Schiebe dein Becken nach vorne, indem du deine Unterschenkel in den Boden drückst, deinen Po von deinen Fersen anhebst und diesen anspannst.

3. Lege deinen Unterarm ebenfalls auf dem Boden ab.

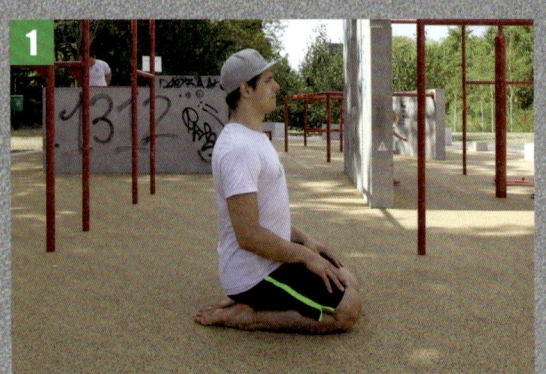

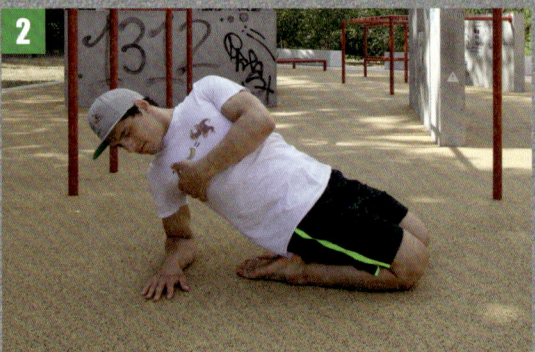

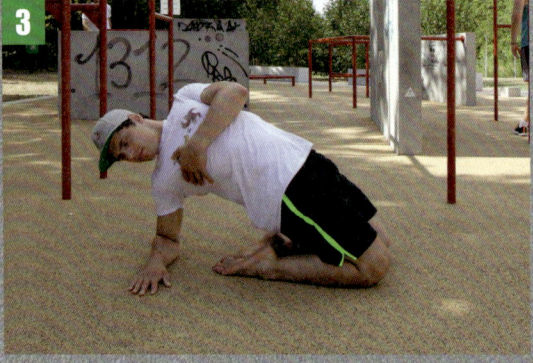

4. Ziehe dich weiter in die Rotation.

5. **Wichtig:** Halte deinen Po und deinen Bauch angespannt. Du willst keine Rotation in deinem unteren Rücken ohne Rumpfspannung (s. Kap. 2.3 „Nicht jedes Gelenk darf mobilisiert werden!")

6. Drehe dich wieder zurück und wiederhole die Schritte 2-4.

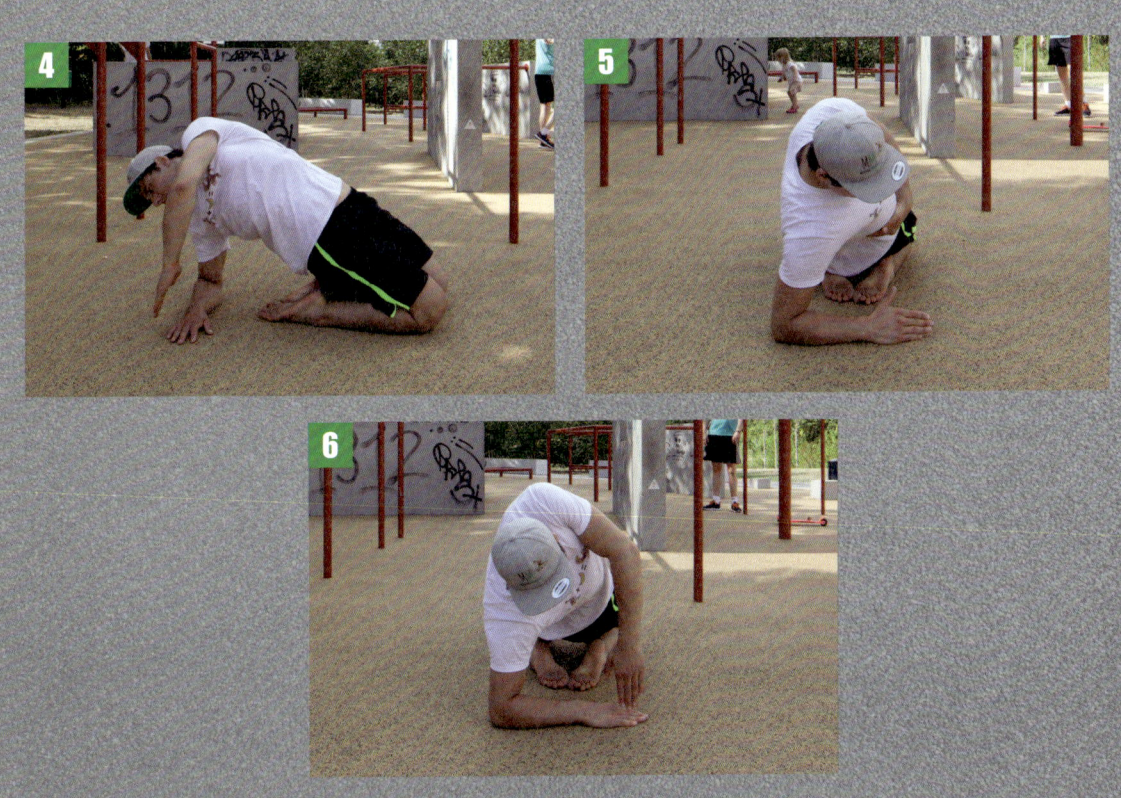

7.2.12 SCHNEIDERSITZROTATION

Die *Schneidersitzrotation* habe ich vor allem aus dem Grund eingebaut, um dir zu zeigen, wie viele Variations-möglichkeiten es für dich gibt, deine Wirbelsäule zu drehen. Wie ich in den Kap. 2.7 und 5 „Wie dich Mobility stärker macht" & „Mobility Lifestyle Hacks" geschrieben habe: VARIATION ist der Schlüssel zum Erfolg!

1. Starte aus dem Schneidersitz.

2. Lehne dich nach vorne und stütze dich mit dem Unterarm auf dem Boden ab.

3. Drehe dich mit dem freien Arm auf und blicke zu deiner Hand.

4. Ziehe dich weiter rum und denke an die Atmung.

5. Nun kannst du Schritt 3 und 4 wiederholen oder in einem geschmeidigen Übergang in der untersten Position den Arm wechseln.

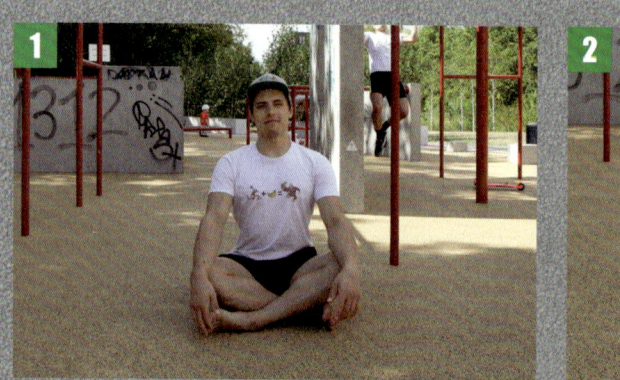

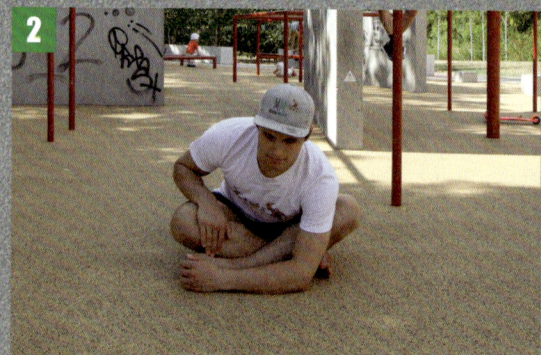

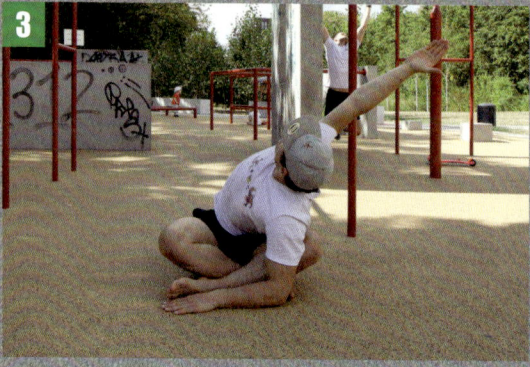

7.2.13 KOBRA 🍌

1. Knie dich vor ein Paar Ringe, welche auf Hüfthöhe befestigt sind.

2. Greife die Ringe, hebe deinen Po von deinen Waden ab und lehne dich nach vorne in die Ringe.

3. Ziehe dich aktiv in die Streckung der Wirbelsäule und ziehe gleichzeitig deine Schulterblätter hinten zusammen („knacke eine Walnuss").

VARIATION

Als Steigerung kannst du deine Beine ausstrecken und drehst dich um deine Körperachse nach rechts und links. **Wichtig:** Halte konstante Rumpfspannung bei der fortgeschritteneren Variante.

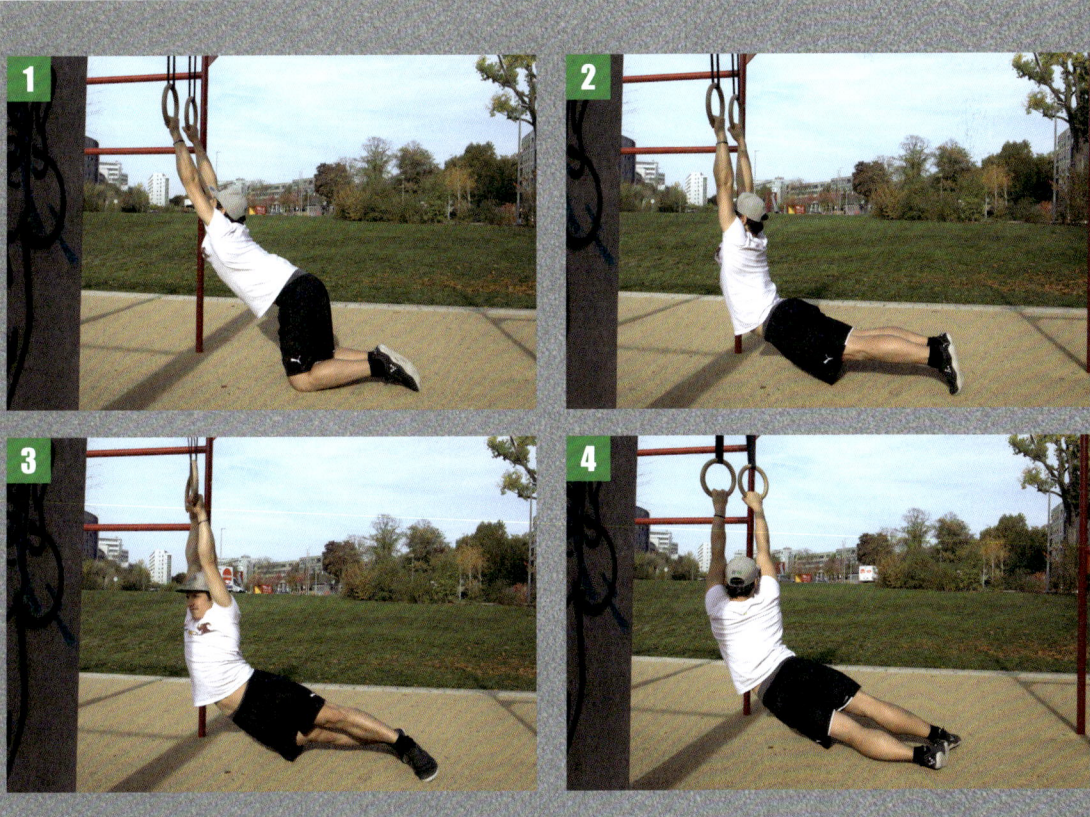

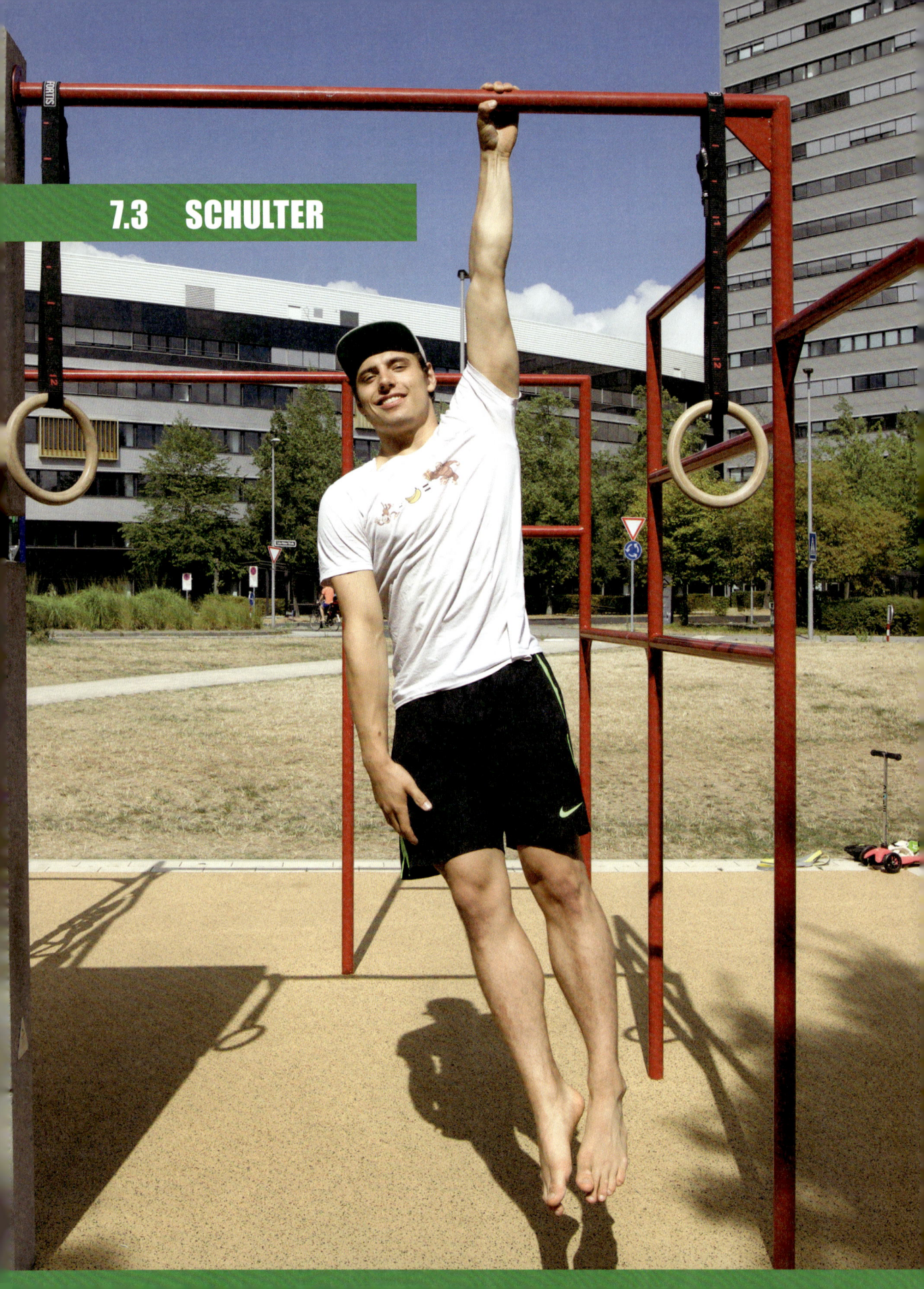

7.3.1 SCHULTER-CARS

1. Stelle dich aufrecht hin und strecke deinen Arm parallel zum Boden aus.

2. Forme mit deiner Schulter einen Kreis, indem du dein Schulterblatt in einer fließenden Bewegung von der Protraktion, zur Elevation, in die Retraktion und als Letztes in die Depression bewegst (für Erklärungen der Begrifflichkeiten s. Kap. 10.9 „Schulterblattpositionen")

3. Halte deinen Arm die ganze Zeit gestreckt und bleibe stabil im Rumpf.

TIPP

Um die Ansteuerung etwas zu erleichtern, übe erst die einzelnen Phasen der Bewegung, bevor du sie zum Kreis verbindest. Für die Kreisbewegung stelle Dir die Bewegung der Lokomotivenräder vor.

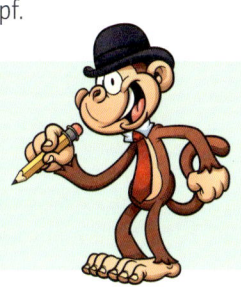

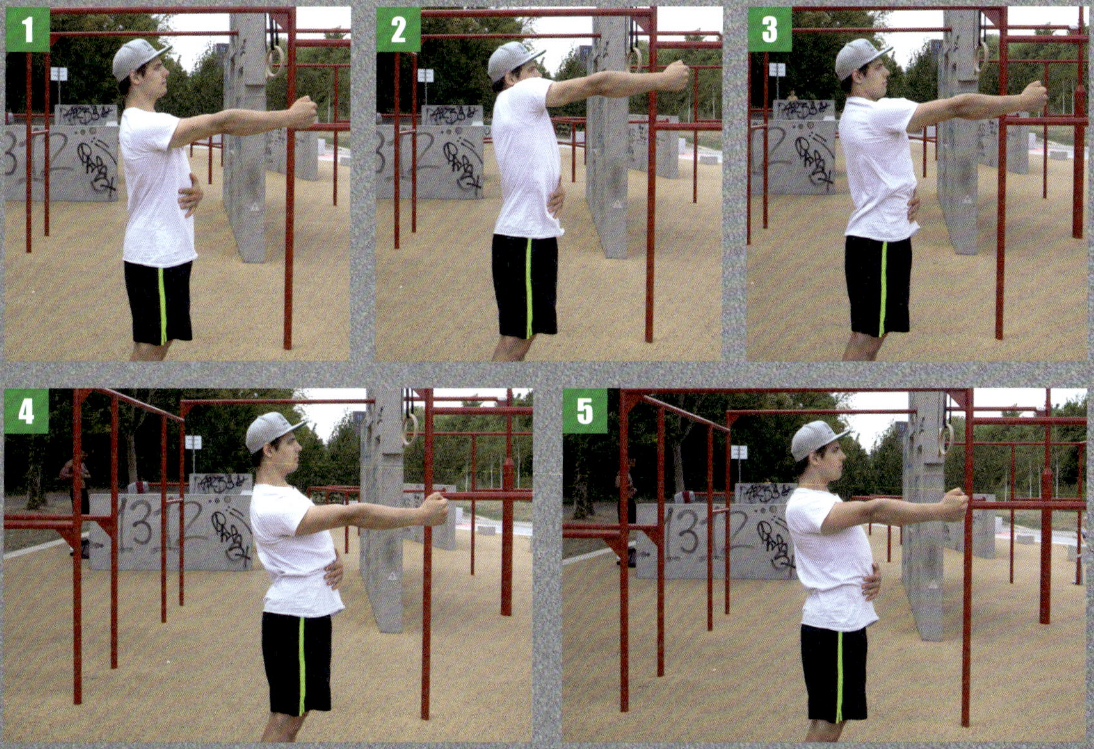

7.3.2 SCHULTER-CARS (AN DER WAND) 🍌

1. Stelle dich seitlich zur Wand.

2. Dein Handrücken zeigt zur Wand.

3. Du hebst deinen Arm bis in die Über-Kopf-Position, so weit, dass du ihn nicht weiter heben kannst.

4. Dann drehst du deinen Arm in eine Innenrotation der Schulter. Das erreichst du, indem du deinen Daumen erst nach vorne, dann zur Wand und, während du den Arm weiter hinter deinen Körper führst, weiter hinter dich führst.

5. Auf dem Rückweg bleibst du so lange in der Innenrotation der Schulter, bis du nicht mehr weiterkommst und nun langsam deinen Arm aufdrehst, während du ihn in die Ausgangsstellung zurückholst.

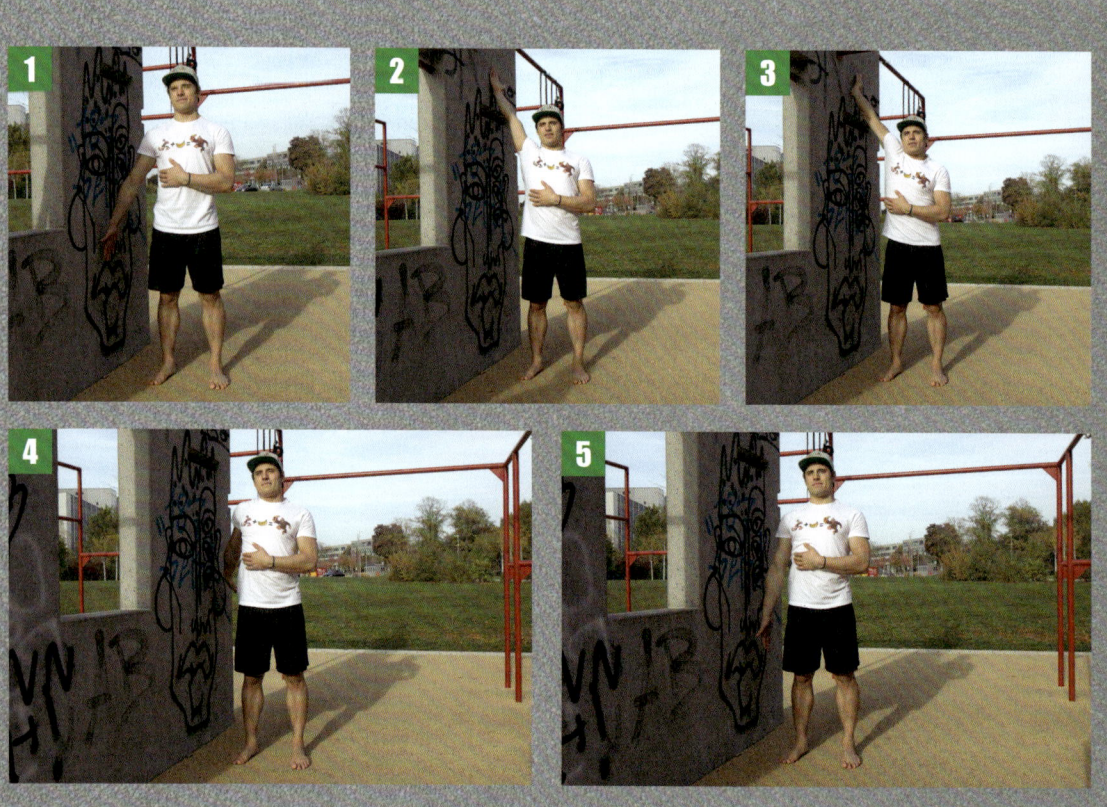

7.3.3 HÄNGEN

Hänge dich an eine Stange in den freien passiven Hang (mehr zum passiven und aktiven Hang, s. Kap. 11.2 „Ansteuerungsübungen")

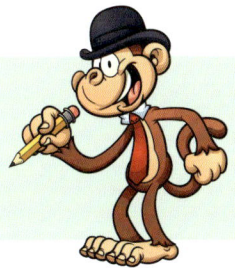

TIPP

Wenn es dir schwer fällt, länger als 10 Sekunden im freien Hang zu hängen, stütze dich zunächst mit deinen Füßen am Boden ab.

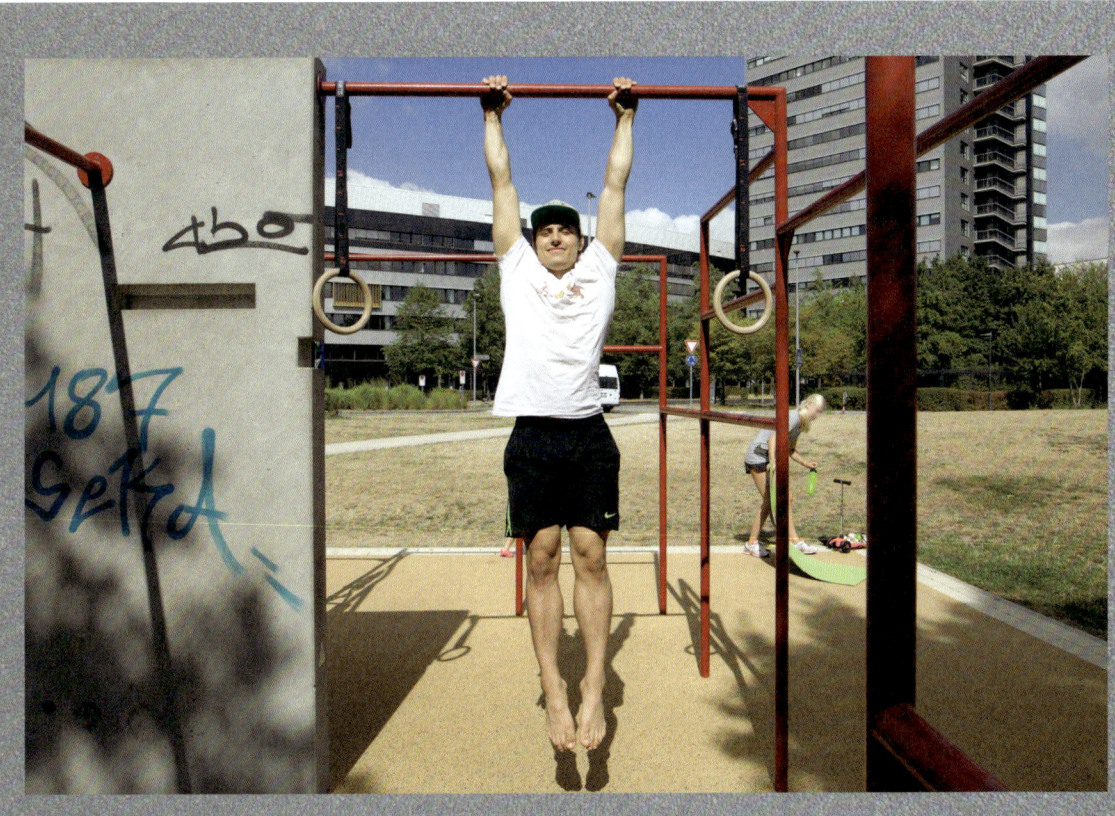

7.3.4 ONE ARM HANG

Wie beim Hängen, nur an einem Arm.

TIPP

Um einen *One Arm Hang* zu lernen, übe, dass du 60 Sekunden mit beiden Armen an der Stange hängen kannst. Dann kannst du dich steigern, indem du dich erst einmal mit deinen Füßen am Boden abstützt und somit den *One Arm Hang* mit weniger Last als deinem ganzen Körpergewicht trainierst.

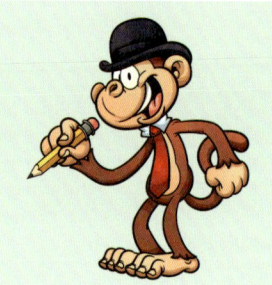

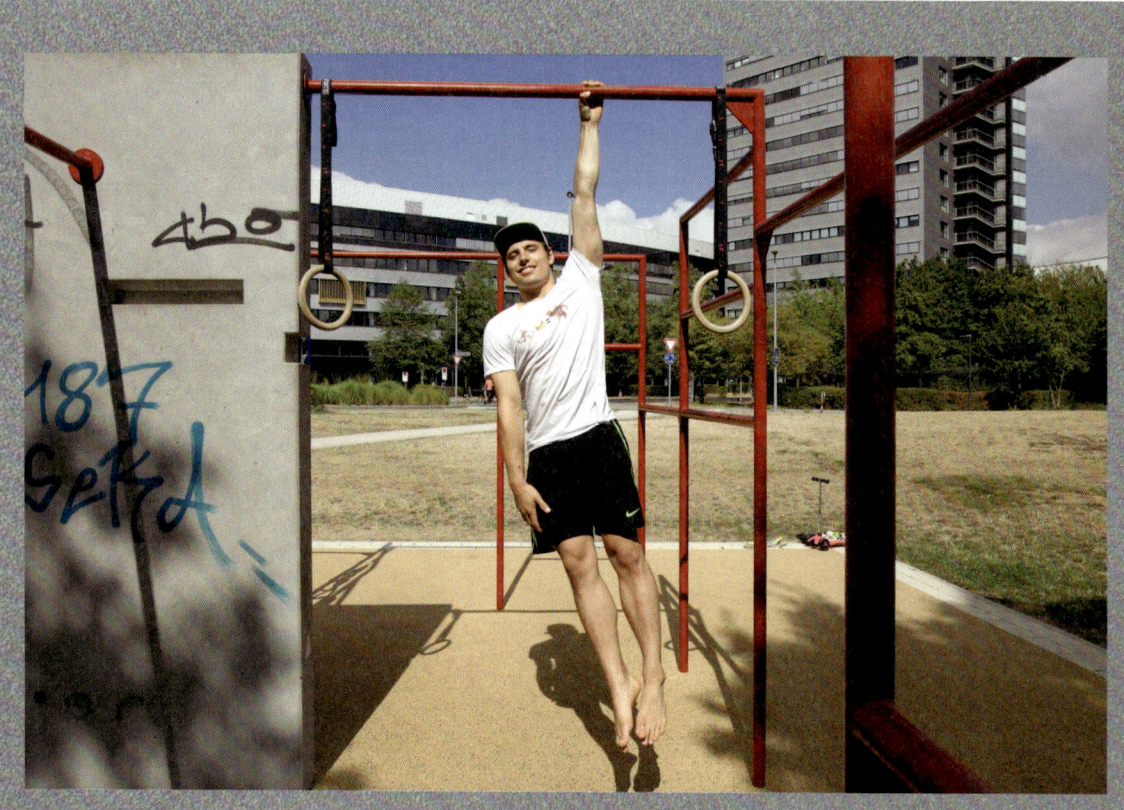

7.3.5 WALL SLIDES

1. Setze dich im Langsitz gegen eine Wand.

2. Lege deine Arme im 90°-/90°-Winkel an die Wand (90° Oberarm zu Rumpf und 90° Unter- zu Oberarm).

3. Halte deine Hände die ganze Zeit an der Wand und strecke sie in die Über-Kopf-Position.

4. Danach führe deine Arme wieder in die 90°-/90°-Position zurück.

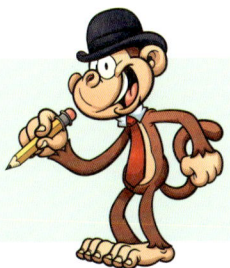

TIPP

Wenn du deine Hände nicht zur Wand bringen kannst, übe vermehrt das *Hängen*, den *Side Bend* an den Ringen und den *Schwimmer*.

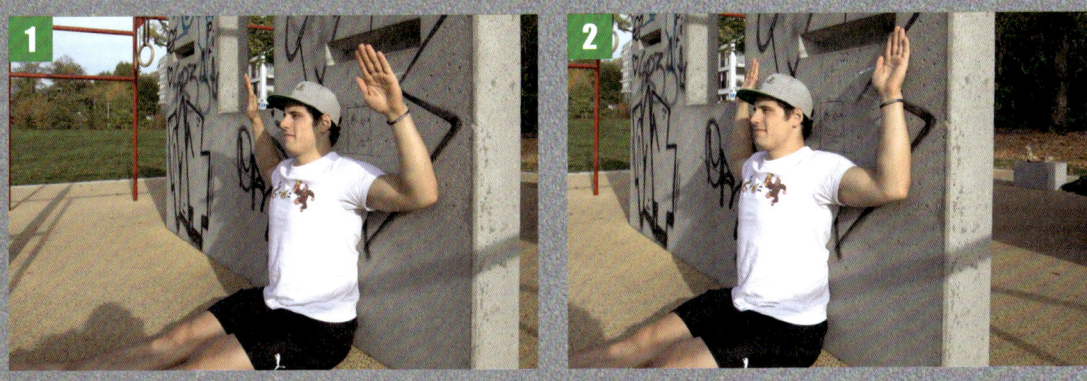

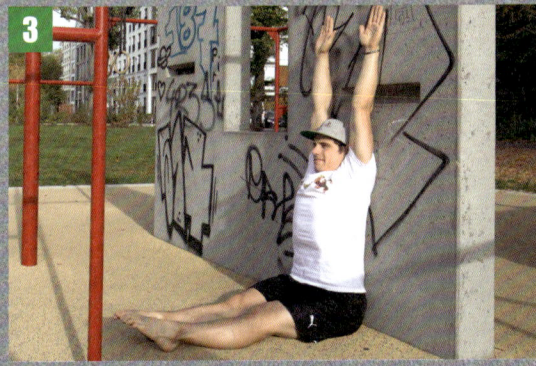

7.3.6 SCHULTERKRABBLER 🍌🍌🍌

1. Starte aus dem Sitz mit deinen Händen schulterbreit hinter deinem Rücken und den Fingern von dir wegzeigend.

2. Krabbele mit deinen Fingern weiter, so weit nach hinten, bis es nicht mehr geht und du einen Zug in deiner Brust oder in der vorderen Schulter merkst. Halte deine Arme stets gestreckt.

3. In der hintersten Position versuche, mit deiner Schulter den Boden zu berühren (oder zumindest dich von rechts nach links zu lehnen).

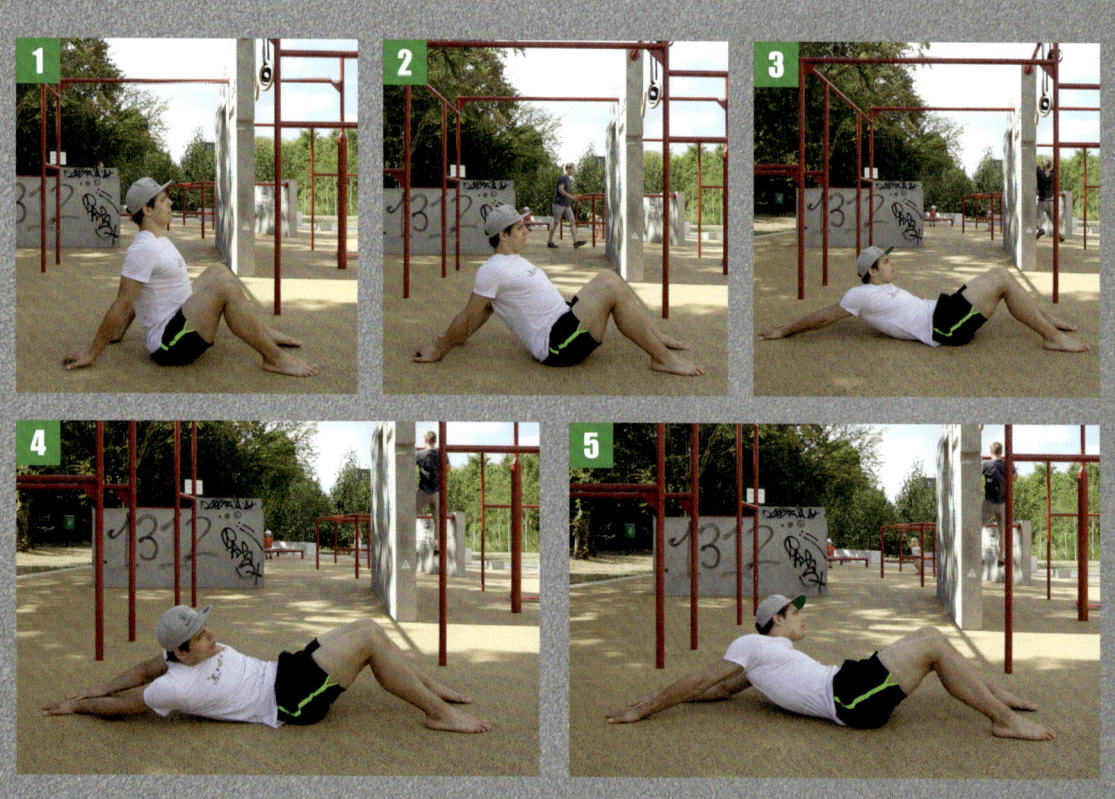

4. Nun krabbele ca. 2-3 Handlängen wieder zurück und kreise deine Schultern nach vorne und nach hinten.

5. Als letzte Variationsmöglichkeit kannst du noch zusätzlich deine Arme beugen und strecken.

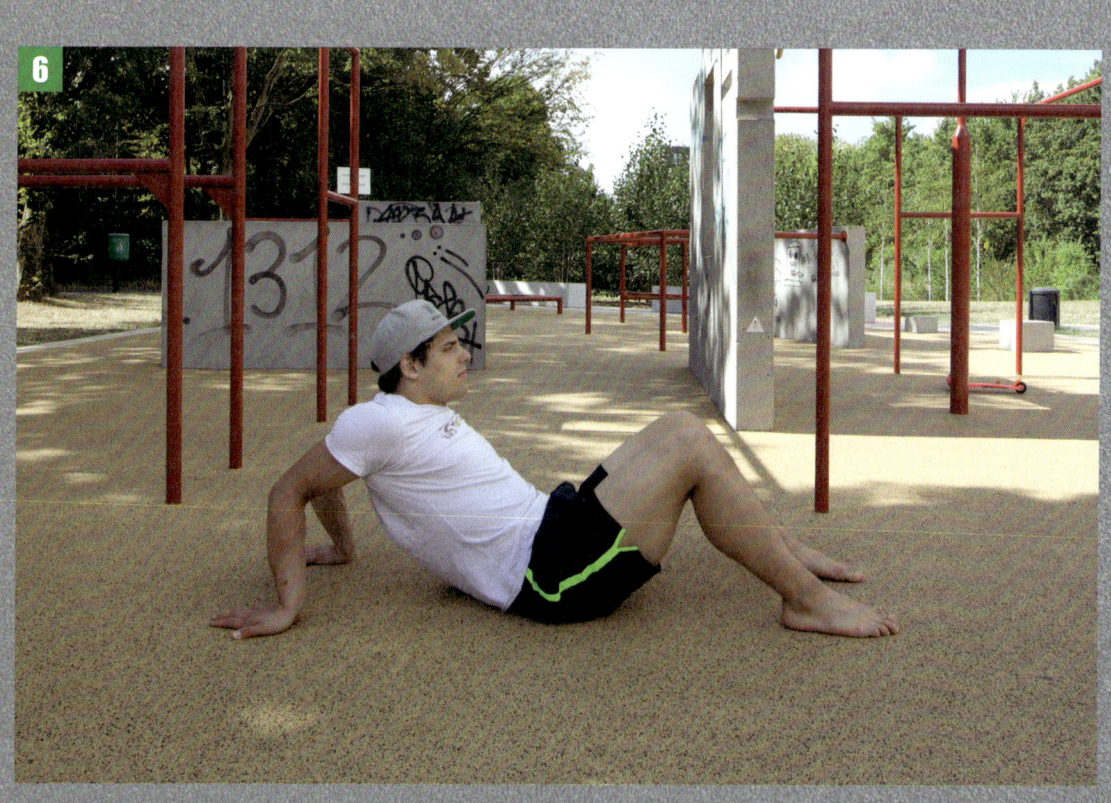

7.3.7 SCHWIMMER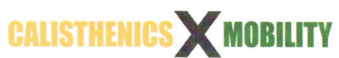

1. Starte aus der Bauchlage (deine Stirn liegt am Boden auf).

2. Deine Hände ruhen auf deinem unteren Rücken in einer Innenrotation der Schultern.

3. Hebe deine Arme vom Rücken ab.

4. Strecke deine Unterarme aus. Während du mit gestreckten Armen in die Über-Kopf-Position kommst, drehst du deine Arme auf (Außenrotation der Schultern).

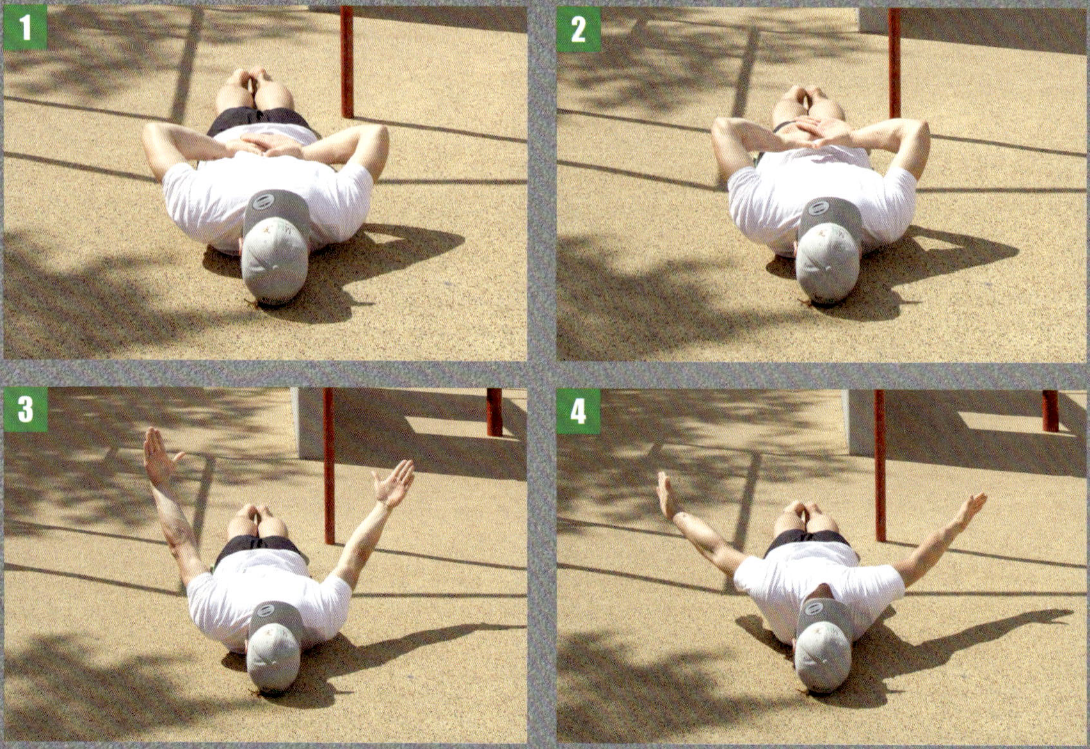

5. In der obersten Position sollten deine Arme parallel zueinander und gestreckt sein (ziehe ebenfalls deine Schultern zu den Ohren – Elevation in den Schultern).

6. Beuge deine Unterarme und lege sie auf deinem Kopf ab und entspanne deine Arme für einen kurzen Moment.

7. Achte auf dem Weg zurück darauf, dass du aus der Über-Kopf-Position deine Arme in die Innenrotation drehst.

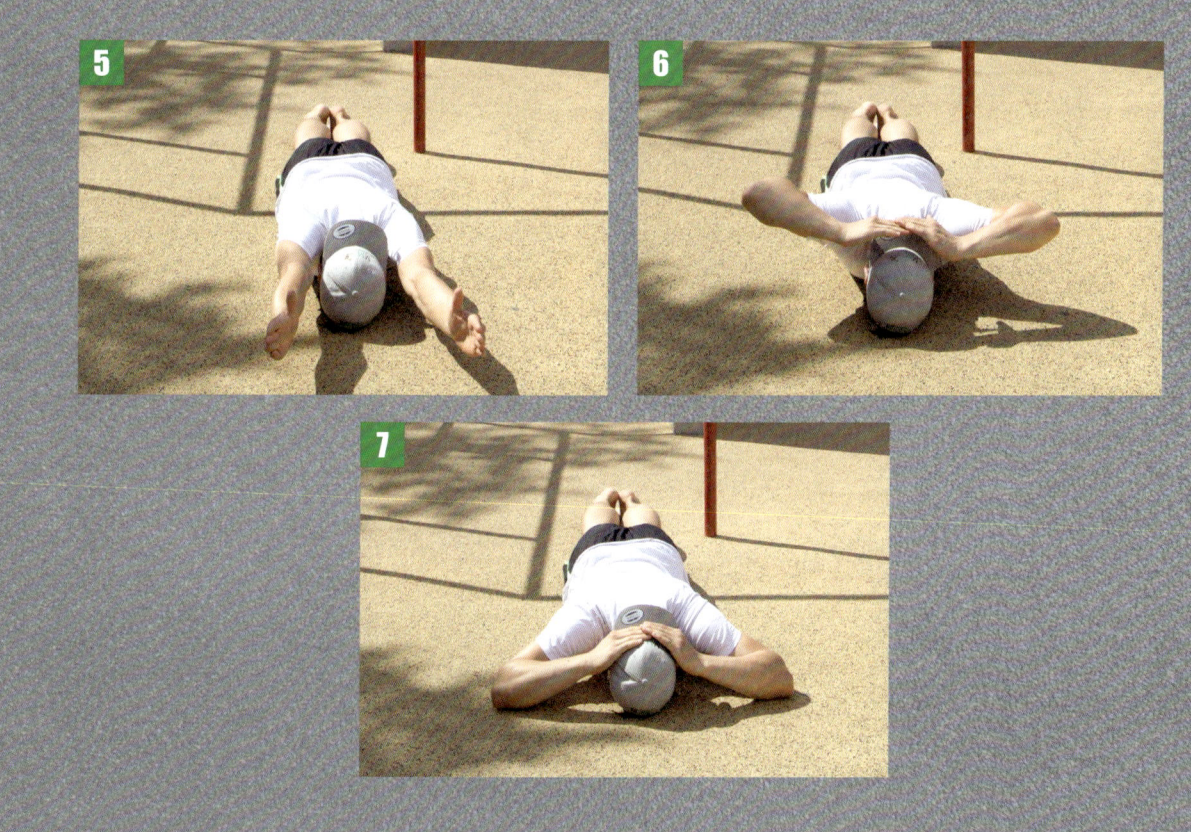

7.3.8 PRO- UND RETRAKTIONSDRILL

1. Stelle dich mit ausgestreckten Armen und Händen vor die Wand.

2. Ziehe deine Handrücken zu dir und lehne dich an die Wand.

3. Beginne die Übung, indem du dich mit deinen Schulterblättern in die Protraktion drückst (und Depression der Schultern).

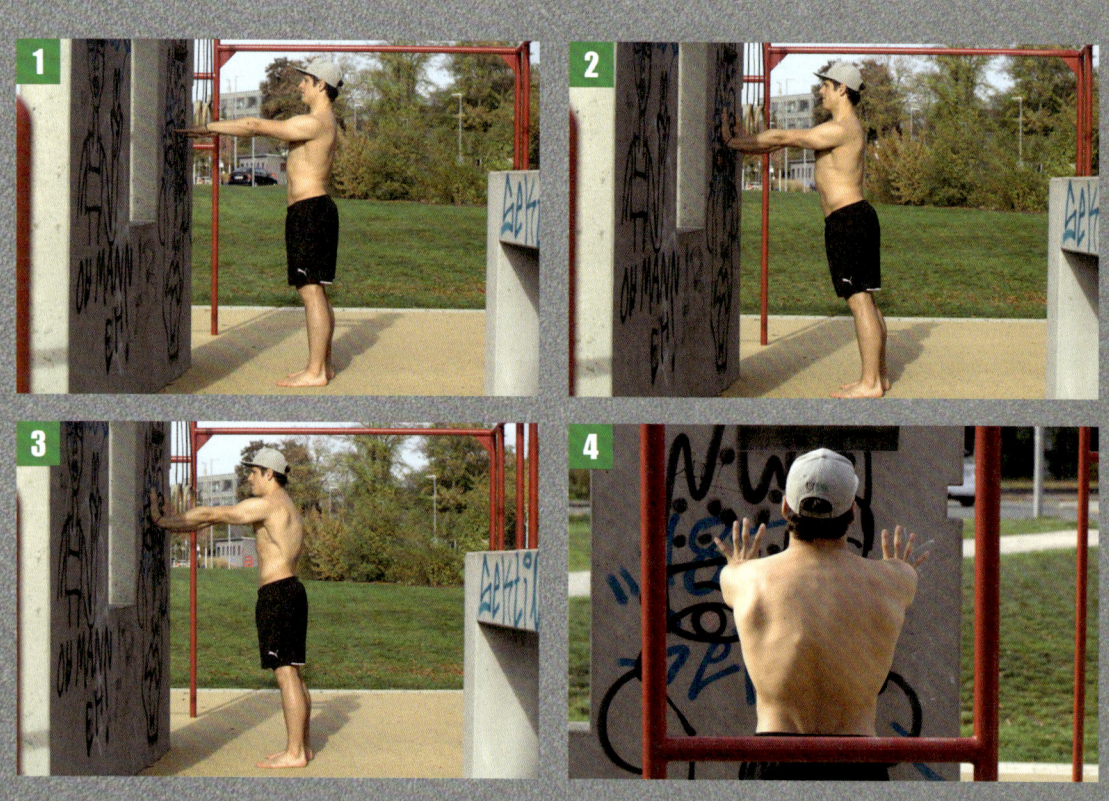

4. Löse deine gestreckten Arme von der Wand und schiebe deine Schultern noch ein weiteres Stück heraus.

5. Lehne dich wieder an die Wand und gehe in eine Retraktion in deiner Schulter.

6. Wiederhole Schritt 4, nur dass du nun deine Schulter noch stärker in die Retraktion ziehst.

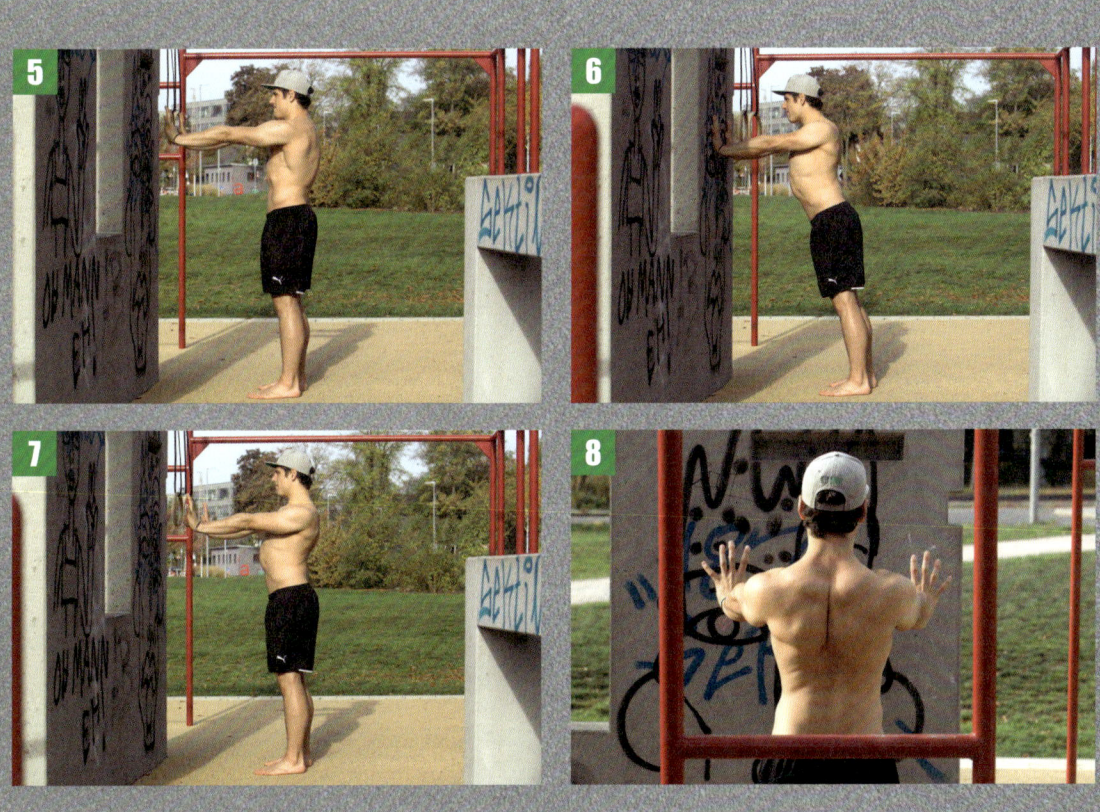

7.3.9 SHOULDER DISLOCATES (MIT BAND) 🍌🍌🍌

Die *Shoulder Dislocates* haben einen etwas ungerechtfertigten Namen. Schließlich luxiert bei dieser Übung deine Schulter nicht.

Sicherlich kennst du diese Übung bereits aus dem Fitnessstudio, allerdings wird sie dort meistens mit einem Stock ausgeführt. Ich bevorzuge das Band, weil es dir konstanten Widerstand bietet und deine Schulter um ein Vielfaches mehr mobilisiert.

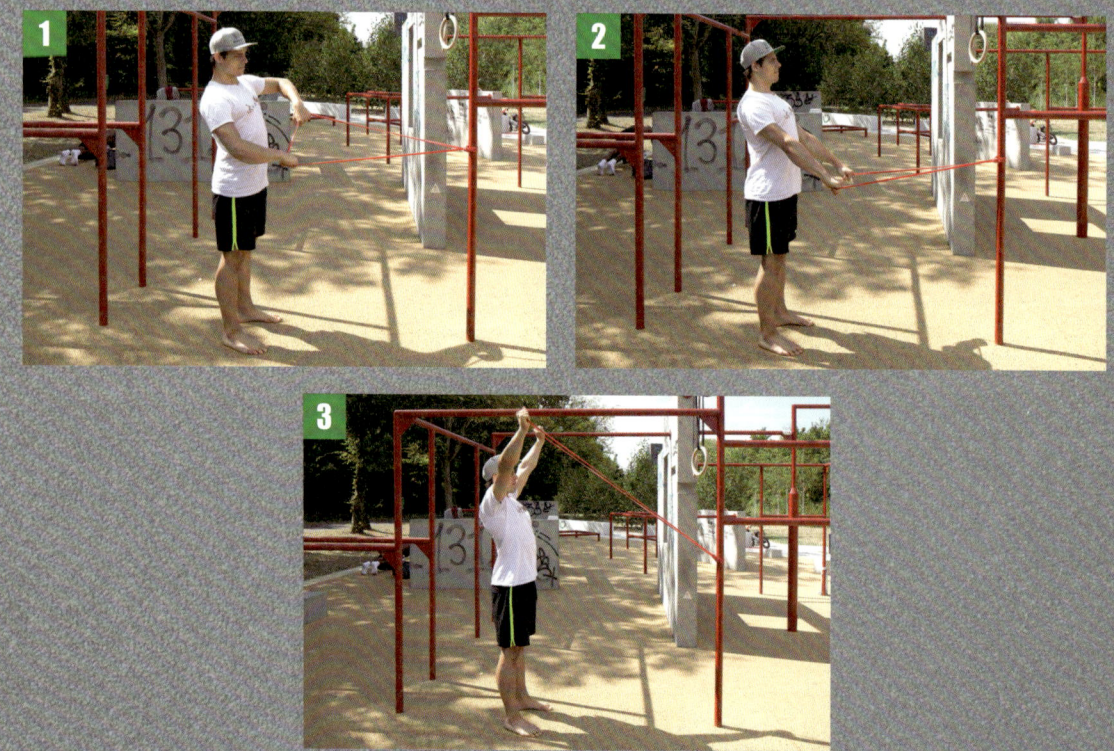

1. Nimm ein leichtes, geschlossenes Gummiband und befestige es etwa auf Hüfthöhe.

2. Greife das Band mit beiden Händen von innen und stelle dich aufrecht vor das Band.

3. Ziehe es in die Über-Kopf-Position, an dem Punkt, an dem du nicht mehr weiterkommst, ziehe das Band auseinander und führe deine Arme weiter hinter dich, bis du den Kreis geschlossen hast.

4. Achte beim Rückweg darauf, die Spannung auf dem Band beizubehalten.

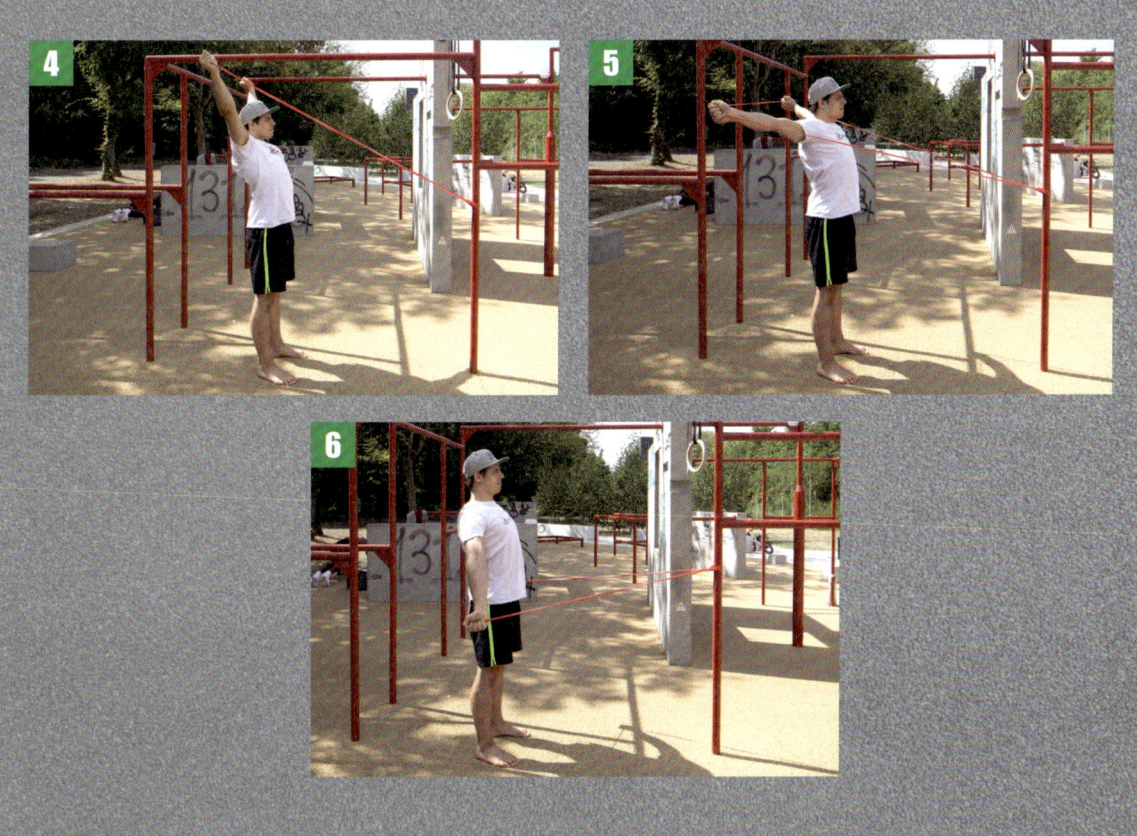

7.3.10 SCHULTER-BAND-ROTATION

1. Stelle dich mit dem Rücken zum Band.

2. Greife das leichte Band und lege deinen Arm auf deinem Rücken ab (Innenrotation in der Schulter).

3. Strecke den Arm und drehe ihn auf (Außenrotation in der Schulter).

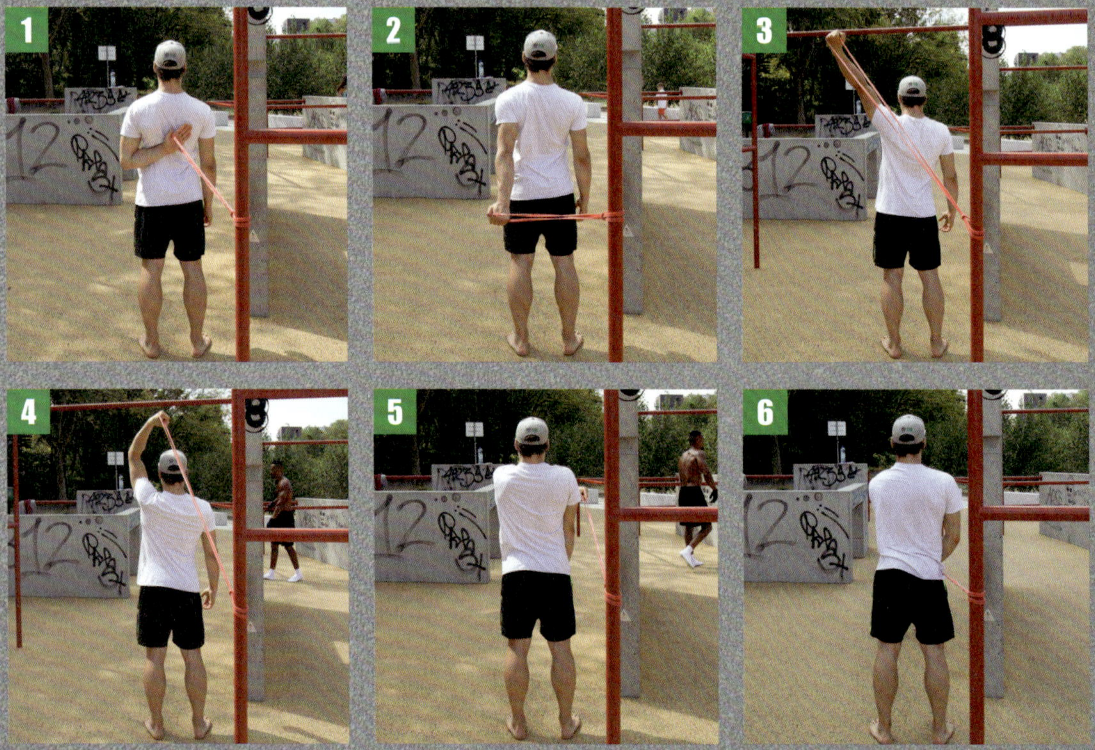

4. Führe das Band über deinen Kopf mit leicht gebeugtem Arm in der obersten Position zur gegenüberliegenden Hüfte.

5. Auf dem Weg zurück drehst du deinen Arm in der obersten Position wieder in die Innenrotation zurück.

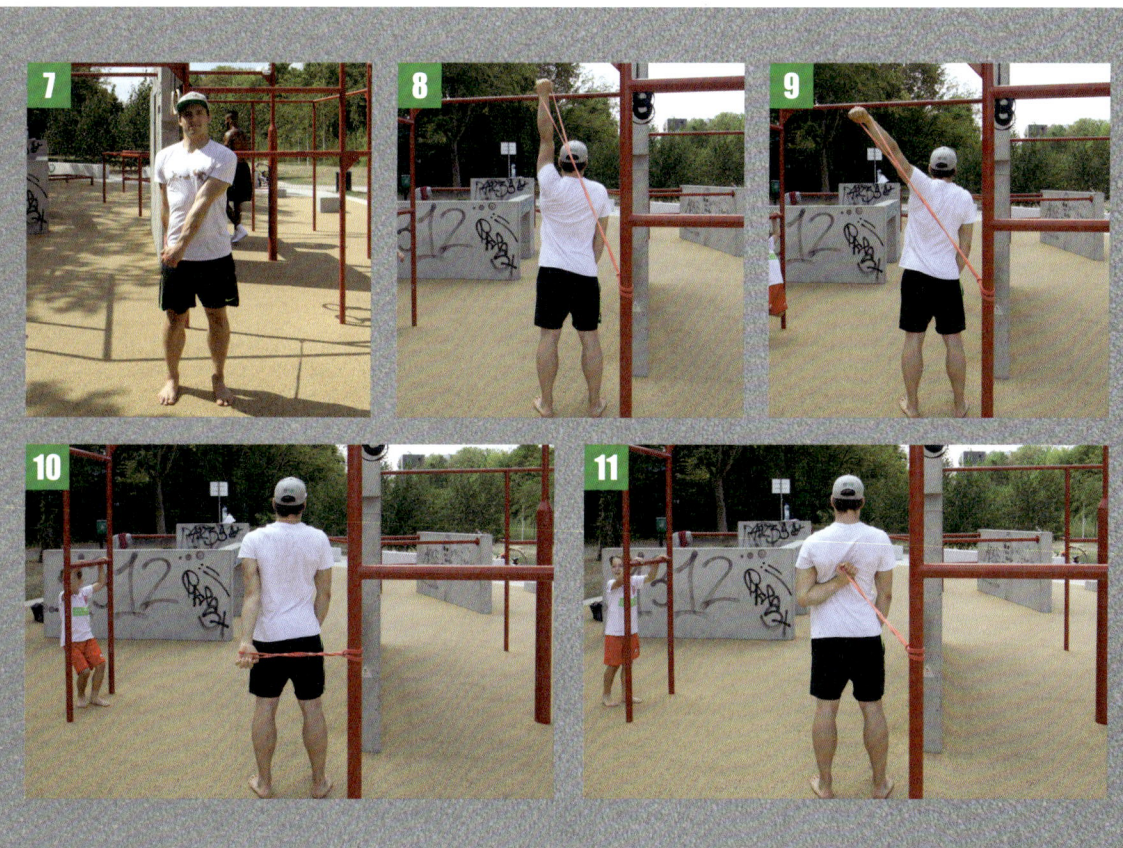

7.3.11 SIDE BEND 🍌

1. Der Grundaufbau ist wie bei der schwierigeren Kobra-Variation.

2. Drehe dich zu einer Seite auf und stelle das obere Bein vor das auf dem Boden liegende Bein.

3. Lehne dich in den Ring hinein und wechsle zwischen aktivem und passivem Hang und dem Hineinlehnen ab.

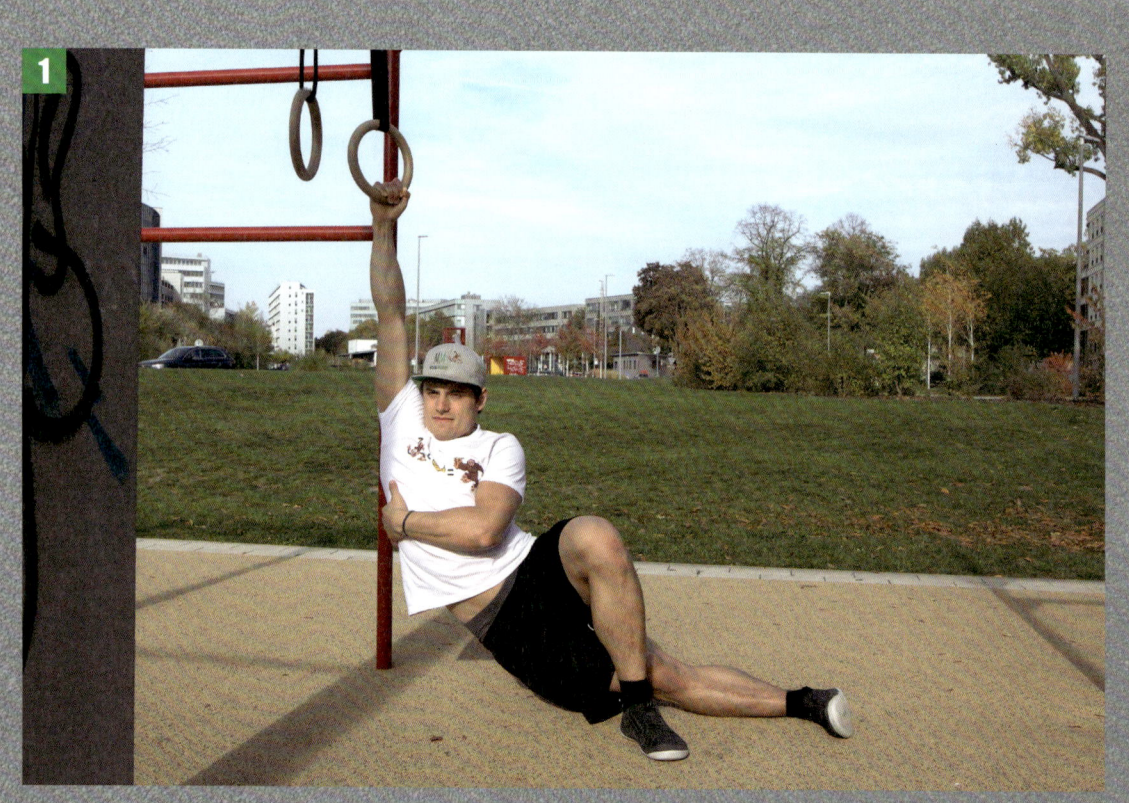

TIPP

Wenn das Anheben des Arms noch zu schwer für dich ist, halte deinen Arm in der unteren Position und entferne dich vom Befestigungspunkt, um die Spannung auf dem Band zu erhöhen. Damit trainierst du deine Rotatorenmanschette isometrisch auf, um im weiteren Verlauf die Elevation zu lernen.

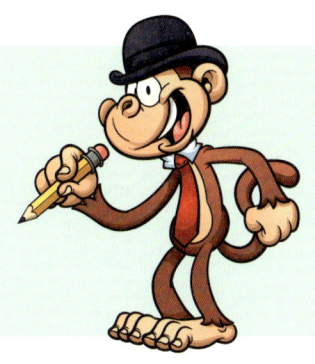

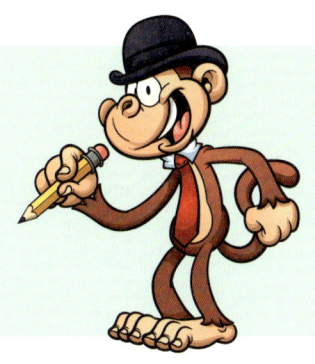

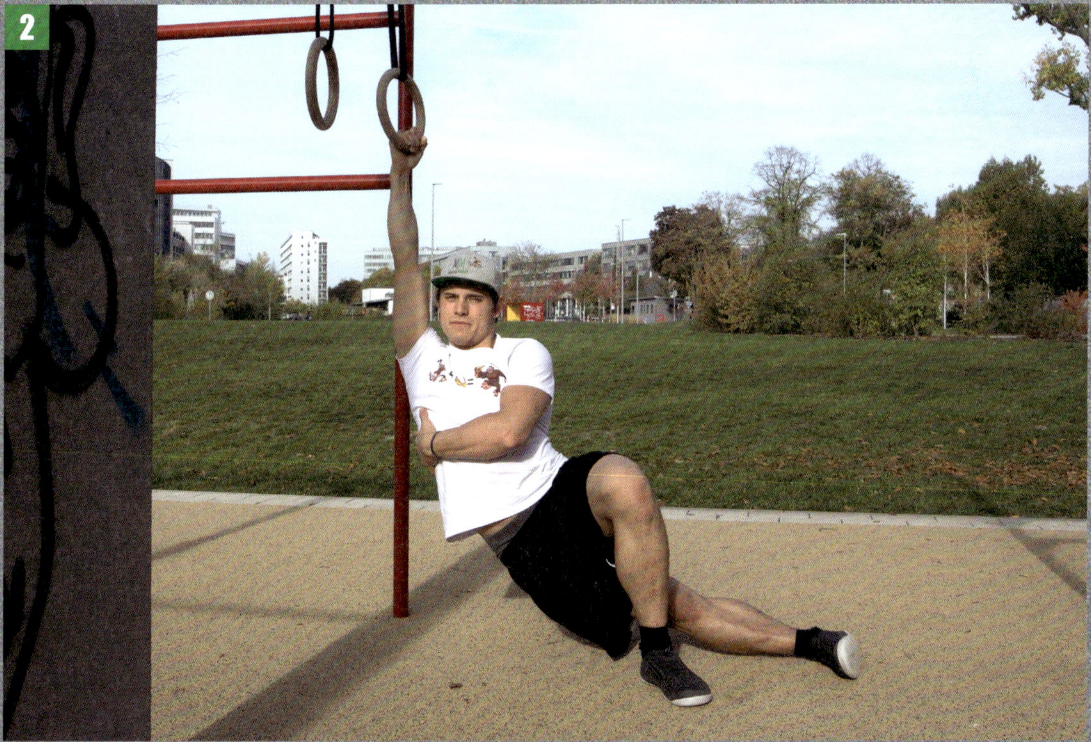

7.3.12 SKIN THE CAT (REGRESSION – VEREINFACHUNGSÜBUNG) 🍌🍌

1. Suche dir eine niedrige Stange.

2. Hocke dich mit geschlossenen Beinen unter die Stange und umgreife sie fest.

3. Hebe ein Bein und ziehe es zur Stange (Schwungbein).

4. Stoße dich mit dem anderen Bein ab („Sprungbein"), während der Fuß deines Schwungbeins die Stange sucht.

5. Ziehe dich mit dem Schwungbein um die Stange und dein Sprungbein kommt mit rum und sucht den Boden, um deinen Schwung abzufedern.

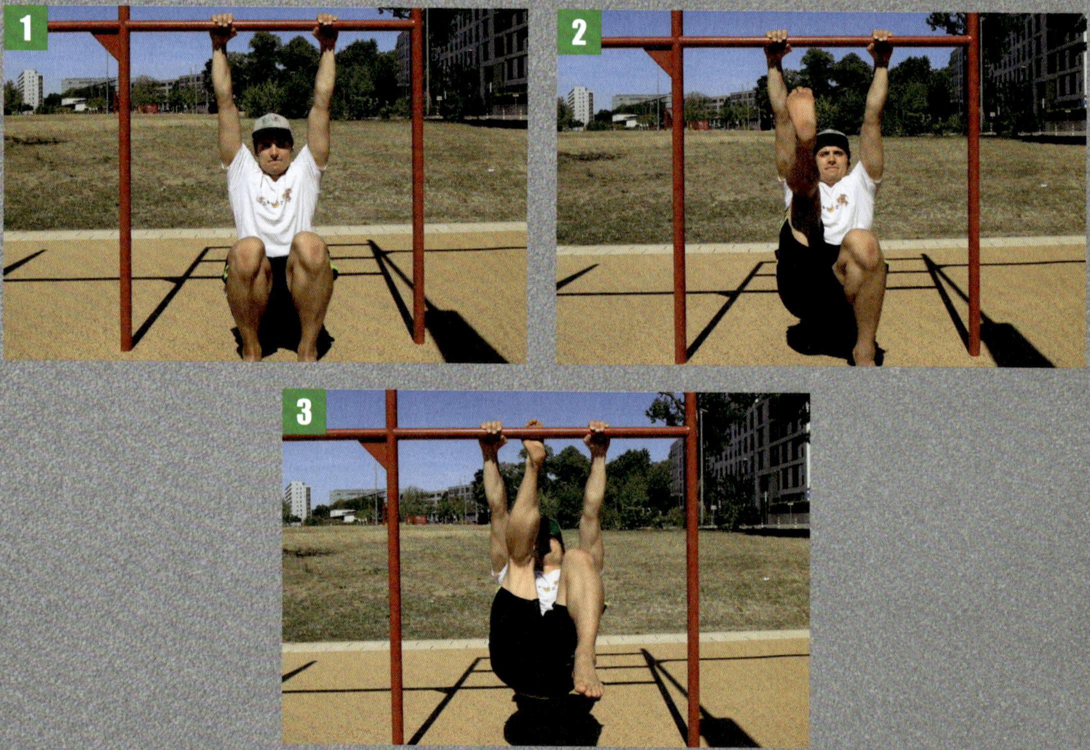

6. Auf dem Rückweg nutzt du wieder dein Sprungbein, um deine Beine in die Luft zu bekommen und gleichzeitig ziehst du dich mit deinen Armen in die Ausgangsstellung zurück.

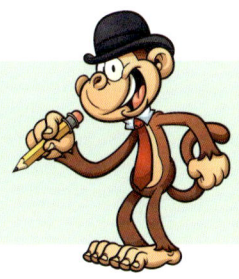

TIPP

Wenn du diese Übung zu schwierig findest, übe zunächst den Schulter- krabbler.

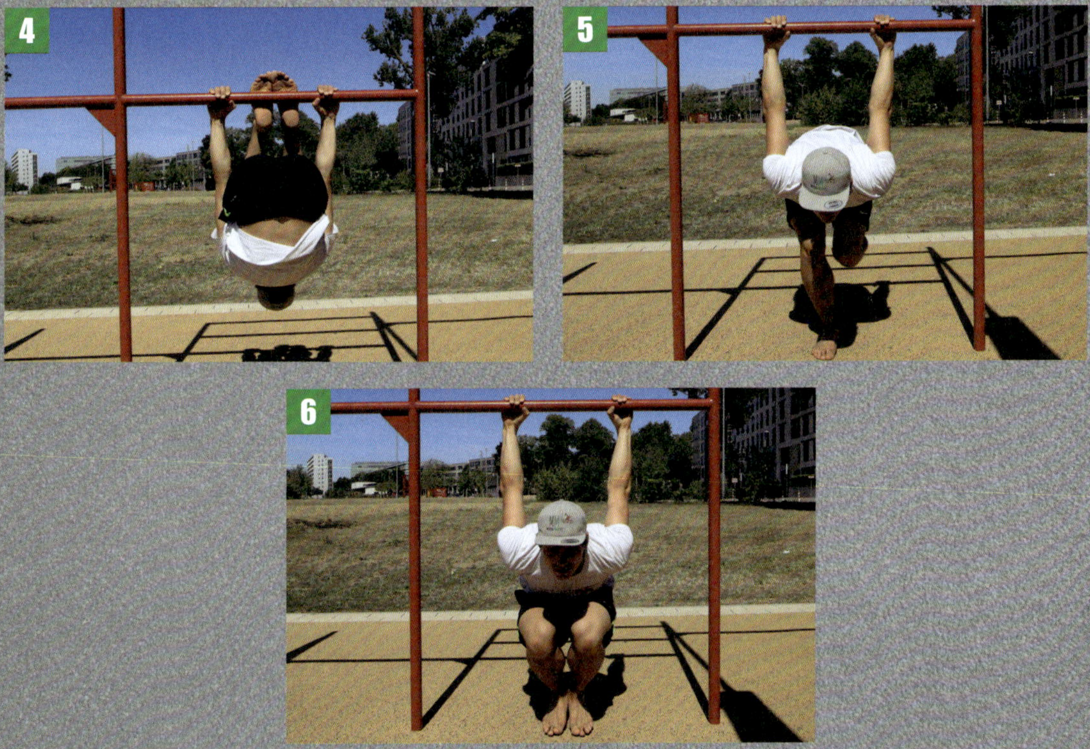

7.3.13 SKIN THE CAT 🍌🍌🍌🍌

1. Aus dem freien Hang führst du einen Leg Raise aus (s. Kap. 11.7.3 „L-SIT – Assistierende Übungen")

2. Du kannst ihn natürlich auch mit gebeugten Armen ausführen, was allerdings nicht so schön aussieht und du deinen Bauch nicht automatisch mitkräftigst.

3. Du ziehst dich aus der Kraft deiner Arme und Schultern rum (die Beine schlüpfen durch die Arme).

4. Langsam lässt du dich mit deinen Beinen herab, bis du ans Ende deiner Bewegung (End Range) angelangt bist.

5. Von dort gilt es, den ganzen Weg wieder zurückzulegen.

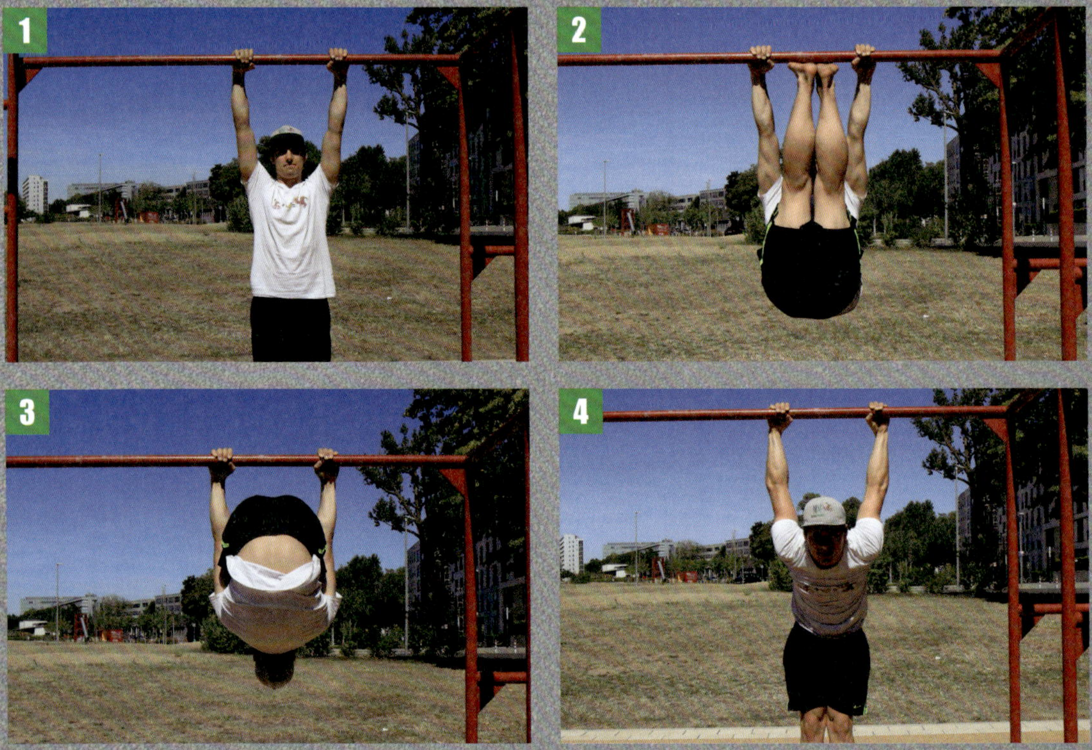

7.3.14 SCAPULA-STÜTZ-ROTATION

1. Starte aus dem Liegestütz und stelle deine Beine etwa schulterbreit auf (wenn du die Grundposition für eine Liegestütz noch nicht kennst, lese es nochmals in Moniques Kap. 11.4 „Liegestütze (Push-ups) und deren Progressionsmöglichkeiten")

2. Löse einen Arm vom Boden und lege ihn auf der anderen Schulter ab.

3. Drehe dich zur offenen Seite, indem du dich aus der Kraft deiner Schulter nach oben drückst.

4. Halte den obersten Punkt und lasse dich langsam wieder in die neutrale Position zurücksinken, sodass deine Schultern wieder auf einer Höhe sind.

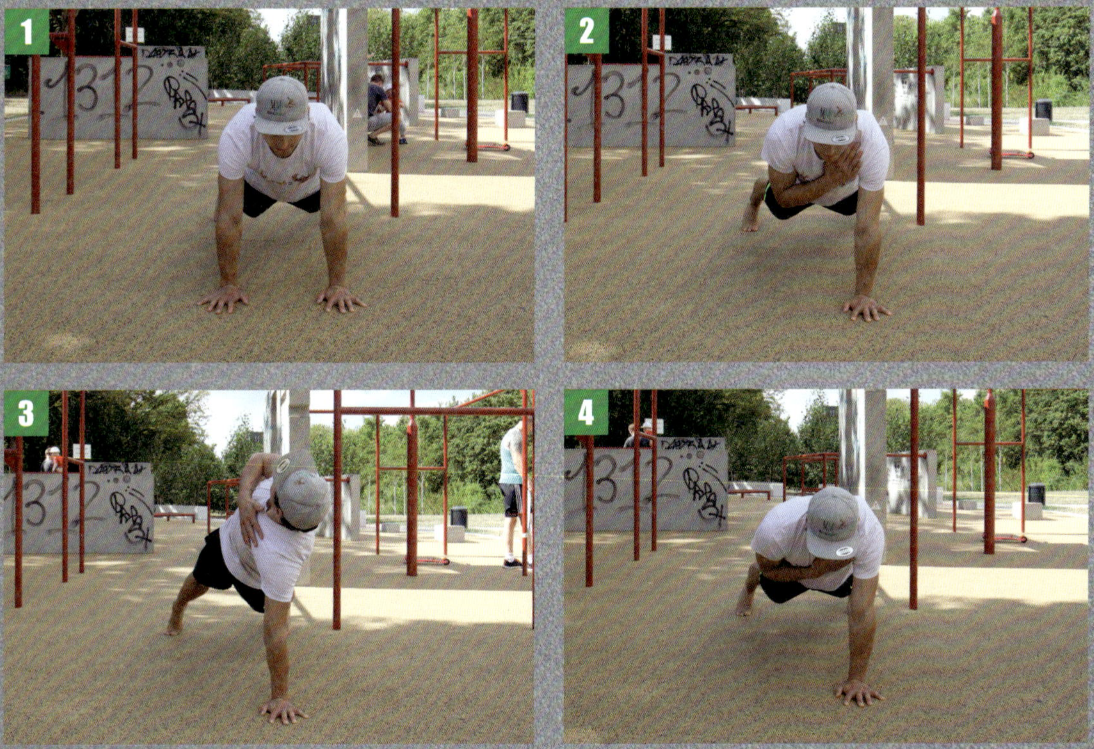

7.3.15 ARCHED BACK PULLS 🍌🍌🍌🍌

1.   Hänge im freien Hang an einer Stange.

2.   Deine Beine sind angewinkelt, was dir eine bessere Aktivierung deiner hinteren Muskelkette erlaubt.

3.   Ziehe dich in den aktiven Hang.

4.   Im aktiven Hang stelle dir vor, dass du deine Arme in die Stange drehst (Innenrotation in der Schulter) und gleichzeitig deinen Körper weiter nach hinten oben ziehen willst, ohne dass sich deine Arme beugen.

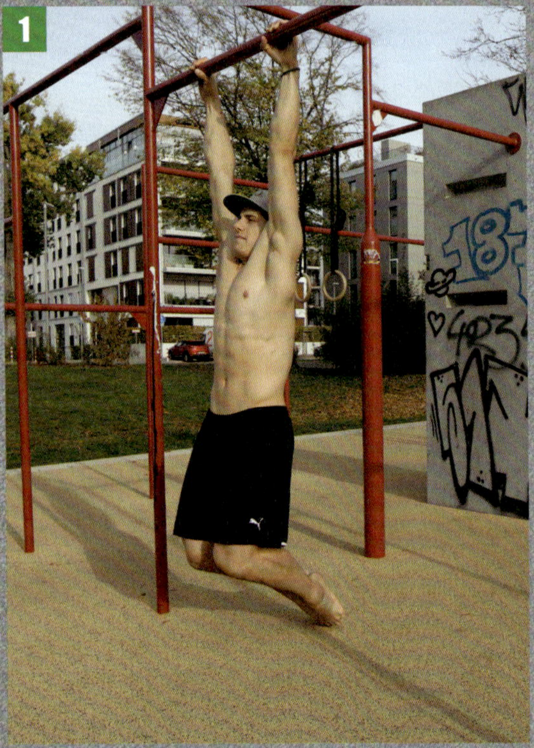

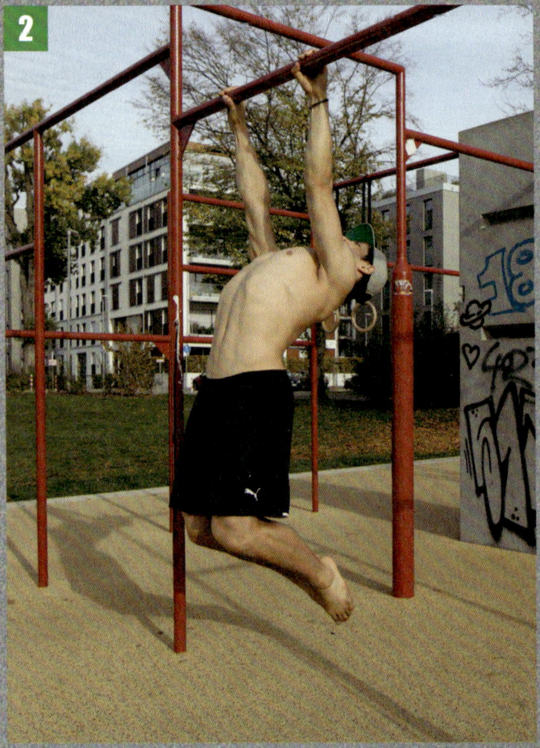

5. Drücke die Stange quasi von dir weg, während du den aktiven Hang noch weiter ziehen willst und deine Schulterblätter in der obersten Position zusammenbringst.

6. Diese Übung dient als geniale Vorübung für die sogenannten Arched Back Pull-ups, oder auch Gironda Sternum Pull-ups genannt (siehe Moniques Kap. 11.3.6).

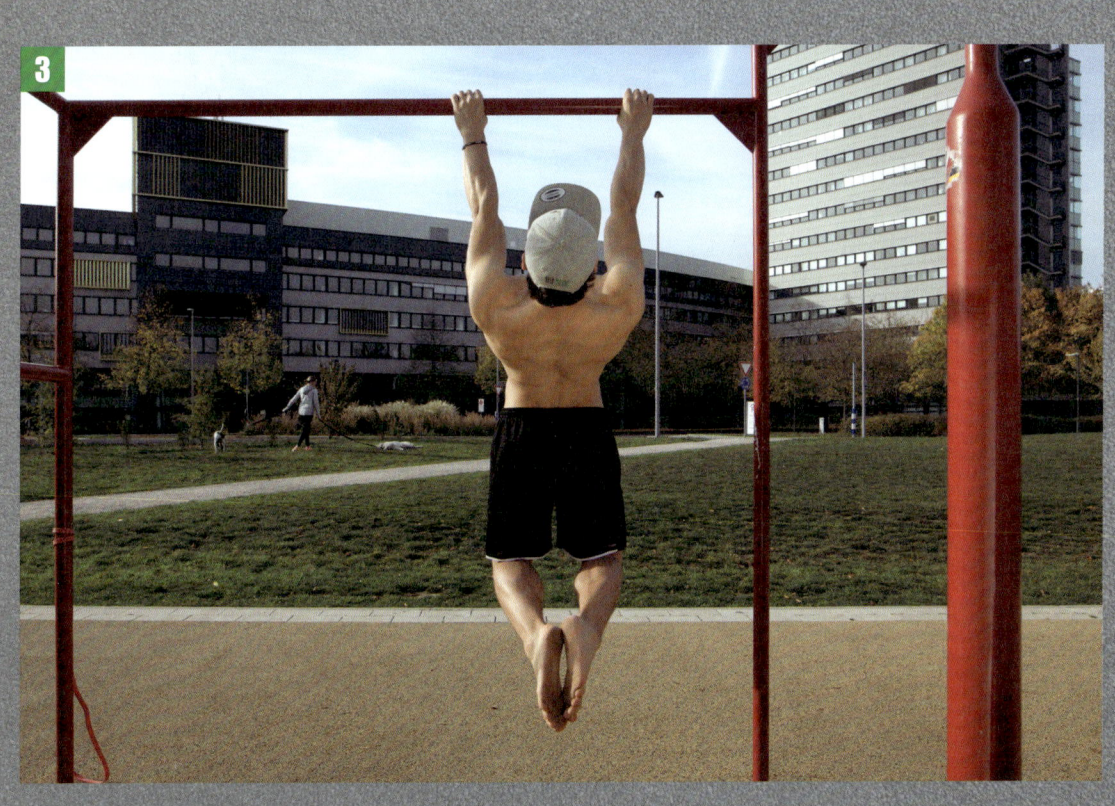

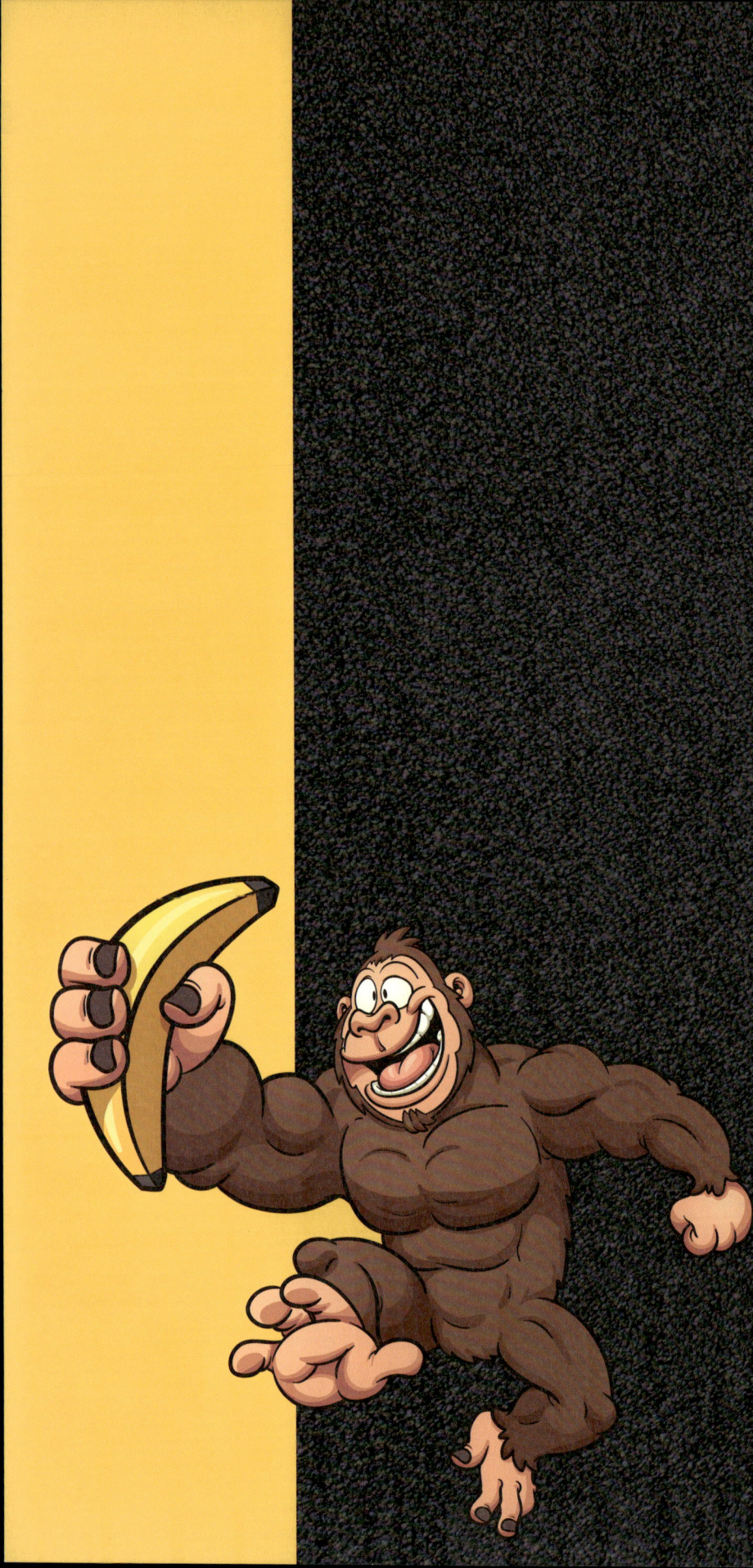

CALISTHENICS

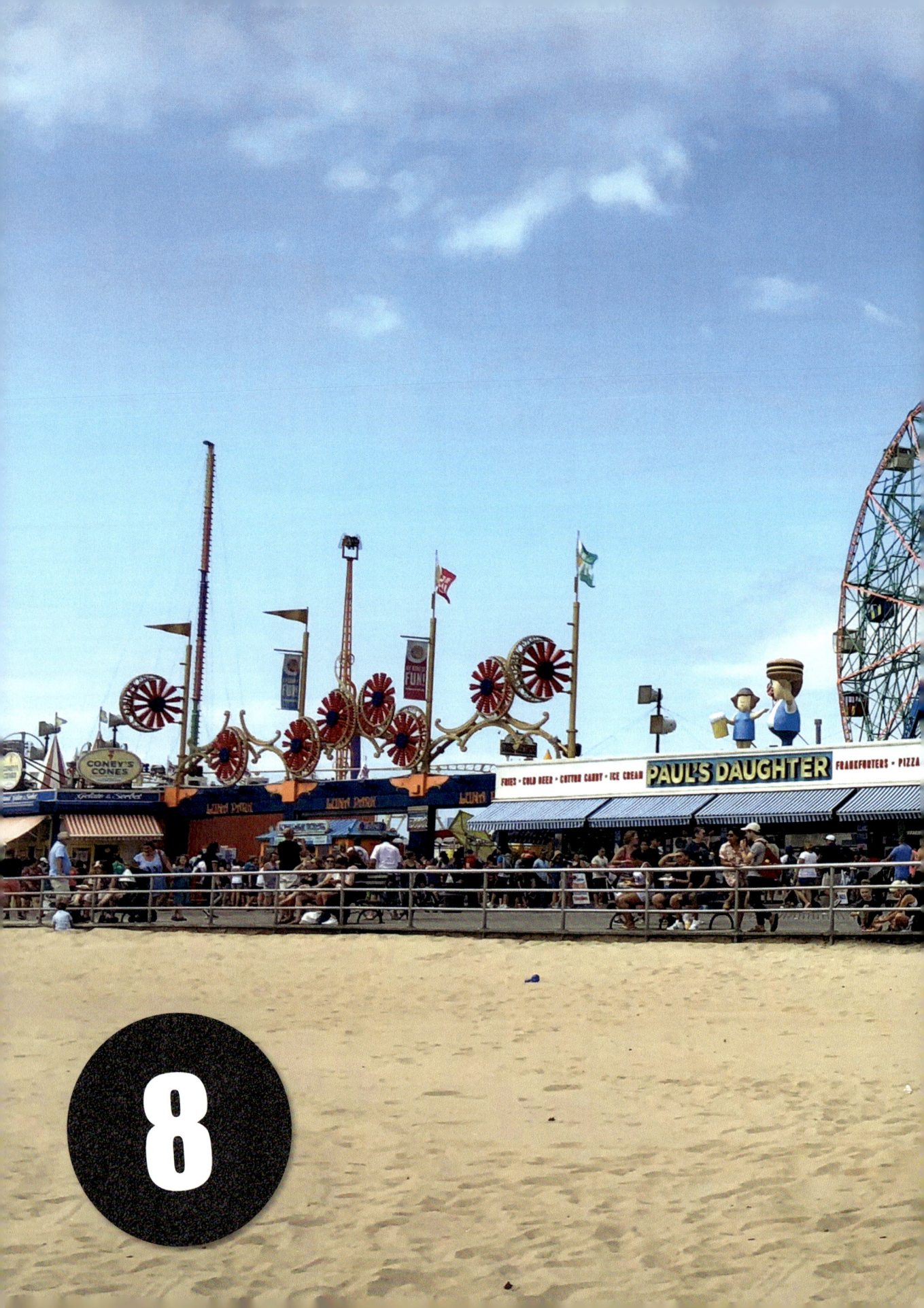

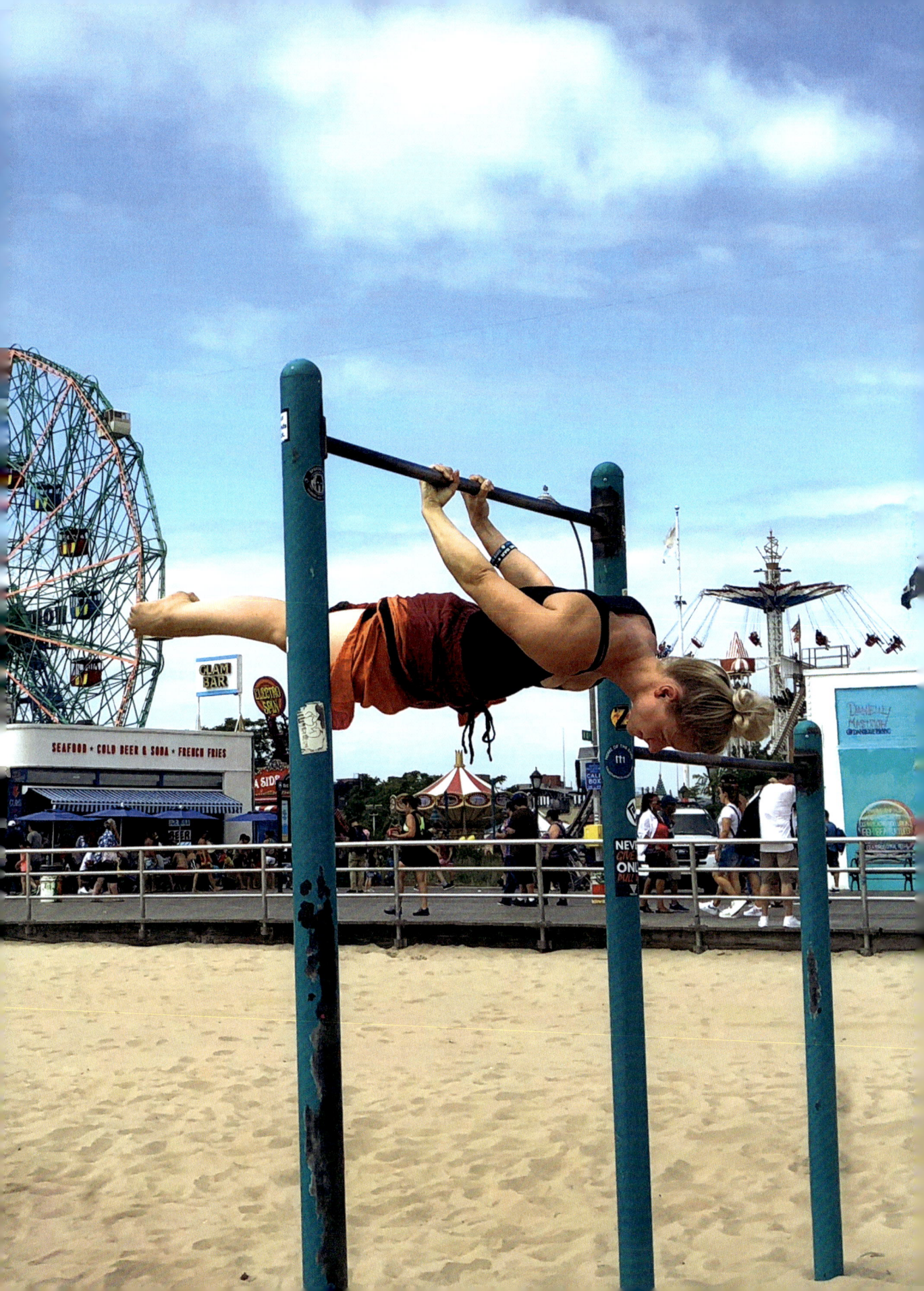

8 Intro: Mein Weg an die Klimmzugstange

Calisthenics ist ein Sport, der mein Leben seit dem Winter/Frühjahr 2014 dominiert. Im Herbst 2013 fing ich mit dem Training, meist an einem Baugerüst der Universität Düsseldorf, an. Paul Böhme (Mitbegründer von Calisthenics Parks), meinem damaligen Partner, habe ich diese Leidenschaft und mittlerweile Berufung zu verdanken. Er übte den Sport bereits länger aus und gab mir erste Instruktionen und Übungen an die Hand.

So dauerte es nicht lange, bis ich meinen ersten Klimmzug schaffte, von dem ich glaubte, ihn aufgrund meiner sportlichen Karriere in der Jugend (s. Autorenbeschreibung) locker zu ziehen. Falsch gedacht, denn obwohl mir die restlichen Basics bereits gut gelangen, gehörten Klimmzüge nicht zu meinen Fähigkeiten. Umso stolzer war ich, als die Wiederholungszahlen stiegen. Hier und da stagnierte das Training, sodass ich es umstellte, um neue Reize zu setzen und meine Leistung auf ein höheres Level zu heben.

Neben meinem Sportstudium, das ich als Nebenfach studierte, ging ich also vier- bis fünfmal die Woche zum Training. Zunächst allein, bis ich von einer Interessengemeinschaft in Erfurt erfuhr, die sich dank meiner Kontakte zur Sportabteilung der Universität später als Vereinsabteilung der Universität Erfurt unter dem Namen EFC Calisthenics etablierte. Dort war meine Position schnell geklärt, wozu sicher auch meine Expertise auf dem Sportsektor führte. Ich fungierte bereits vor Eintritt in den Verein als Trainerin und gab bei Wind und Wetter regelmäßige Einheiten. Ich sah viele Menschen kommen und gehen, stärker werden und wegen Verletzungen vom Training fernbleiben. Ich bekam viel positiven Zuspruch für mein Engagement und meine Zeit, die ich mir neben dem Studium und den Nebenjobs nahm. Andere Kommilitonen hingegen schienen nicht zu verstehen, was ich da eigentlich machte und bewunderten oder belächelten mein zeitintensives Hobby während des Studiums.

Als spätere stellvertretende Abteilungsleiterin schmiedeten wir mit dem Abteilungsvorstand und den Vorsitzenden des Universitätssportvereins Pläne für einen eigenen Calisthenics Park in Erfurt, denn eine solche Anlage gab es nicht. Wir trainierten notgedrungen im Brühler Garten, in dem vierkantige Stanketts für Klimmzüge zweckentfremdet wurden und mieteten uns später über den Winter in einer Halle eines nahe gelegenen Dorfs ein. Nachdem bis dato einige Städte bereits gut mit solchen Parks ausgestattet waren, wollten wir auch einen für unsere Stadt und unseren Verein.

Drei Jahre hat der Prozess um das Bauprojekt gedauert, bis im April 2017 endlich die Eröffnung unserer Anlage auf dem Universitätsgelände in Erfurt stattfand. Von nun an gab es kein Provisorium aus Stangen mehr, welches an eine Hauswand des Unisportgebäudes montiert war. Wir packten alle fleißig mit an, buddelten Kanäle für die Licht- und Stromanlage, bohrten, mit Spezialwerkzeug ausgestattet, Löcher in die zuvor betonierten Fundamente, verankerten die Pfosten für Klimmzugstangen und Barren mit Schrauben und froren uns bei den winterlichen Temperaturen im November 2016 die Hände ab.

Das war der Beginn einer vernünftigen Trainingsstätte, die genug Platz für alle Mitglieder des Vereins bietet und das Ende der verzweifelten Suche nach geeigneten Locations und runden Stangen.

Ich wurde recht schnell sehr gut in Calisthenics und machte mir als erste Frau in Deutschland einen Namen. Es brauchte etwas Überzeugungskraft, bis ich mir die sozialen Medien zunutze machte, um andere zu motivieren und Tipps zu geben. Schnell erkannte Bernhard aus Weiden in Österreich mein Talent und wollte mich um jeden Preis bei seiner jährlichen Sportveranstaltung dabeihaben, um einen Workshop zum Thema Calisthenics zu geben.

Gesagt, getan. Er ließ mich im August 2015 auf seine Kosten nach Österreich einfliegen und gab mir Unterkunft. Die Calisthenics-Workshop-Ära war geboren. Im Mai 2016 startete ich dann erstmals in Deutschland mit meinem Konzept *Only for Girls* in Bebra bei Bad Hersfeld. Ich wollte mehr Frauen für den Sport begeistern und sie an die Stange holen. Dieses Konzept hatte leider wenig Zulauf, weshalb ich es auf Anfrage von Männern erweiterte und Calisthenics für alle anbot. Mit den Workshops vermittelte ich sowohl theoretisch als auch praktisch die Grundlagen und einige fortgeschrittene Skills. Höchste Priorität hat dabei immer eine technisch saubere Ausführung, ganz nach dem Motto: **Quality beats Quantity!**

Neben den Workshops nahm ich an Wettkämpfen teil und konnte den einen oder anderen Sieg für mich verbuchen. Die Disziplinen der Power Competitions bestanden aus den Basics Klimmzüge, Dips und Liegestützen. Da ich mit Sets & Reps ins Calisthenicstraining eingestiegen bin (weitere Unterscheidungsformen in Kap. 9.3 „Die vier Arten des Calisthenics"), waren viele Wiederholungen mein täglich Brot. Relativ früh erkannte ich, dass mir die Wettkampfvorbereitungen, in denen es nur darum ging, Wiederholungszahlen zu steigern, keinen Spaß mehr machten. Calisthenics hat so viel mehr zu bieten, weshalb ich an keinen weiteren Wettkämpfen mehr teilnahm und mein Training umstrukturierte. Ich fokussierte mich mehr auf Skills, wie den Handstand, den Back Lever etc., liebte es aber weiterhin, verschiedene Sets & Reps ins Training zu integrieren. Ich wurde vielseitiger und stärker denn je.

Im Februar 2017 reichte ich meine Masterarbeit zum Thema *Der positive Einfluss von Calisthenics auf die körperliche Wahrnehmungsfähigkeit von Grundschülern. Ein Plädoyer für die Einführung von Calisthenics im Rahmen des Sportunterrichts*, ein. Ein Herzensprojekt, das ich heute noch unter dem Motto „Calisthenics macht Schule – Weg vom Fernseher, ran an die Stange!" vorantreibe und wofür ich auch aktuell noch auf der Suche nach freiwilligen Sportlehrern bin, um evidenzbasierte Studien zu erhalten, die für ein neues Buchprojekt Verwendung finden sollen.

Anfang 2017 lernte ich **Moving Monkey**® (Leon Staege) kennen. Er brachte mich in Kontakt mit Mobility und ich zeigte ihm das wichtigste Handwerkszeug für Calisthenics. Doch bevor ich beides miteinander kombinieren konnte, warf mich eine Schulterverletzung aus meiner Trainingsroutine. Ab diesem Zeitpunkt hieß es, keine Druck- und Zugbewegungen mehr, wie ich sie gewohnt war. Stattdessen gab es viel Mobility und stabilisierende Übungen rund um den Schultergürtel. Anderthalb Jahre Calisthenics-Trainingspause zeigten mir auf, wie wichtig ein solches Training bereits zu Anfang meiner Calisthenicskarriere gewesen wäre und ich glaube, dass ich mich so vor Verletzungen hätte schützen können. Jedoch kam die Popularität von Beweglichkeitstraining erst 2016 so wirklich auf.

Die Verletzung ließ mich weiter über den Tellerrand schauen, wodurch ich einiges an Wissen rund um ein gesundes Training hinzugewann. In Kooperation mit Leon teilen wir auf Workshops unter dem Namen *Calisthenics X Mobility* unser Wissen mit anderen und wollen Menschen einen Weg aufzeigen, wie sie von Anfang an gesunderhaltend trainieren können.

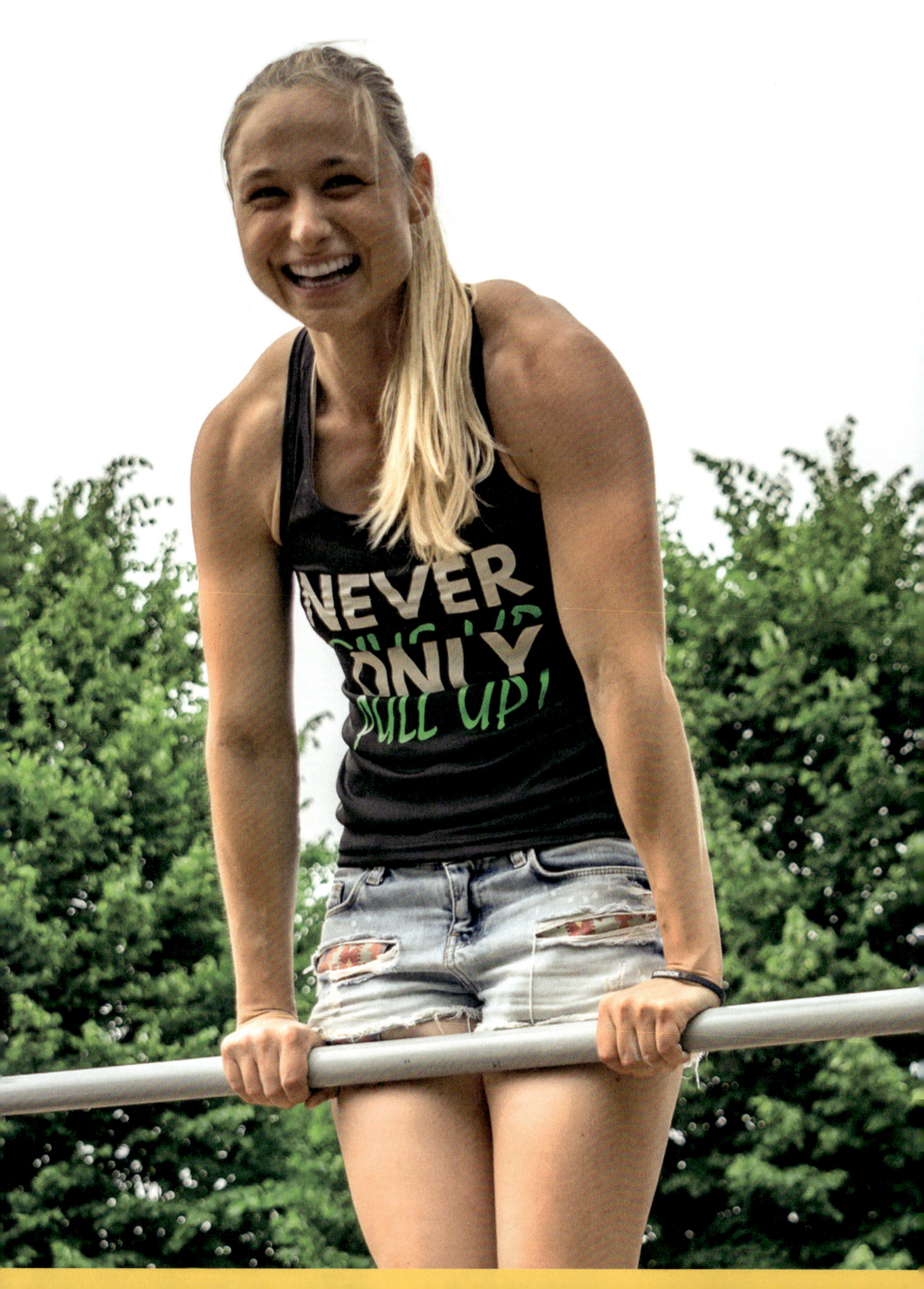

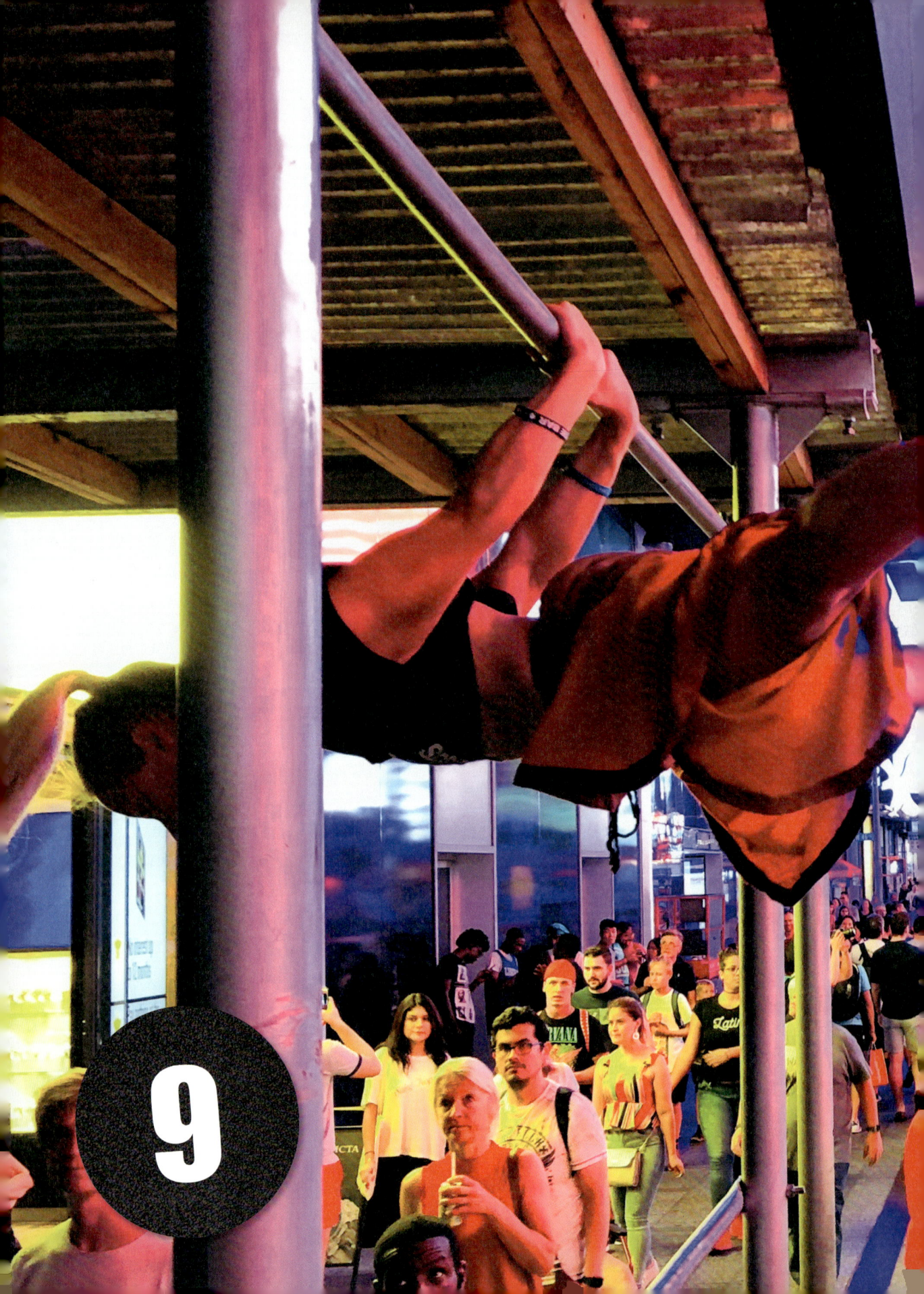

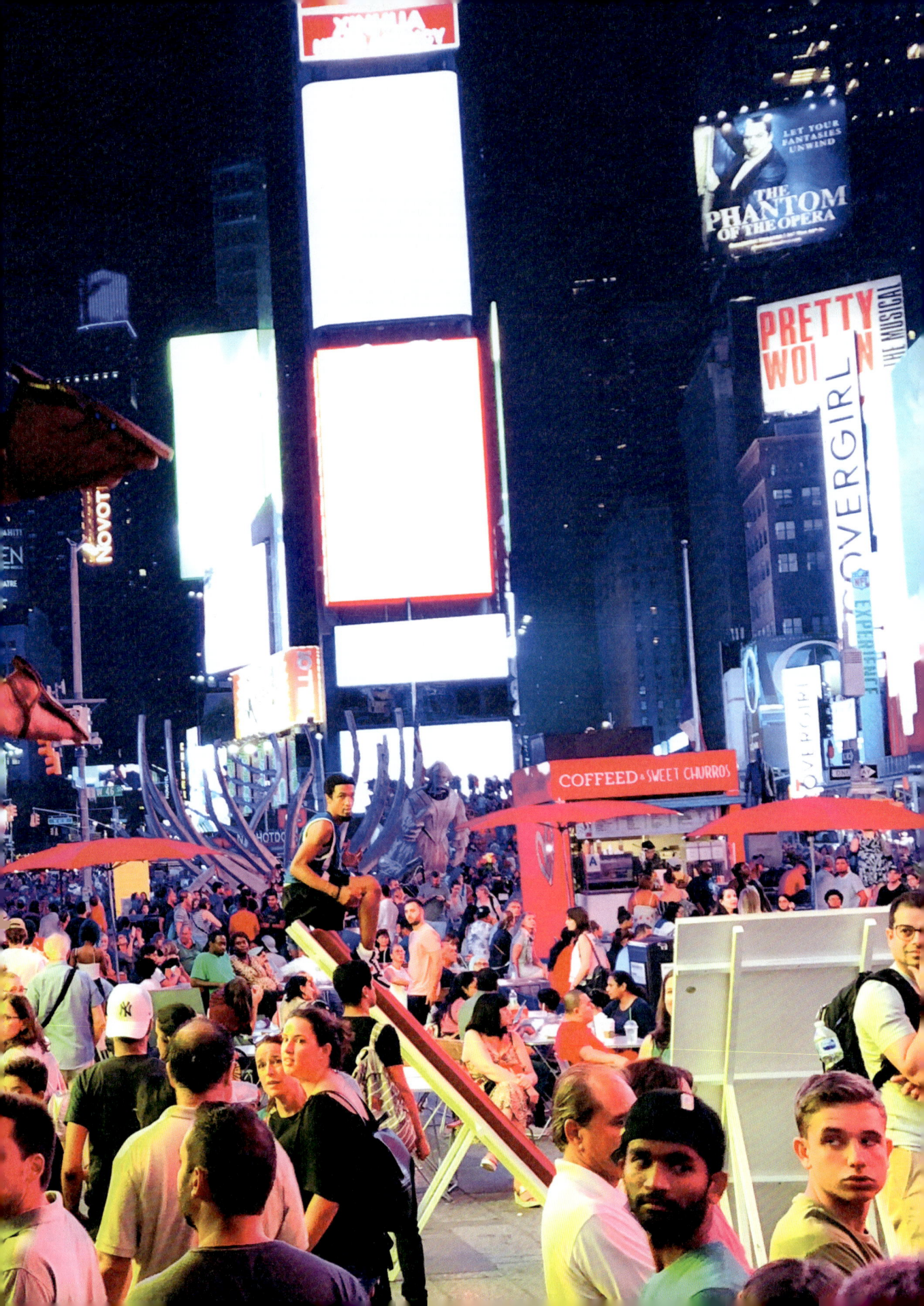

9 Calisthenics – Turnen auf der Straße

Wie oft ich den Wunsch absoluter Newbies im Bereich Calisthenics höre: „Ich möchte die menschliche Flagge können, wie fange ich damit an?" Okay, bevor du dir darüber überhaupt anfängst Gedanken zu machen, höre auf, bei anderen Menschen gesehene Übungen, einfach nachzumachen und hinterfrage, ob du körperlich überhaupt die Voraussetzungen für diese fortgeschrittene Übung hast.

Wirklich **JEDER** kann mit Calisthenics anfangen, aber bitte dem aktuellen Leistungsstand entsprechend, alles andere führt wohl oder übel, früher oder später zu Verletzungen. Beginne bei deinem Status quo und perfektioniere die Basics (Klimmzüge, Liegestütze, Dips und Kniebeuge), bevor du anfängst zu träumen. Damit möchte ich dich nicht entmutigen, sondern dich ganz klar vor Fehlern bewahren, die viele andere bereits gemacht haben und mit heutigem Wissen wohl hätten vermeiden können.

9.1 DIE WURZELN DES CALISTHENICS

Calisthenics oder auch *Street Workout* genannt, beinhaltet körperliche Übungen, welche einfache und grundlegende Bewegungsmuster darstellen. Turnvater Jahns ursprüngliche Idee von gymnastischen Übungen wurde im 19. Jahrhundert in die Vereinigten Staaten exportiert. Dort wurden die klassischen Eigengewichtsübungen abgewandelt und mit Elementen aus anderen Sportarten, wie Breakdance, Freerunning/ Parkour, kombiniert. Es entstand das neue, moderne Calisthenics mit seinen typischen Elementen, das einen athletischen Körper schafft, der in der Lage ist, anspruchsvolle Übungen kinderleicht aussehen zu lassen. Hierbei spreche ich immer von einer Wortneuschöpfung einer bereits seit Ewigkeiten bekannten körperlichen Ertüchtigung mit dem eigenen Körper (Bodyweight Training), ohne Zutun externer Gewichte.

Falls dich Menschen fragen, was Calisthenics ist, antworte einfach Folgendes:

Calisthenics umfasst nichts anderes als Krafttraining mit dem eigenen Körper mithilfe der Schwerkraft, unter Nutzung unserer Hebel (Arme und Beine), welche den Schwierigkeitsgrad der Übungen variieren lassen. Calisthenics vereint vor allem statische und dynamische Übungen aus dem Turnen, weshalb man sagen kann: Calisthenics ist das Turnen auf der Straße.

Schließlich entsprang der Sport aus der Geldnot heraus, weshalb man sich Sportgeräte wie Klimmzugstangen für diverse Zugübungen, Barren für Drückübungen sowie Hangelleitern und Sprossenwände zunutze machte, die es vielerorts in Amerika frei zugänglich gab. Als Geburtsstätte wird New York genannt. Dort boten Sportparks den jungen Menschen an, ihrem Training ohne Fitnessstudio im Freien nachgehen zu können.

Ziel der Methode ist es, auf der Basis des Widerstands, den das eigene Körpergewicht erzeugt, ganzheitlich fit und widerstandsfähig zu werden, ohne dabei isolierte Muskelgruppen zu trainieren. Weshalb das isolierte Training bestimmter Muskelgruppen dennoch wichtig ist, wird im Verlauf des Buchs geklärt (s. Kap. 10.5 „Assistenzübungen").

Ursprünglich wird genutzt, was die Umgebung zu bieten hat. Seien es vertikale Laternen, Baugerüste oder Ähnliches, um mit dem eigenen Körper Kraft aufzubauen. Diese Form der Ausübung, die ohne jegliches dafür vorgesehenes Equipment auskommt, wird in Calisthenicskreisen auch als *Ghettoworkout* bezeichnet. Im Laufe der Jahre wurden speziell auf Calisthenics ausgerichtete Outdooranlagen gebaut, sodass es öffentliche oder eingeschränkt zulässige Parkanlagen gibt, die für das Training genutzt werden können. Wo und wie du geeignete Spots findest, kannst du in Kap. 9.9 „Calisthenics Parks- die besten Spots für dein Training" nachlesen.

Damit entspricht die Wunschvorstellung, Calisthenics sei ein zeit-, orts- und geräteunabhängiger Sport, nur bedingt und unter bestimmten Voraussetzungen der Wahrheit. Welches Equipment Sinn macht, erfährst du in Kap. 9.8 „Sinnvolles Equipment". Letztlich entscheidet auch deine Umgebung darüber, ob, wo und wie du trainieren kannst.

9.2 DIE WIND-UND-WETTER-TRAININGSMENTALITÄT

Die kalten Jahreszeiten verleiten allerdings immer mehr Sportler dazu, auf eine wetterfeste und unabhängige Indooralternative zurückzugreifen, weshalb der Grundgedanke des „draußen auf der Straße Trainierens", unabhängig von Mitgliedschaften in Fitnessstudios, verloren gegangen ist. Das ist vielen fortgeschrittenen Athleten jedoch nicht zu verdenken. Denn diese „Ich trainiere zu jeder Zeit des Jahres, bei Wind und Wetter draußen"-Mentalität ist der falsche Ansatz und zeugt von wenig intelligentem Training.

Sicher macht es dich weniger anfällig Krankheiten gegenüber, weil du dein Immunsystem auf gewisse Art und Weise stärkst, aber im Sport selbst wirst du dadurch nicht besser. Um bei winterlichen Temperaturen nicht auszukühlen, braucht es HIIT-Einheiten (hochintensives Intervalltraining), welches im fortgeschrittenen Stadium wenig Sinn ergibt. Auch im Hinblick auf einzuhaltende Pausenzeiten, welche im Maximalkraftbereich teilweise drei Minuten betragen, um beteiligte Muskeln sowie das Nervensystem für den nächsten Satz zu regenerieren.

Eine optimale Trainingsumgebung ist Gold wert und wird dir mehr Trainingsfortschritte erlauben, als kalte Hände und rutschige Oberflächen. Wenn du also wirklich stark werden willst, solltest du deine „nur die Harten kommen in den Garten"-Allüren beiseitelegen, Handschuhe gar nicht erst in Erwägung ziehen und vernünftig trainieren, ohne dich durch die Winterperiode zu schleppen. Ich genieße es auch, draußen zu trainieren und nutze jede Gelegenheit. Das Gefühl ist einfach ein anderes. Du bist an der frischen Luft, hast viel Freiraum und Platz, um dich auszutoben. Ab und an wird jedoch Equipment notwendig, das nicht einfach irgendwo in der Natur rumliegt. Wird es zu kalt, verlege ich mein Training nach drinnen, um meinen Fokus beibehalten zu können.

9.3 DIE VIER ARTEN DES CALISTHENICS

Calisthenics ist nach meinem Begriff in vier Kategorien einzuteilen.

KATEGORIE 1: SETS & REPS

Es gibt die klassischen *Sets & Reps*-Vertreter, die Calisthenics vor allem im Kraftausdauerbereich trainieren. Dabei werden je nach Leistungsstand Übungen der Basics in vielen Sätzen mit vielen Wiederholungen ausgeführt. Meist werden verschiedene Übungen als Zirkel kombiniert (Liegestütze, Klimmzüge, Beugestütze). Ein solcher Satz könnte bspw. so aussehen: 10 Wiederholungen Bar Muscle-ups (fortgeschrittene Skillkombi aus einem Pull-up und einem Dip), 10 Wiederholungen Dips und 10 Wiederholungen Pull-ups, ohne die Stange zu verlassen. Ein solches Video findest du auf meinem YouTube®- Kanal unter der „CaliXMobi Buch Playlist".

KATEGORIE 2: WEIGHTED CALISTHENICS

Vertreter der vorherigen Kategorie trainieren meist auch mit Zusatzgewichten, das sogenannte *Weighted Calisthenics,* um vor allem neue Reize zu setzen und ihr Training auf ein neues Leistungslevel zu bringen.

KATEGORIE 3: FREESTYLE/BARHOPPING

Des Weiteren gibt es die *Freestyler* oder auch *Barhopper* genannt. Sie bevorzugen dynamische Elemente und setzen dabei spektakulär aussehende Rollen, Sprünge und Ähnliches als Kombo an der Stange um. Es werden Übungen miteinander verbunden, sodass eine Choreografie entsteht.

KATEGORIE 4: SKILLFOKUSSIERT

Zur vierten Kategorie zähle ich Calisthenicssportler, die sich über die Basics hinaus Elemente (Skills) aneignen, die sie *technisch fokussiert* trainieren und über die Jahre des Trainings hinweg perfektionieren.

Die Zeit und Erfahrungen haben gezeigt, dass ein **Hybridtraining**, also die *Kombination mehrerer Trainingsformen und Sportarten,* für die Gesunderhaltung des Körpers unbedingt zu empfehlen ist. Mobility als Beweglichkeitstraining und Calisthenics sorgen für die nötige Balance zwischen Beweglichkeit und Stabilität. Darüber hinaus kann natürlich jede beliebige Sportart in deinen Trainingsalltag integriert werden, sei es Weightlifting, Yoga oder Tanzen. Je variationsreicher, umso besser. Mehr dazu findest du in Leons Kap. 2.7 „Wie dich Mobility stärker macht".

TIPP

Ergänzend zum Mobility- und Calisthenicstraining ist es empfehlenswert, bspw. Kettlebells und Kurzhanteln für präventive oder rehabilitative Übungen zu integrieren. Letztlich sind individuelle Schwachstellen und Dysbalancen herauszufinden und entsprechende Maßnahmen zu ergreifen.

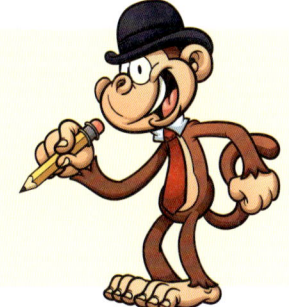

Bei allen aufgezeigten möglichen Varianten, um Calisthenics auszuführen, geht es als fanatischer Calisthenicssportler nicht primär um die optische Verbesserung, sondern vielmehr um das Beherrschen des eigenen Körpers über die Elemente mit dem Ziel, dies möglichst leicht aussehen zu lassen. Keiner dieser Wege führt allerdings an den Basics vorbei (s. Kap. 10.1 „Die Grundübungen im Überblick").

9.4 VOM SZENESPORT ZUM KOMMERZ? – CALISTHENICS IN DEUTSCHLAND

Calisthenics hat über die Jahre einige Veränderungen erfahren. Seit Beginn meiner Zeit im Calisthenics-sport 2013 konnte ich diese Entwicklung beobachten. Als ich damals mit Calisthenics anfing, war die Szene in Deutschland noch sehr überschaubar. Hier und da gab es verteilt ein paar Menschen, die dem gleichen Sport nachgingen. Aber so richtig war der Sport aus Amerika in Deutschland noch nicht ange-kommen. Auch heute noch haben viele keinerlei Vorstellung davon, was Calisthenics ist. Ich lernte von meinem damaligen Partner, der sich auf YouTube® Inspiration für das eigene Training holte.

Schwierig war die Informationsbeschaffung bezüglich korrekter Übungsausführungen. Mittlerweile ist das Internet auf den verschiedenen Social-Media-Plattformen, wie bspw. Facebook® oder YouTube®, mit Tu-torials, die Anfängern Tipps zum Erlernen verschiedener Übungen an die Hand geben, überfüllt. Viele, die glauben, sie könnten Wissen vermitteln, versuchen, Anleitungen zu geben. Darunter sind allerdings oft auch weniger gut recherchierte und aufbereitete Tutorials, weshalb es einem Laien bei der Auswahl wirklich hilfreicher und informativer Beiträge jeglicher Art ziemlich schwer gemacht wird. Hast du also echtes Interesse an dem Sport, dann tauche tiefer in die Materie ein, um die Qualität der Präsentationen unterscheiden zu können.

Als einzige Frau, die mit dem Calisthenicssport in der Art und Weise, wie ich es tue, in Deutschland in der Öffentlichkeit der sozialen Medien steht, erlebe ich die Entwicklung der Szene Tag für Tag. Nach Beginn meines Eintritts in den Sport entstanden in verschiedenen Städten immer mehr Interessengemeinschaf-ten, die für ihre Gruppen einen eigenen Namen kreierten, der sie von anderen unterscheidet und örtlich erkennbar macht. Auch die eigenen Logos haben ihren Wiedererkennungswert. Man tat sich bei Szene-treffen zusammen, traf sich an einer geeigneten Location in Deutschland, die Platz genug für alle bot und trainierte gemeinsam.

Meist traf man sich im Rahmen von Wettkämpfen, die sich über die Jahre etabliert haben. Dabei wird bisher in die *Power Competition*, ein Wettkampf um die meisten Wiederholungen einer Übung mit oder ohne Zusatzgewicht für Männer und Frauen, und in Freestyle unterschieden. Diese sind in Kap. 9.3 „Die vier Arten des Calisthenics" in Kategorien unterteilt wurden. Die **WSWCF (World Street Workout and Ca-listhenics Federation)** hält Meisterschaften in allen daran teilnehmenden Ländern ab und lädt die besten Athleten zur Weltmeisterschaft meist nach Moskau ein.

Dieses Gemeinschaftsgefühl und die Leidenschaft für diesen Sport verbanden und schafften regen Austausch in der Community. Rückblickend waren diese Communitytreffen genau das, was den Calis-thenicssport auszeichnete: sich untereinander helfen, stärken und motivieren.

Seit 2017 möchte jeder, der sich Calisthenicsathlet nennt, Profit aus dem Sport schlagen. Jeder nennt sich Calisthenicstrainer, verkauft Trainingsprogramme und coacht im Personal Training oder online. Logisch, der Sport ist trendy und birgt Potenzial. Calisthenics ist mittlerweile kommerzialisiert. Geld und Sponsoren spielen eine wichtige Rolle und entscheiden über Erfolg oder Misserfolg. Natürlich haben das bereits andere Sportler in anderen Ländern Europas und darüber hinaus erkannt und handhaben das auch so. In Deutschland verlor sich die einst gemeinschaftliche Szene und eine Kluft tat sich auf.

Konkurrenzgedanken kamen auf. Als eine der Wegbereiterinnen in Deutschland bekam auch ich das deutlich zu spüren. Oft wird vergessen, dass eigentlich alle das gleiche Ziel haben: mehr Menschen für den Calisthenicssport zu begeistern und ihnen mit Rat und Tat zur Seite zu stehen. Ich habe gelernt, damit umzugehen und verfolge meine Mission weiterhin. Allein und in Kooperation mit Leon und unserem Projekt „Calisthenics X Mobility" und anderen Konzepten. Dabei bleibe ich offen für alles, das authentisch ist und das ich mit bestem Gewissen vertreten kann.

9.5 CALISTHENICS VS CROSSFIT® VS FREELETICS

Calisthenics unterscheidet sich meiner Meinung nach von anderen Sportarten, wie CrossFit® oder *Freeletics*, welche fälschlicherweise sehr häufig mit Calisthenics gleichgesetzt werden, wegen der sauberen Ausführung der Übungen. Die Basisübungen sind bei allen drei genannten Sportarten gleich. Klimmzüge, Dips, Liegestütze und Kniebeugen sind Teil aller Sportarten, die das eigene Körpergewicht im Fokus haben. Darüber hinaus sind es Grundübungen, die als Teil des allgemeinen Konditionstrainings auch bei Basketball-, Fußballathleten oder Triathleten ausgeführt werden. Sie sind demnach nichts Neues und kommen nicht nur im Calisthenics vor.

Der Unterschied bei diesen Übungen im Calisthenics liegt darin, dass der Fokus auf eine technisch saubere Ausführung gelegt wird. Zeit ist nicht dein Gegner, es geht nicht darum, bestimmten Rekordzeiten hinterherzujagen. Falls das dein einziges Ziel ist, dann setzt du dich einem erhöhten Verletzungsrisiko aus, vor allem als unerfahrener Anfänger, der die Basics nicht beherrscht. Hinzu kommen Skills, die eher im turnerischen Bereich angesiedelt sind und als fortgeschrittene Elemente gelten. Auch CrossFit® enthält Gymnastikelemente. Diese werden allerdings durch *Kipping* abgefälscht, um sie möglichst schnell zu absolvieren.

Letztlich bist du, wenn du Calisthenics nicht wettkampforientiert machst, dein eigener Gegner. Das Erlernen eines vielfältigen Spektrums an Skills und Körperbeherrschung steht im Mittelpunkt. Nebenbei schindest du ordentlich Eindruck und sorgst in der Öffentlichkeit für Aufsehen, wenn du es darauf anlegst oder auf öffentlichen Sportplätzen trainierst. Wenn du es nur der Fitness wegen machen möchtest, dann halte dich an die Basics und sorge für ein ausgeglichenes Training.

9.6   WARUM JEDER VON BODYWEIGHT-TRAINING PROFITIERT

Wie bereits zuvor erwähnt, spielt sowohl der finanzielle als auch der ortsgebundene Faktor eine wichtige Rolle: Je nachdem, welches Ziel du verfolgst. Für jemanden, der mit einem Bodyweight Home Workout beginnt, ist das allein schon besser als nichts. Willst du allerdings alle Möglichkeiten nutzen, um das Beste aus dir herauszuholen, dann ist der Wille und die Bereitschaft für Veränderungen unabdinglich. Dazu ist es oft nötig, das Haus zu verlassen, es sei denn, du hast ein Gym! Glückwunsch, wir auch. Ein kleines zwar nur, für Squats und Deadlifts geht's aufgrund von Equipmentmangel ins Gym. Oder wenn kaum Zeit bleibt, ein kleines Workout aber nicht fehlen darf.

Im besten Fall investierst du in deine Gesundheit und suchst dir fähige Trainer, die dich auf deinem Weg begleiten. Obwohl es mit wenig Vorkenntnissen bereits an der Wahl eines geeigneten Trainers scheitern kann. Nutze die Erfahrungswerte anderer und lasse dich deinen Vorstellungen entsprechend trainieren.

Wenn es nicht der Trainer sein soll, dann ein Studio, das neben fähigen Trainern alles hat, was dich in irgendeiner Weise bezüglich deines sportlichen Ehrgeizes beeinflusst. Eine sportliche Umgebung schafft oft mehr Motivation als die eigenen vier Wände. Außerdem ist das Vorhandensein wichtiger und nützlicher Equipments unabdinglich für ein allumfassendes Training.

Allgemein betrachtet, ist Training mit dem eigenen Körper praktikabel, schließlich hast du diesen immer dabei. Du lernst, deinen Körper zu kontrollieren, Bewegungen in dein System zu integrieren und durch das gewonnene Körpergefühl abrufbar zu machen.

Anatomisch betrachtet, werden beim Calisthenicstraining bei jeder Übung so gut wie alle Muskelgruppen aktiviert und gestärkt. Wohingegen das Training mit Gewichten oftmals voneinander isolierte und gezielte Übungen einzelner Muskeln zulässt. Beide Varianten begünstigen natürlich das Muskelwachstum und, wie bereits geschrieben, bedient man sich im besten Fall mehrerer Möglichkeiten, um zu trainieren. Denn für die eine oder andere Schwachstelle eignen sich Hanteln hervorragend und gehören demnach als Bestandteil eines rundum ganzheitlichen Trainings dazu.

Ein Beispiel hierfür ist der *Liegestütz*. Dieser trainiert vordergründig Schultern, Trizeps und die Brust. Darüber hinaus wird zusätzlich die Rumpfspannung beansprucht, die für Stabilität sorgt. Schauen wir uns hingegen Gerätetraining an, wird deutlich, dass diese stabilisierende Komponente größtenteils verringert ist, da meist nur isolierte Muskelgruppen in den Fokus genommen werden. Schultern, Brust und Rumpf werden auf mehrere Geräte aufgeteilt und somit isoliert voneinander trainiert.

Der Irrtum, sich mit körpereigenen Übungen bezüglich der Leistungsfähigkeit nicht steigern zu können, da die Übungen vorgegeben sind und keinerlei Gewichtszusatz ermöglicht wird, kann ausgeräumt werden. Aufgrund der vielfältigen Varianten einer Basisübung ist die individuelle Leistungssteigerung eines Trainierenden möglich. Wurden Trainingsziele erreicht, sind neue zu setzen, die es durch gezieltes Üben als nächste Etappe zu erreichen gilt. Calisthenics steht dem Training mit Gewichten also in nichts nach. Wird beim Gewichtestemmen nach und nach die Anzahl der Gewichte erhöht, um Leistungssteigerungen zu erfahren, wählst du beim Calisthenics schwerere Varianten und Bewegungsmuster.

Calisthenics ist folglich eine Sportart, welche mit wenigen Übungen und deren Variationen auskommt, um den gesamten Körper ganzheitlich zu beanspruchen. Nach Belieben und nach gesetzten Zielen kann so das äußerliche Erscheinungsbild verbessert werden.

9.7 WELCHE VORAUSSETZUNGEN DU BRAUCHST

Bestimmte körperliche Grundvoraussetzungen gibt es nicht. Übungen wie Liegestütze, Klimmzüge, Dips oder Kniebeugen kann **jeder** lernen, ganz gleichgültig, welches Geschlecht, welches Alter oder welches Leistungslevel er hat. Das Training ist davon abhängig, welches Ziel im Vordergrund steht. Lautet das Ziel, eine Grundfitness aufzubauen, reicht es, diese Übungen in das Training zu integrieren, um sowohl Kraft, Hypertrophie (Muskeldickenwachstum) als auch Kraftausdauer zu fördern. Willst du mehr, musst du mehr Zeit investieren und die Basisübungen sind zu spezifizieren.

Grundlegend sollte jeder Mensch in der Lage sein, folgende Bewegungsmuster auszuführen:

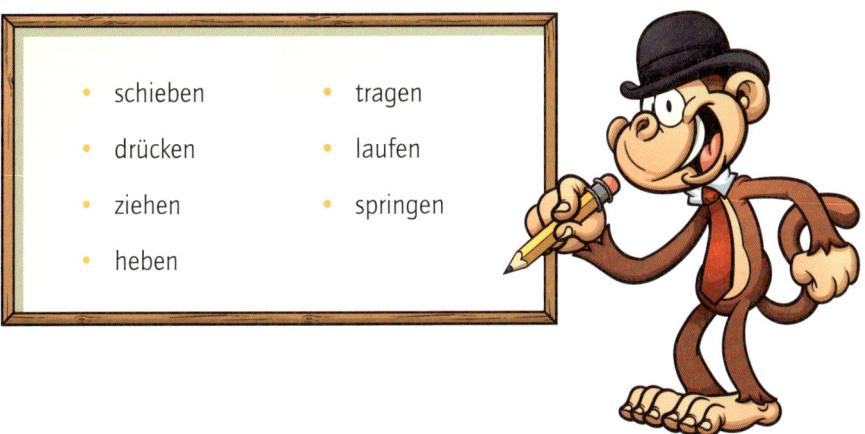

- schieben
- drücken
- ziehen
- heben
- tragen
- laufen
- springen

Viele alltäglich zu bewältigende Aufgaben erfordern eine dieser körperlichen Fähigkeiten. Ohne sie wären wir nicht imstande, eine Kiste auf das oberste Regal im Abstellraum zu stellen, den eben gekauften Wasserkasten im Auto zu verstauen, das Baby im Kinderwagen vor uns herzuschieben oder in einem Tuch vor der Brust zu tragen.

9.8 SINNVOLLES EQUIPMENT

Wie der Beschreibung des Calisthenicssports bereits zu entnehmen ist, brauchst du, optimistisch gesehen, nichts weiter als deinen Körper. Das stimmt nur bedingt. Druckübungen können am Boden gemacht werden, für Dips können Stühle oder anderes Mobiliar herhalten. Doch wenn es darum geht, ein ausgeglichenes Training zu absolvieren, das unterschiedliche Bewegungsebenen benötigt, dann gehören eine Klimmzugstange oder Ringe für ziehende Übungen dazu. Ich weiß, dass man auch an einem Tisch rudern oder ein Handtuch an der Tür befestigen kann. Bodyweight Training at Home mithilfe solcher einfachen Übungen ist möglich und vor allem als Anfänger sicher ausreichend. Sobald du Fortschritte gemacht hast und dir diese Übungen zu leichtfallen, wirst du keine Reize mehr setzen, die dich weiterbringen.

Decke dich also mit dem Grundequipment ein. *Klimmzugstange* und/oder *Ringe* sind ein Muss. Achte beim Durchmesser darauf, dass die Stange gut in den Händen liegt und nicht zu dünn ist. Empfehlenswert ist ein Durchmesser von etwa 33 mm. Polierter Edelstahl wird rutschig in den Händen. Sandbestrahlte, raue Varianten sind hier die bessere Wahl.

Ringe aus Holz bieten einen besseren und angenehmeren Grip. Außerdem sollten die Schnallen der Gurte eine einfache Handhabe ermöglichen, sodass du dir nicht deine Daumen beim Anbringen der Ringe brichst. Es gibt Ringe mit Zahlenmarkierungen. So wird dir das Einstellen beider Ringe auf die gleiche Höhe leichter gemacht. Du kannst die Ringe an Ösen an der Decke befestigen, besser finde ich es jedoch, eine breitenverstellbare Variante zu haben. An einer Stange kannst du die Ringe nach Belieben weit oder eng stellen.

Um Dips vernünftig ausführen zu können, empfehle ich einen *Barren*. Da dieser in den seltensten Fällen Platz in einer normalen Wohnung findet, sind Alternativen gefragt. Entweder Dipbarren für die Montage an einer Wand, zum Einhängen in eine Sprossenwand oder sogenannte *Equalizer*, zwei einzelne Stangenelemente, die, nebeneinandergestellt, für Dips genutzt werden können. Jedoch ergeben sich zwei Nachteile. Sie sind meist nicht hoch genug, um die Beine gestreckt lassen zu können und sie sind oft sehr instabil. Außerdem ist die Breite beider Holme auf deine individuellen Bedürfnisse anzupassen. Lies mehr dazu in Kap. 11.6 „Beugestütz (Dips) und Progressionsmöglichkeiten". *Parallettes*, ähnlich den Equalizern, nur viel kleiner, sind sehr gut für den L-Sit oder den Handstand geeignet und sind platzsparend.

Falls dir später Bodyweight-Klimmzüge zu leichtfallen und du mit über 15 Wiederholungen und mehr nicht nur im Kraftausdauerbereich trainieren und es dir schwerer machen möchtest, besorge dir einen *Ge-*

wichtsgürtel oder eine *Gewichtsweste*. Falls du über die Anschaffung einer Gewichtsweste nachdenkst, bedenke eventuelle Einschränkungen der Schulterblattbewegung, wobei körpernah gelegene Schwerpunkte besser sind als extern platzierte Zusatzlast, wie bspw. beim Gürtel. Am Ende entscheidest du selbst, womit du besser trainieren kannst.

Besorge dir außerdem *Widerstandsbänder* verschiedener Stärken. Ich empfehle ein rotes und ein schwarzes Band. Welchen Nutzen sie haben können, wird im Laufe des Buchs deutlich.

Ein absolutes Must-have ist *Chalk* (Magnesia/Kreide), die für einen besseren Grip an der Stange sorgt und in meinen Augen unabdinglich ist. Ja, Kreide trocknet die Hände aus. Frage: „Möchtest du performen oder seidig weiche Hände?" Hornhaut bildet sich als Schutzmechanismus an Stellen des Körpers, die wenig fleischig und Druckbelastungen ausgesetzt sind. Sie erfüllen somit eine wichtige Funktion und sollten, nur weil es dem Schönheitsideal entspricht, nicht ständig bist aufs Letzte abgehobelt werden. Handschuhe sind keine Lösung!

Wie bereits beschrieben, ist Calisthenics allein nicht ausreichend, um alle dafür nötigen Strukturen dementsprechend zu kräftigen. Aus diesem Grund empfehle ich zusätzlich den Einsatz von *Kettlebells* und *Kurzhanteln*. Willst du sichtbare Muskelberge an deinen Beinen entwickeln, wirst du an einer **Langhantel** mit entsprechenden Hantelscheiben nicht vorbeikommen.

Klingt kostenintensiv und platzeinnehmend? Stimmt. Falls du dein eigenes Zuhause also nicht zum Gym umfunktionieren willst, bist du in einem Studio mit allem Equipment wohl besser aufgehoben. Vor allem, wenn du es wirklich ernst meinst, den Nutzen darin siehst und auf nichts verzichten willst, was dich stärker macht.

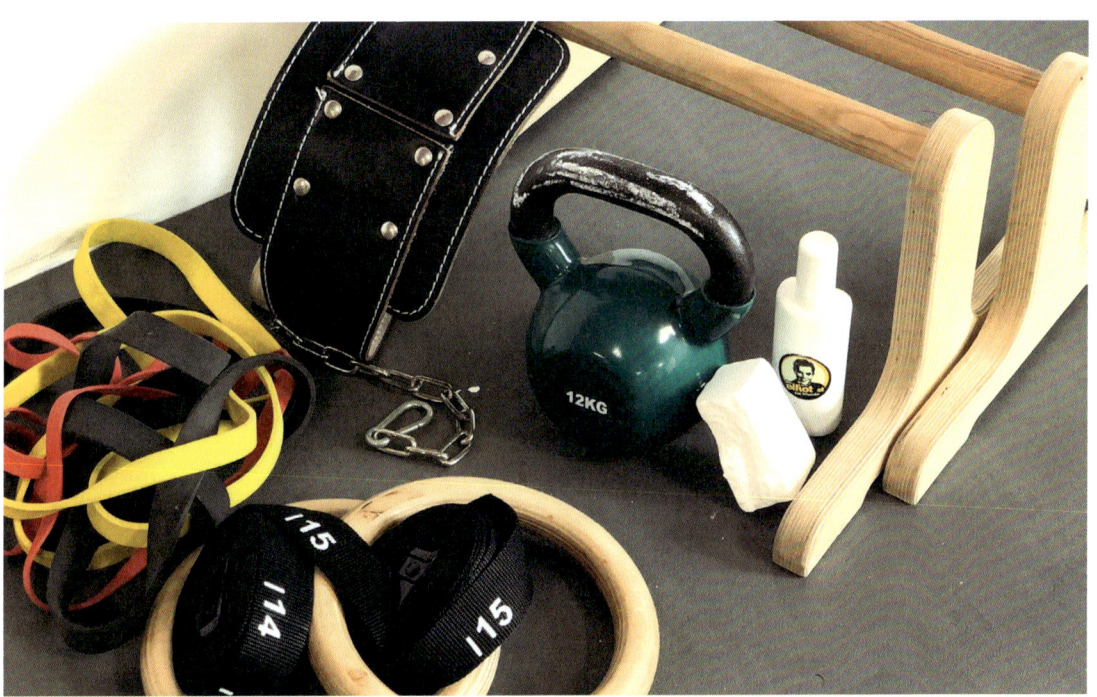

9.9 CALISTHENICS PARKS – DIE BESTEN SPOTS FÜR DEIN TRAINING

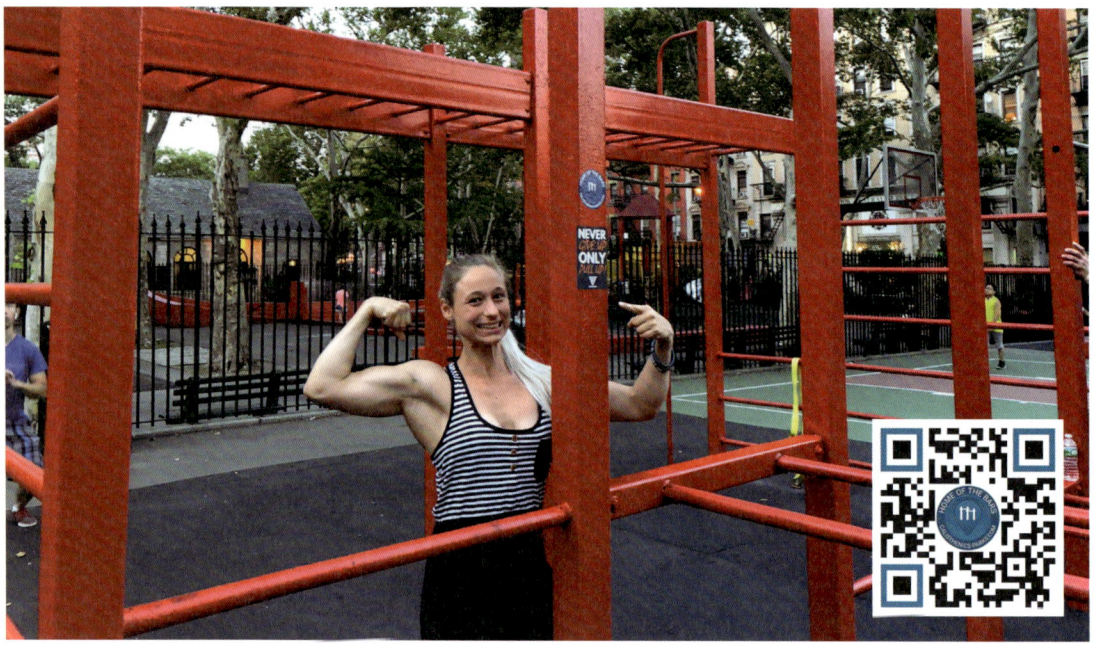

Geeignete Möglichkeiten im Freien zu finden, ist dank *www.calisthenics-parks.com* kein Problem mehr. Es gibt keine vergleichbare und leichtere Herangehensweise bei der Suche nach einem Spot in deiner Nähe, gleichgültig, wo du bist – weltweit. Du bist im Urlaub und brauchst neben dem erholenden Sommerfeeling Stangen und mehr für dein Calisthenicstraining? Nimm dein Smartphone, besuche die App und finde den nächstgelegenen Trainingsspot. Klingt easy? Ist es auch!

9.10 LEITFADEN FÜR AMBITIONIERTE CALI-SPORTLER

CHECKLISTE

- Suche dir einen Trainingspartner und für den Sommer einen Spot zum Trainieren im Freien!

- Stecke dir messbare Ziele, aber nicht zu viele auf einmal!

- Habe Geduld mit dir selbst und lasse deinem Körper Zeit, sich an die Belastungen anzupassen!

- Trainiere trotz eines gesetzten Fokus vielseitig (Beweglichkeit und Kraft kombinieren)!

- Gönne deinem Körper Ruhephasen zum Regenerieren!

- Arbeite dich Schritt für Schritt mit Progressionen heran!

- Beginne mit den Basics und beherrsche sie, bevor du Größeres im Sinn hast!

- Vergleiche dich nicht mit anderen, Vorbilder sind okay!

- Habe Spaß bei dem, was du tust und stelle nicht zu große Erwartungen an dich selbst!

- Habe ich QUALITY BEATS QUANTITY schon erwähnt?

9.11   WEG VON GEWOHNTEN BEWEGUNGSMUSTERN – REIN INS UNGEWÖHNLICHE!

Ich probiere gerne Neues aus. Vor allem, wenn ich weiß, dass mein Gegenüber Ahnung von der Materie hat. Und das ist auch wichtig für unsere neuromuskulären Verschaltungen, die sich über jede neue Bewegungserfahrung freuen und dementsprechend mit neuen Reizen neue Verknüpfungen schaffen.

Stelle dir eine Baustelle vor. Die Arbeiter sind in ihren alltäglichen Aufgaben auf der Baustelle geübt und die Handgriffe sitzen. Gibst du ihnen kein Material (neuen Input), bleibt die Baustelle liegen und kommt nicht voran. Werden den Arbeitern hingegen unbekannte Aufgaben zum Erledigen gegeben, müssen sich die Arbeiter erst beratschlagen, mögliche Wege aufzeigen und Lösungen finden. Beim zweiten/dritten Mal läuft das Ganze dann bereits viel besser ab, bis es später zur Routine wird.

Neue Reize fordern demnach dein Gehirn und deinen Körper auf eine neue Art und Weise heraus. Je mehr Abwechslung du ihm gibst, umso mehr wirst du (wenn du dranbleibst) zum Allrounder und kannst mehr Bewegungsaufgaben lösen als zuvor.

Gehe raus, suche dir eine herausfordernde Aufgabe und gehe sie an! Voll und ganz.

9.12   AUSPOWERN BIS ZUM UMFALLEN – DIE 80-%-REGEL

Viele Sportler brauchen beim Training immer das Gefühl, völlig erschöpft zu sein. Erst dann macht Training für dich erst richtig Sinn?

Was für ein Irrglaube, dem du da nacheiferst. Immer weiter, immer weiter, push it to the Limit, bis du wie ein pumpender Maikäfer am Boden liegst und nicht mehr kannst. Mal abgesehen von den Verletzungen, die du riskierst. Natürlich will man ein gutes Gefühl nach dem Training haben und am besten schon währenddessen nachspüren können, wie sich das Ganze bemerkbar macht.

Ich verrate dir mal was. Ich komme beim Calisthenicstraining so gut wie nie ins Schwitzen, außer, ich baue am Ende noch statische Core-Übungen wie den Unterarmstütz ein. Und in dieser Position verharre ich still stützend, ohne mich abzurackern. Und nach mehr als vier Jahren in diesem Sport habe ich nicht das Gefühl, dass meine Gains (Aufbau neuer Muskelmasse) und Fortschritte ausbleiben.

Lehrmeister dieser Weisheit ist die 80-%-Regel, die besagt:

Trainiere nicht bis an deine Grenzen, sondern lasse dir mit den Wiederholungen Luft nach oben.

Mache also nur so viele Wiederholungen, wie du sauber ausführen kannst. „Aber mein Trainer sagt doch, ich soll XY viele Wiederholungen machen!" Bleibe zwei Wiederholungen unter dem, was du glaubst zu schaffen. Hauptsache, du bleibst sauber! Splitte die Sätze so, dass du am Ende auf die vorgegebenen Gesamtwiederholungszahlen pro Übungen kommst (Clustertraining). Dann ist dein Volumen geschafft, auch wenn das heißt, dass du mehr Anläufe und Zeit brauchst.

Das heißt nicht automatisch, dass du unter deinen Leistungen bleibst. Schweres Gewicht ist trotzdem erlaubt und ist auch unbedingt zu bewegen. Vorteil? Du gehst wesentlich ausgeruhter ins nächste Training. Dein Körper kann die Belastungsprozesse schneller wieder auf Bereitschaft stellen, sodass auch dein zentrales Nervensystem wieder bereit für eine sportliche Einheit ist.

Für mich gibt es nichts Schlimmeres als einen Trainer, der immer lauter auf seinen bereits total erschöpften Kunden einredet. Ausnahmen sind Wettkampfsituationen, welche von dir fordern, das Meiste, Beste und Schwerste rauszuholen.

Wenn es aber unbedingt das abgedroschene Gefühl sein muss, dann lasse es nicht zur Regel werden, sondern zum Sahnehäubchen. Hole dir deinen Trainingskick einmal wöchentlich ab.

Ich persönlich spare mir solche Sachen für die Freizeit auf, wenn ich zu Fuß oder mit dem Rad mal wieder zur Bahn hetzen muss, weil ich viel zu spät aus dem Quark komme. Also, trainiere smart und nicht, als wärst du auf der Flucht, oder eine Herde wild gewordener Büffel wäre hinter dir her.

9.13 WIE DU DEINE ZIELE RICHTIG SETZT

Wie du dir spezifische Trainingsziele setzt und wie du deine Leistungen kontinuierlich steigern kannst, kann simpel nach dem *SMART-Prinzip* erklärt werden. Die Trainingsmethodik ist abhängig von deinen Zielen. Qualitativ gesetzte Ziele fördern das Erstellen eines strukturierten Trainingsplans und sorgen dafür, dass du direkt an dein Ziel kommst. Sich einschleichende Fehler sind dabei nicht inkludiert, können allerdings dafür sorgen, dass dein Fortschritt stagniert und du deshalb möglicherweise andere Methoden wählen musst, um weiter voranzukommen. Aber auch das ist ein wichtiger Prozess der Trainingslaufbahn. Aus Fehlern lernt man ja bekanntlich.

Beim Calisthenics geht es überwiegend darum, deine Kraftleistungen zu optimieren. Kraft definiert sich hierbei nicht darüber, wie viel Gewicht bewegt wird, sondern in welcher Art und Weise und wie vielfältig die Athleten verschiedene Elemente des Sports ausführen können. Da viele Kraftübungen eine gewisse Beweglichkeit voraussetzen, ist diese bei der Zielsetzung ebenfalls zu berücksichtigen. Ohne eine gewisse Grundkraft stößt man bei der technischen Ausführung und Koordination schnell an seine Grenzen.

Hinter den Anfangsbuchstaben des Wortes **SMART** verbergen sich Bedingungen, die ein Ziel erfüllen sollte. S = *spezifisch*, M = *messbar*, das Ziel kann bspw. mittels der steigenden Wiederholungszahl festgehalten werden. A = *akzeptiert*, das Ziel ist akzeptabel, wobei ich in diesem Zusammenhang keine Relevanz sehe. R = *realistisch*, ob ein Ziel realistisch ist, hängt davon ab, in welchem momentanen Trainingszustand du bist, wie viel Zeit in das Training zwecks Arbeitsalltag investiert werden kann und ob das dazu notwendige Equipment zur Verfügung steht. Abhängig vom Trainingsfortschritt kann dann auch die Zeit T = **terminiert** festgelegt werden, in welcher das Ziel bestenfalls zu erreichen ist.

Beispiele für ein smartes Ziel sind:

- Körperfett in drei Monaten um 10 % reduzieren.

- 10 Klimmzüge am Stück mit Full Range of Motion innerhalb von fünf Monaten ausführen können, bei einem IST-Zustand von 0.

- Einen Handstand für 10 Sekunden am Stück halten, ohne abzusetzen oder dabei auf den Händen zu laufen.

Schlechte Zielsetzungen hingegen könnten ganz unspezifisch heißen:

- Gewicht verlieren,

- Muskelmasse aufbauen,

- fitter werden.

Das ist so, als würdest du dir zu Beginn eines neuen Jahres vornehmen, mit dem Rauchen aufhören zu wollen. Entweder du bist nicht hart genug, du vergisst es oder schiebst es aufgrund der langen Zeitspanne auf, bis das nächste neue Jahr anbricht. Einen begrenzten Zeitrahmen zu haben, wie bspw. eine Deadline für die Abgabe einer schriftlichen Arbeit, die benotet wird, kreiert Druck, das Ziel anzugehen.

Falls Kraft und Ausdauer zu deinen Zielen gehören, dann priorisiere sie oder finde dich damit ab, dass du in beiden langsamere Fortschritte machst. Möchtest du mehr von dem einen, ist es notwendig, weniger von dem anderen zu machen. Ausdauer und Kraft setzen unterschiedliche Reize. Während ausdauerorientierte Sportler, wie bspw. Marathonläufer, mehr langsam zuckende Muskelfasern (*Fasertyp I = Slow Twitch Fibers*) haben, Muskeln, die also langsamer ermüden, kommen bei Sportarten, die Kraft oder Schnellkraft benötigen, wie z. B. beim Sprint, eher die schnell zuckenden Muskelfasern (*Fasertyp II = Fast Twitch Fibers*) zum Einsatz. Diese sind in der Lage, schnell viel Kraft aufzubringen, ermüden allerdings auch dementsprechend schnell, weil die Kraftreserven zu Beginn der einleitenden Bewegung völlig ausgeschöpft werden.

150 Push-ups hintereinander zeugen daher nicht von Kraft, sondern von Ausdauer und sind daher kein gutes Ziel, um Kraft zu verbessern.

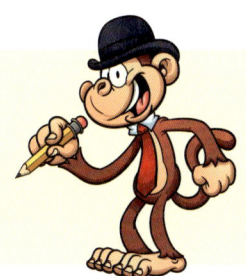

TIPP

Halte die Ziele schriftlich fest, so hast du sie stets im Blick und fühlst dich ihnen verpflichtet, bevor du dem Alltagstrott verfällst oder bekannte Workoutroutinen verfolgst, ohne dabei am eigentlichen Ziel festzuhalten.

Sei sparsam bei der Anzahl deiner Ziele. Setze dir 2-3 Ziele und verfolge diese. Hast du sie erreicht, nimm dir die nächsten Ziele vor.

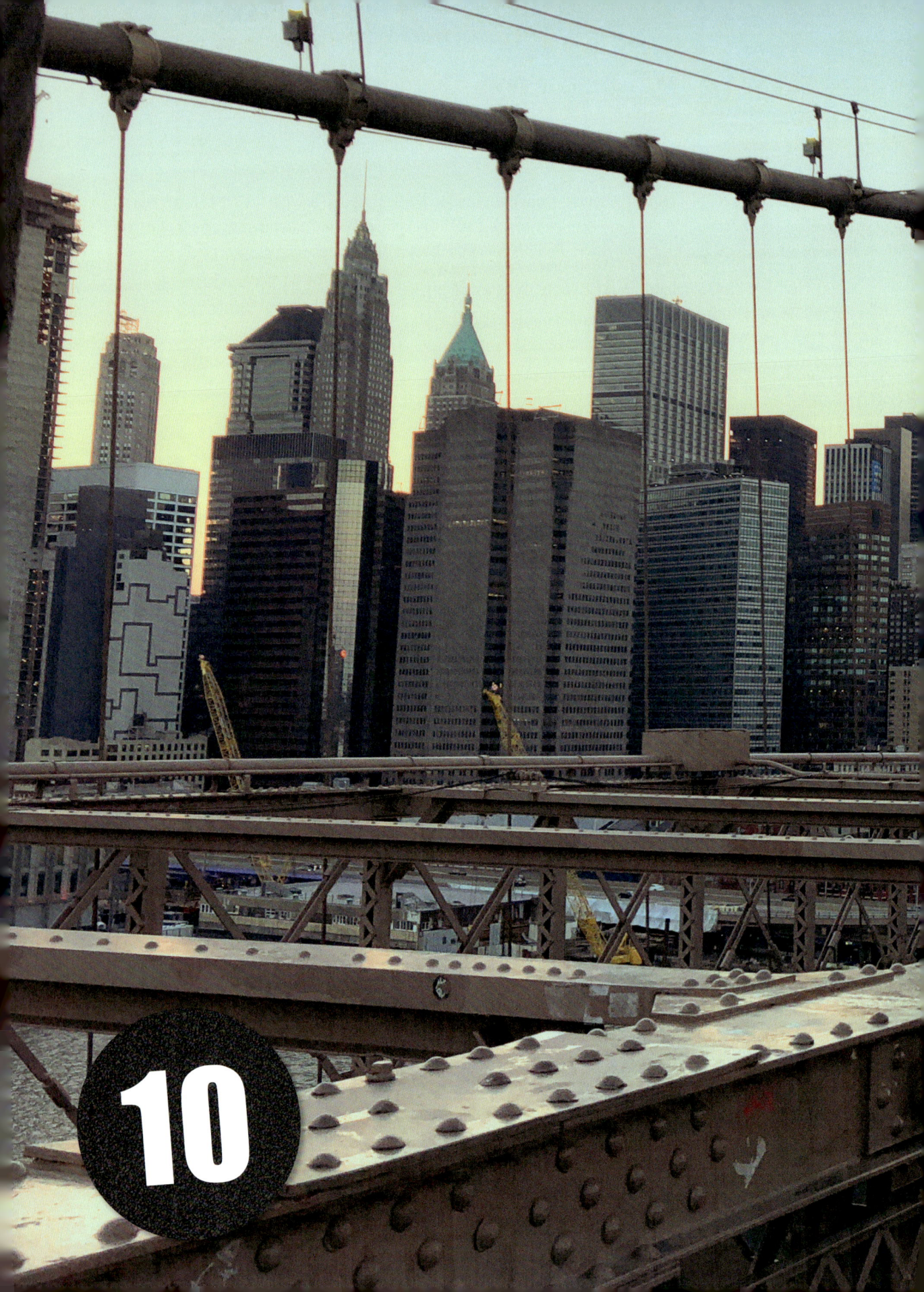

10

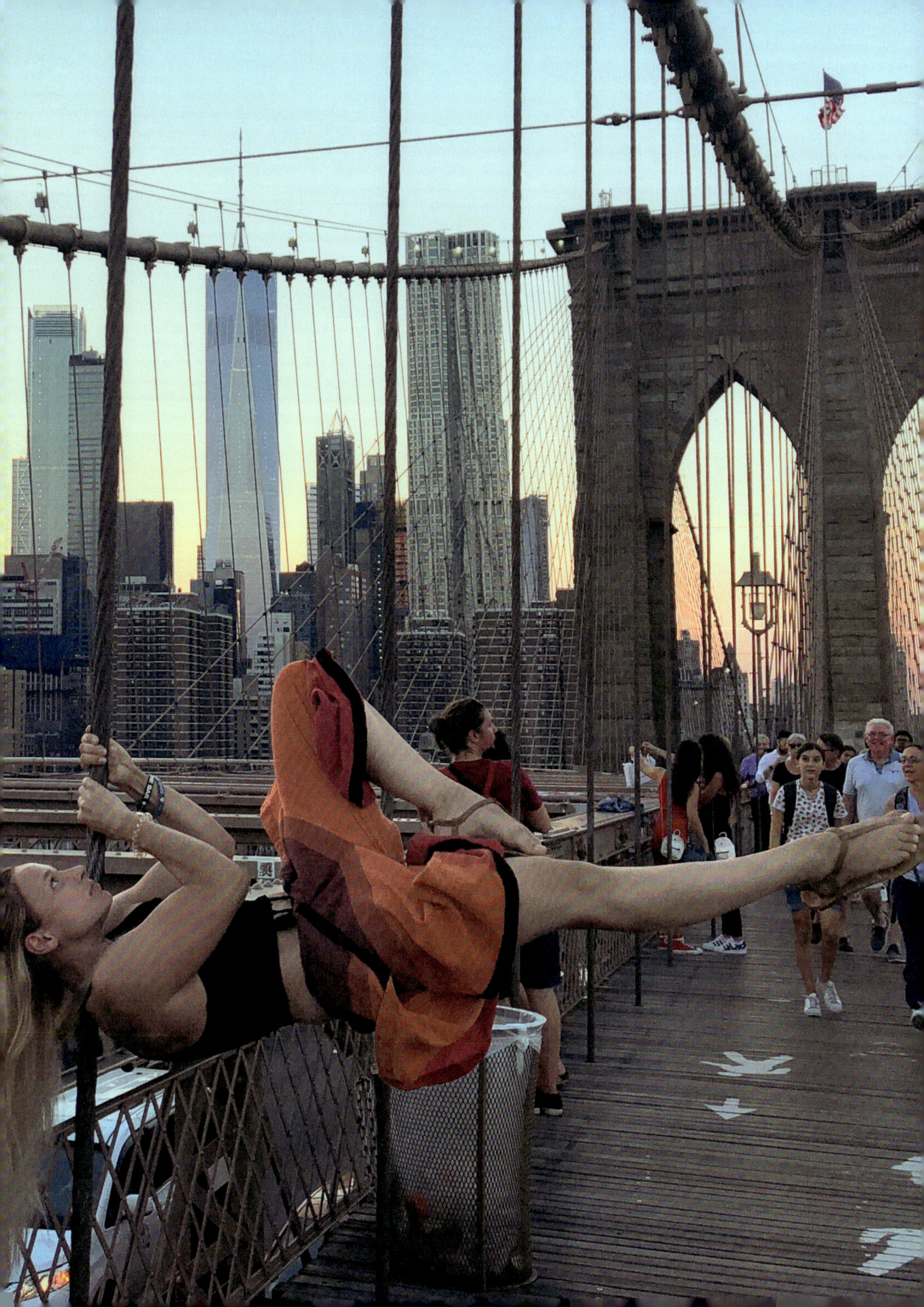

10 Grundlagen: Das musst du wissen!

10.1 DIE GRUNDÜBUNGEN IM ÜBERBLICK

Diese Übersicht gibt einen allgemeinen Überblick über die Bewegungsebenen, die im Calisthenics bedient werden, um ein ausgleichendes Training zu schaffen.

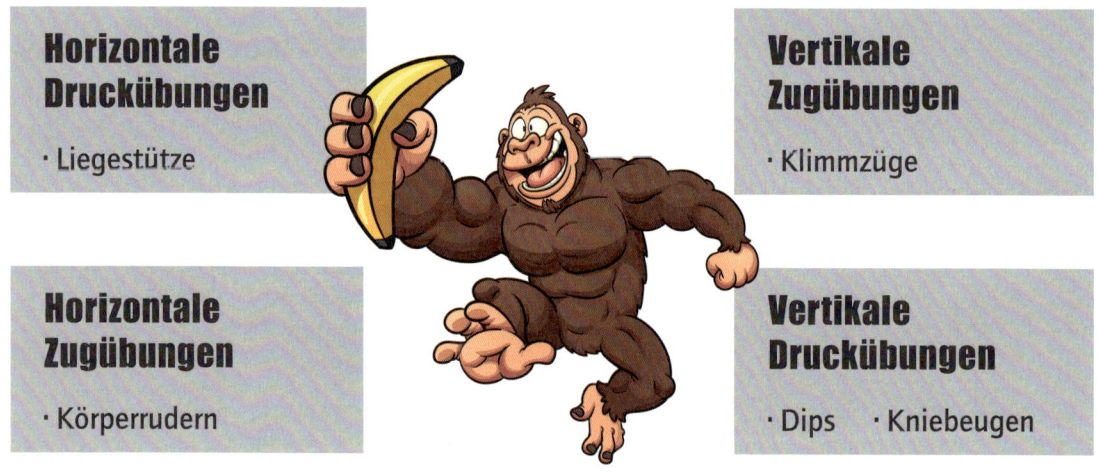

Horizontale Druckübungen

· Liegestütze

Vertikale Zugübungen

· Klimmzüge

Horizontale Zugübungen

· Körperrudern

Vertikale Druckübungen

· Dips   · Kniebeugen

Folgende Übersicht zeigt die **grundlegenden Übungen (Basics)** und Trainingsinhalte mit ihren **Regressionen (erleichterten Varianten)**, welche das anfängliche Fundament des Calisthenicssports darstellen.

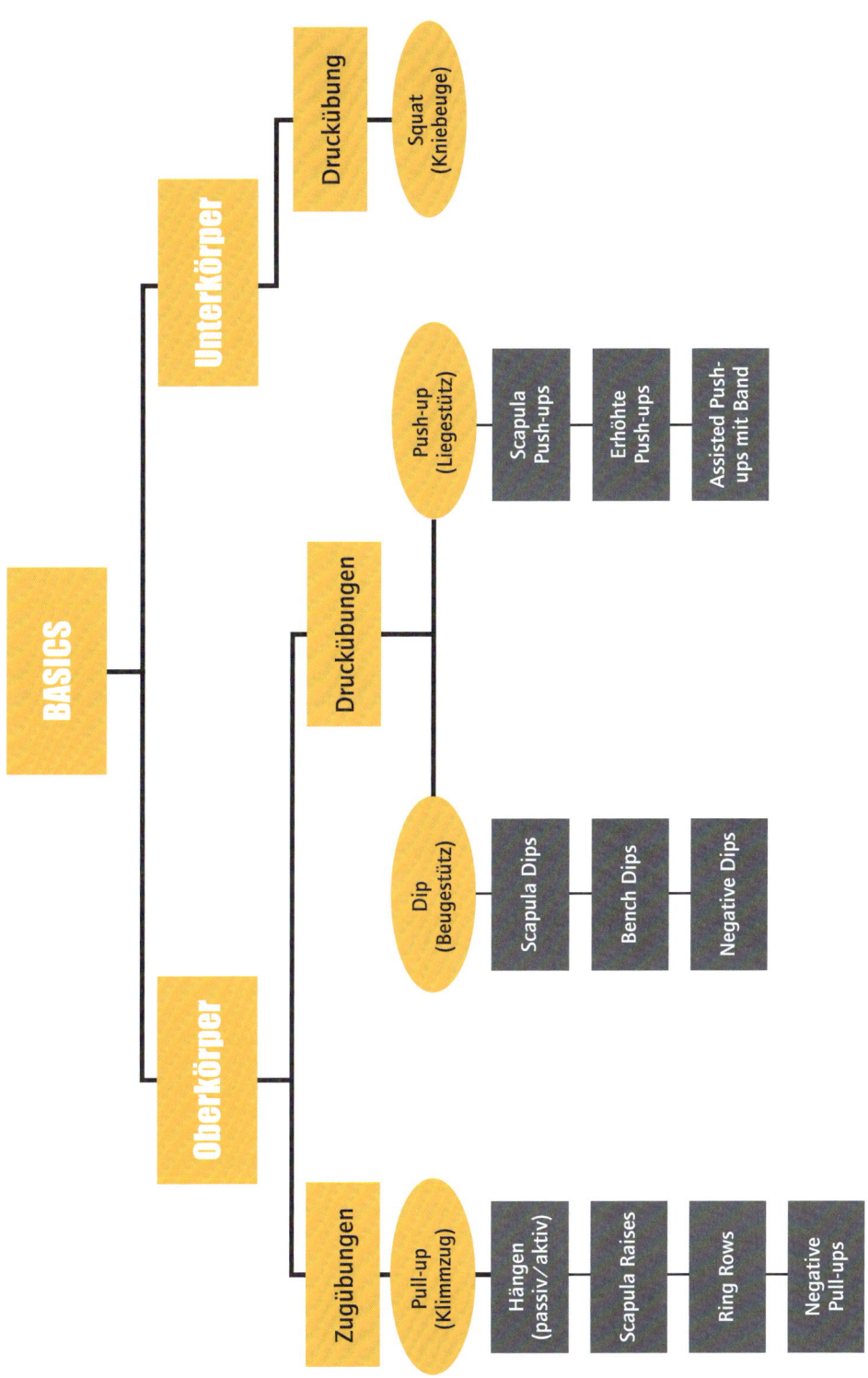

In Kap.11 „Basics für Anfänger und deren Progressionsmöglichkeiten" folgen mit Bildern und Beschreibungen die einzelnen Übungen mit ihren Variationen im Detail.

Natürlich gibt es ergänzend zu dieser Darstellung noch weitere Übungen, welche allerdings dann komplizierter sind und nicht mehr zu den Basics, sondern zu den Skills zählen. Die Übungen sind in Druck- (Liegestütz, Beugestütz, Kniebeuge) und Zugübungen (Klimmzüge) zu gliedern.

Niemand ist anatomisch oder biomechanisch dazu in der Lage, diese Übungen ohne eine gewisse Beweglichkeit und Kraft auszuüben, weshalb leichtere Übungsvarianten (Regressionen), welche unter den Zielübungen aufgelistet sind, dabei helfen. Die Regressionen oder Varianten dieser Übungen werden sowohl vertikal als auch horizontal ausgeübt. Sie bilden als Basics den Kern des Calisthenicstrainings und tragen zum Aufbau der Grundkraft bei, welche benötigt wird, um Skills, wie bspw. den Muscle-up, die Human Flag (menschliche Flagge), den Back Lever (aus dem Turnen: Hangwaage rücklings), den Handstand oder die Planche (Stützwaage), zu beherrschen.

Da Calisthenics sehr oberkörperlastig ist, gibt es lediglich die Kniebeuge als Übung für die Beine. Dazu gibt es kaum sinnvolle Regressionen, da es die einfachste Form der Hocke darstellt. Eine eingeschränkte Beweglichkeit und mangelnde Kraft der unteren Extremitäten können limitierende Faktoren bei der Ausübung der Kniebeuge sein. Pistol Squats = einbeinige Kniebeugen, sind gute Übungen, inklusive verschiedener Vorübungen, um diese korrekt ausführen zu können.

Schwere Squats = Kniebeugen (vertikale Druckübung) und Deadlifts = Kreuzheben (vertikale Zugübung) sind weitere grundlegende Bewegungen, die in deinem Trainingsplan nicht fehlen dürfen.

Die Basics dienen demnach der Stärkung der bei den Ausführungen beteiligten Muskulatur, Sehnen und Bänder und gewährleisten zahlreiche Adaptionsmechanismen für einen stabilen aktiven und passiven Bewegungsapparat. Die Zug- und Druckübungen sind ausgeglichen und am besten im Wechsel in das Training zu integrieren, um Dysbalancen und eventuellen Schmerzen vorzubeugen.

Zudem sind in den Kap. 10.9 und 10.11 „Schulterblattpositionen" und „Hollow-Body-Position" essenzielle Positionen aufgezeigt, welche für eine stabile Körperspannung während der Ausübung aller Basics und Skills sorgen und deiner Schultergesundheit zuträglich sind.

Sind die Grundbausteine in Form der Basics gelegt und werden die beschriebenen, grundlegenden Positionen, beachtet, kann aus einer Vielzahl von Übungen geschöpft werden, um diese zu erweiterten Skills zu kombinieren. Bei der Ausführung aller Übungen gilt: **QUALITY BEATS QUANTITY,** wobei auch auf die physiologisch korrekte Gelenkstellung zu achten ist, um auf Dauer gesund zu bleiben.

10.2 GLEICHGEWICHT ZWISCHEN STABILITÄT UND BEWEGLICHKEIT

Sportarten werden generell oft zu einseitig betrieben. Um wirklich gesunderhaltend zu trainieren, ist es wichtig, flexibel und offen bei der Gestaltung des Trainings zu sein und sich Tools zunutze zu machen, die Schwachstellen beseitigen können. Am cleversten wird damit bereits präventiv umgegangen, statt damit zu beginnen, wenn es bereits zu einer Verletzung gekommen ist. Dabei rede ich nicht nur von verschiedenen methodischen Ansätzen beim Training oder von speziellen Übungen, sondern vielmehr von ausgleichenden Sportarten, die integrativ ins Training eingefügt werden.

Nochmals zur sinnbildlichen Vorstellung: Ein intensives Yogatraining kann dich sicher beweglich machen, nimmt dir gleichzeitig aber auch die Grundspannung, die genauso wichtig ist. Nicht nur, um bestimmte Übungen erst richtig auszuführen, sondern vielmehr aus gesundheitlichen Aspekten. Mehr über die Wichtigkeit einer Balance zwischen Stabilität und Beweglichkeit kannst du in Kap. 1 „Mobility – das moderne Beweglichkeitstraining" lesen.

10.3 BEWEGUNGSVARIATION

Dieses Buch dient nicht dazu, aufzuzeigen, welche Muskeln mit welcher Übung ihre maximale Hypertrophie erlangen. Vielmehr geht es um die Bewegungswahrnehmung, das Bewegungslernen und das Meistern von Basics und den darauf folgenden Skills. Angemerkt sei jedoch, dass unterschiedlich bediente Ebenen (horizontal, vertikal) sowie Griffvarianten andere Muskelanteile trainieren.

Kombiniere! Sei flexibel, finde einen Ausgleichssport, der dir Spaß macht, finde einen Mittelweg zwischen Kraft- und Beweglichkeitstraining, trainiere präventiv und mit Verstand. Nur so kannst du vermeiden, dass du deine sportliche Karriere vorzeitig auf Eis legen musst, während du damit beschäftigt bist, Rehabilitationsübungen auszuführen.

Bringe ab und zu Abwechslung in dein Training und biete deinem Körper und deinen neuronalen Verschaltungen neue Bewegungsbereiche, die dir dabei helfen, möglichst viele Verbindungen und Verzweigungen zu schaffen. Diese bedeuten letztlich Arbeitsteilung im Bewegungssystem und lassen dich körperliche Handlungen effizienter und vielseitiger ausführen.

Zellerneuerungen finden in regelmäßigen Zyklen statt. Aus diesem Grund sind neu zu erlernende Bewegungsmuster und Verhaltensstrukturen über einen Zeitraum von mindestens drei Monaten auszuführen, um Anpassungsprozesse des Körpers kontinuierlich stattfinden zu lassen. Der menschliche Körper ist ein Genie darin, sich neuen Strukturen und der Umgebung anzupassen, das zeigt bereits die Evolution. Deshalb kann sich jeder dafür entscheiden, etwas zu ändern. Weshalb also der Leistungsfähigkeit nicht dazu verhelfen, optimiert zu werden?

10.4 BEWEGUNGSSPEZIFIK

Bewegungsspezifisch sollte immer trainiert werden, gleichgültig, welche Übung oder welchen Skill du beherrschen möchtest. Jede der in Kap. 10.1 „Die Grundübungen im Überblick" vorgestellten Übungen kann durch andere Übungen, welche die gleichen Muskelgruppen trainieren (Assistenzübungen), ergänzt werden. Viele haben einen positiven Übertrag auf die letztliche Zielbewegung und können vorhandene Schwächen abbauen. Allerdings ist es immer wichtig, die Übungen selbst zu trainieren.

10.5 ASSISTENZÜBUNGEN

Fixiere dich nicht zu sehr auf vorher festgelegte Übungen, sondern nutze auch Übungen, die letztlich das Gleiche zum Ziel haben, nur anders. Übungen, die einen Übertrag auf dein verfolgtes Ziel haben.

Hierbei wird zwischen Übungen unterschieden, die dem Bewegungsablauf der Zielübung sehr nahekommen und Übungen, die einzelne Bereiche (Muskulatur) stärken. Möchtest du bspw. den Pull-up lernen, kannst du mit negativen Pull-ups, dem Bandzug von oben oder mit Ring Rows den *allgemeinen Bewegungsablauf* des Klimmzugs üben. Mit Übungen wie dem *Farmers Walk, Hängen, Facepulls oder stehendem Rudern* mit der Langhantel kannst du die am Klimmzug beteiligten muskulären Strukturen spezifisch trainieren. Alle Übungen haben zum Ziel, die Zugkraft und die beteiligten Strukturen zu stärken.

10.6 SCHWIERIGE ÜBUNGEN LEICHT GEMACHT

Bewegungen können als Bauobjekt betrachtet werden, das aus einzelnen Bauteilen besteht und unter Zuhilfenahme eines Werkzeugkastens erschaffen wird. Selbst die einfachst anmutenden Übungen sind komplexer, als sie zunächst aussehen. Dies möchte ich anhand des Pull-ups erklären. Der Klimmzug besteht aus drei Bewegungsphasen (konzentrisch, isometrisch, exzentrisch) und unterteilt sich in drei Hauptbewegungen während der Ausführung. Diese erfolgen in einem fließenden Übergang und ermöglichen so vor allem das physiologische Gleiten der Schulterblätter entlang des Brustkorbs.

- **konzentrisch** = kraftüberwindende Phase

- **exzentrisch** = kraftnachlassende Phase

- **isometrisch** = Haltephase

- Die **Initialbewegung** aus dem passiven in den aktiven Hang, die durch die Bewegung der Schulterblätter in die Retraktion/Depression, (s. Kap. 10.9 „Schulterblattpositionen") erfolgt.

- Die **Aktivierung des M. latissimus dorsi** (großer Rückenmuskel) durch die außenrotierte Schulter (Break-the-Bar-Prinzip s. Kap. 10.9 „Schulterblattpositionen"), woran der M. infraspinatus (Untergrätenmuskel) beteiligt ist.

- Die **Beugung der Ellbogen** eng am Körper zum höchsten Punkt des Pull-ups mit dem Kinn über der Stange, wobei die Schultern hinten unten gelassen werden.

Bei dieser Ausführung wird allerdings nur die Arbeitsweise der Schulterblätter, welche unter Einbezug des M. latissimus dorsi maßgeblich an der Klimmzugbewegung beteiligt sind, betrachtet. Stattdessen gibt es noch andere Punkte, die es zu beachten gilt. Die Position der Hände, der Daumen, des Kopfs und die Beteiligung des Cores (Kern/Rumpf) benötigt vorerst keine weiteren Erklärungen, um festzustellen, wie komplex diese simple Übung eigentlich ist. Eine ausführliche Beschreibung dieser Grundübung erfolgt in Kap. 11.3 „Klimmzüge (Pull-ups) und Progressionsmöglichkeiten".

Diese einzelnen Elemente funktionieren nicht alle gleich gut, jedes weist andere Stärken und Schwächen auf. Man spricht von sogenannten *Sticking Points* oder *Weak Links*. Diese sind erst separat unter Nutzung bestimmter Tools aus der Werkzeugkiste (trainingsmethodische Ansätze, Equipment etc.) aufzubereiten, bevor sie als Ganzes optimal in das Bauobjekt eingesetzt werden können. In anderen Worten: Die einzelnen Bewegungsphasen des Klimmzugs sind für Beginner zunächst gezielt zu stärken, bevor sie als kompletter Klimmzug ausgeführt werden.

10.7 STICKING POINTS/WEAK LINKS

Sticking Points/Weak Links bedeuten, dass bestimmte Bewegungsradien eines auszuführenden Bewegungsmusters zu schwach sind, sei es aufgrund von Bewegungseinschränkungen, Ansteuerungsschwierigkeiten oder Kraftmangel und deshalb mit speziellen Übungen gezielt aufzutrainieren sind. Dazu ist es manchmal nötig, von calisthenicstypischen Übungen abzusehen und andere assistierende Kraftübungen und/oder Mobilitätstraining zu integrieren.

Benutze eine Kettlebell, um deine Schulterstabilität aufzutrainieren, nimm Kurzhanteln in die Hand, um deine Rotatorenmanschetten isoliert zu bearbeiten oder nutze Assistenzbänder, um aktive Mobilityübungen damit zu machen. Unterschätze auch nicht den Effekt von ***unilateralem Training*** (primär arbeitet eine Körperhälfte), wodurch du Dysbalancen zwischen rechts und links ausgleichen kannst.

Ich habe aufgehört, nur Übungen aus dem Calisthenics zu machen, weil ich nach der Verletzung weiß, wie wichtig es ist, vielseitig zu bleiben. Nur so kann dem Körper ein vielseitiger Input zur Verarbeitung gegeben werden, der maßgeblich darüber bestimmt, ob du im Mittelfeld bleibst oder allen davonschwimmst.

Schwachstellen sind ab Bewusstwerdung auszumerzen, bevor Dysbalancen entstehen und Schmerzen hervorgerufen werden. Da die Problematiken sehr individuell zu betrachten sind und oftmals daher rühren, dass einseitige Belastungen stattfinden, gibt es hierzu ein eigenes Kapitel, nämlich Kap. 2.7 „Wie dich Mobility stärker macht", das dir mehr Aufschluss über dieses Thema gibt. Das Verhältnis zwischen Kraft und Beweglichkeit ist unverzichtbar, wenn es darum geht, ein gesunderhaltendes Training anzustreben. Entweder es fehlt die nötige Stabilität der Gelenke oder es gibt Bewegungseinschränkungen, die auf eine fehlende Beweglichkeit oder Verletzungen schließen lassen.

10.8 FULL RANGE OF MOTION

Grundsatz aller Übungen des Calisthenics ist es, die Übungen in der kompletten Bewegungsamplitude auszuführen (Full Range of Motion = FROM).

Der Reiz auf die Muskulatur, Sehnen und Bänder ist ein anderer, als wenn die Bewegung nicht komplett ausgeführt wird. Grund hierfür sind die beteiligten Strukturen. Bei der FROM werden aufgrund der Dehnungen in den Endstellungen der Bewegungen mehr Muskelfasern rekrutiert. Am Beispiel der klassischen Klimmzüge kann ein solcher Effekt erzielt werden, indem der Klimmzug im kompletten Hang endet, bevor die Einleitung zum nächsten Klimmzug erfolgt und die Brust zur Stange geführt wird, bis mindestens der Kopf über der Stange ist. Auf diese Art und Weise kann der primäre Zielmuskel, der große Rückenmuskel (M. latissimus dorsi), seine ganze Kraft entfalten.

10.9 SCHULTERBLATTPOSITIONEN

Der Schultergürtel ist Dreh- und Angelpunkt eines Calisthenicssportlers. Und weil diesem eine wichtige Rolle zuteil wird, gibt es ein eigenes Kapitel, das sich mit der Anatomie und Biomechanik auseinandersetzt (s. Kap. 10.17 „Das Schultergelenk").

Die Schulterblattpositionen sind in den folgenden Bildern dargestellt und bezeichnet:

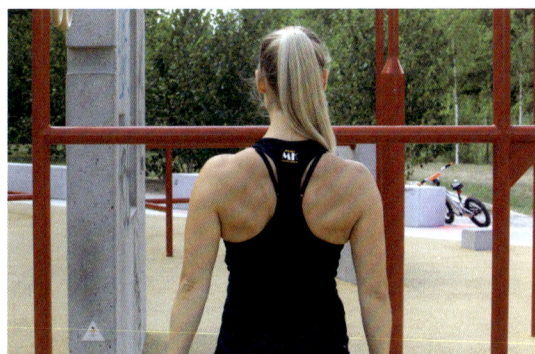 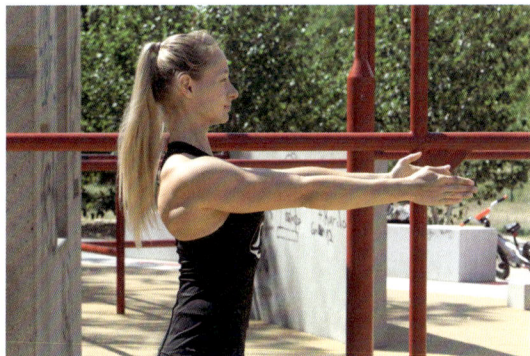

Depression = die Schultern entfernen sich von den Ohren.

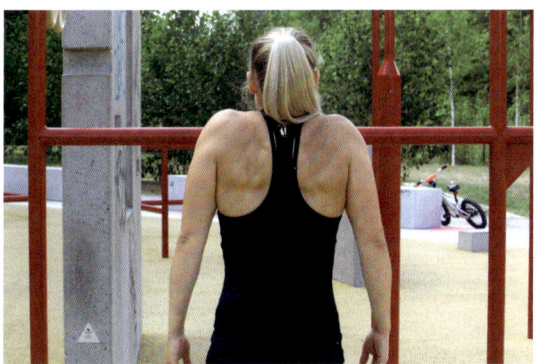 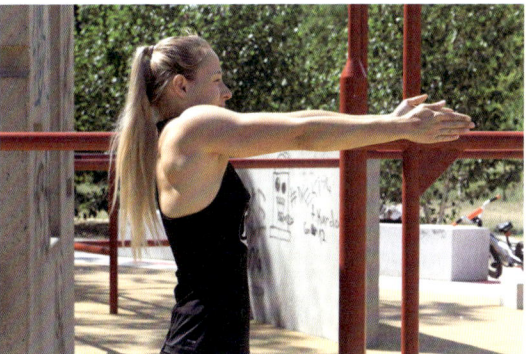

Elevation = die Schulterblätter nähern sich den Ohren an.

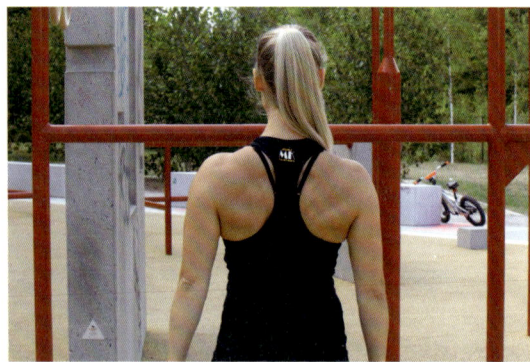 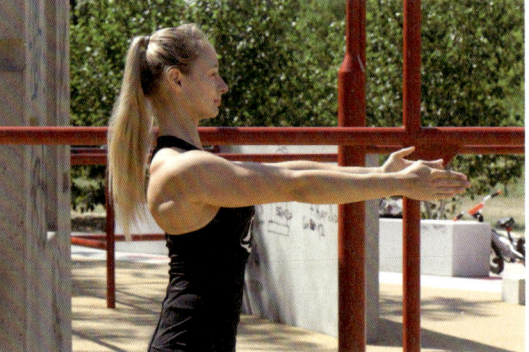

Depression/Retraktion = die Schulterblätter nach hinten unten zusammenziehen (stelle dir vor, du würdest einen Tennisball mit deinen Schulterblättern festhalten wollen).

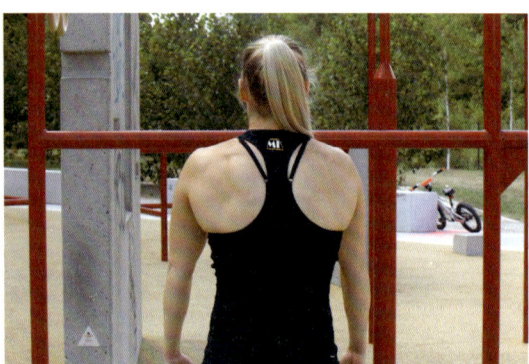 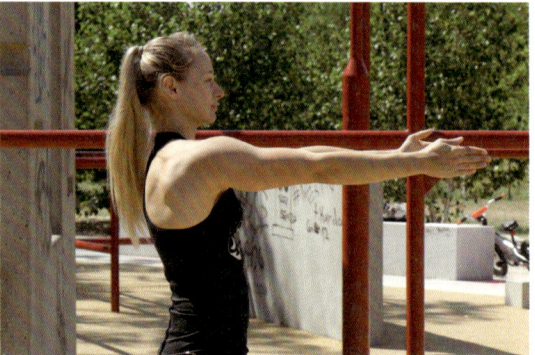

Depression/Protraktion = die Schulterblätter entfernen sich voneinander, werden auseinandergezogen (Katzenbuckel).

Hier kannst du dir folgenden Leitsatz merken: **Schultern und Ohren vertragen sich nicht!** (Danke, Sebastian Müller – Kettlebelltrainer aus Erfurt – für diese Metapher!). Die Elevation benötigst du generell nur bei Über-Kopf-Bewegungen wie dem Handstand.

Die Positionseinnahme der Schulterblätter erfolgt *entgegen der Schwerkraft*, nur so kann in Verbindung mit einer Außenrotation wofür unter anderem der M. infraspinatus sorgt, gewährleistet werden, dass der Oberarmkopf stabil in der Gelenkpfanne liegt. Auf diese Weise ist der subakromiale Raum zwischen Schultereckgelenk und Schulterdach groß genug, um ein Aufeinanderreiben zu vermeiden und so Schmerzen und Verletzungen vorzubeugen.

Da das Schultergelenk fast ausschließlich durch den Muskel-Sehnen-Band-Apparat gestützt, aber kaum durch Knochenstrukturen in seiner Form gehalten wird, ist es besonders verletzungsanfällig. Dies ist unter anderem ein Grund dafür, dass eine Sportart wie CrossFit® für einen absoluten Sportanfänger nur geeignet ist, wenn vorher die Basics beherrscht werden und die muskulären sowie neuronalen Strukturen dementsprechend gestärkt sind. Kipping Pull-ups bspw. folgen einem komplexen Bewegungsablauf, der nicht sicher ausgeführt werden kann, wenn die Grundkraft und ein Verständnis für den Bewegungsablauf fehlt.

> **Bei einem Liegestütz z. B. würde die Schwerkraft den horizontal stützenden Körper, unter anderem im Bereich der Schulterblätter, nach unten ziehen, weshalb eine Protraktion der Schultern einzunehmen ist.**

Die Schulterblattpositionen sind spezifisch auf den Calisthenicssport zu beziehen. Letztlich geht es darum, bereits bei den Basics grundlegende Positionen einzunehmen, die später für fortgeschrittene Skills einen kraftübertragenden Nutzen erfüllen.

Viele haben Schwierigkeiten dabei, ihre Schulterblätter losgelöst von anderen Gelenken und ohne ausweichende Kompensationsbewegungen anzusteuern. Diese Unfähigkeit kann sich als problematisch herausstellen. Helfen können Übungen aus dem Mobilityabschnitt des Buchs sowie Übungen, die bei den jeweiligen Basics als Regressionsübungen genannt werden. In der „Cali X Mobi Playlist" auf YouTube® findest du weitere Möglichkeiten, die Schulterblätter aktiv kontrollieren zu lernen.

AUSSENROTATION DER SCHULTERN

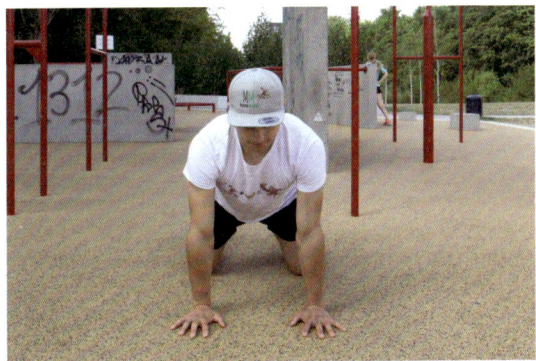

Die Ellenbeuger zeigen nach vorne.

Die angesprochene Außenrotation ist sowohl bei Zug- als auch bei Druckübungen einzuhalten. Unabhängig von den Basicsübungen sind die Außenrotatoren spezifisch mit Assistenzübungen zu trainieren. Bringe bei stützenden Übungen die Innenseite deiner Unterarme nach vorn. Zugübungen, wie der Klimmzug, aber auch das Rudern mit der Langhantelstange oder das Bankdrücken, erfordern das **Break-the-Bar-Prinzip**.

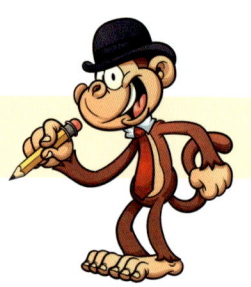

Break-the-Bar-Prinzip: Stelle dir vor, du willst die Stange nach innen brechen.

Wenn deine Außenrotatoren stark sind, sorgst du für gesunde Schultern, mehr Stabilität im Schultergürtel und somit für eine leistungsstärkere Performance.

10.10 PACKE FEST ZU!

Unabhängig davon, ob es die Stange, die Ringe, der Barren, die Parallettes sind oder was auch immer du in die Hände bekommst. Wenn du von vornherein deine Grundspannung erhöhst, gibst du deinem Nervensystem das Gefühl der Kontrolle (Sicherheit), wodurch du dein Kraftpotenzial um ein Vielfaches steigern kannst. Für mehr Hintergrundinformationen lies nochmals Kap. 2 „Den Mobilitymythos verstehen", in welchem Leon erklärt, wie Grundspannung sich nicht nur auf Mobilität, sondern auch auf Kraft auswirkt.

10.11 HOLLOW-BODY-POSITION

Ich betrachte Calisthenics vor allem wegen einer wichtigen Position immer als eine ganzheitliche Sportart: wegen der *Hollow-Body-Position (das Schiffchen / die Körperschaukel)*. Diese, wie in den nächsten Bildern gezeigt, sorgt dafür, dass der Core (Körpermitte) bei allen Übungen, seien es Basics oder Skills, aktiviert ist. Dadurch wird der untere Rücken im Lendenwirbelbereich stabilisiert und vor unachtsamen Einwirkungen geschützt. Außerdem wird die Körpermitte praktischerweise bei allen Übungen mittrainiert.

Dies macht es möglich, dass Fortgeschrittene kaum isolierte Core- und Bauchübungen brauchen, um das begehrte Sixpack zu erhalten, es sei denn, ihre Körpermitte ist ein Sticking Point, der dazu führt, dass Verletzungen entstanden sind oder zu entstehen drohen. Anfänger allerdings sollten die Hollow-Body-Position zunächst üben und festigen und weitere corestabilisierende Übungen ausführen, um ein höheres Kraftpotenzial zu erreichen. Denn die Rumpfspannung ist häufig eine Schwäche. Nein, keine Situps!

Generell führt mehr Rumpfstabilität zu einer verletzungspräventiven Haltung, welche auch in anderen Kraftsportarten wichtig ist. Deine Wirbelsäule kannst du dir als tragende Säule deines Körpers vorstellen. Ist diese instabil, bricht sie weg und du brichst wie ein Kartenhaus zusammen. In ihr verläuft das Rückenmark, das alle aus der Umwelt und deinem Körper aufgenommenen Informationen an das Gehirn und wieder zurück in die Peripherie schickt. Da das Gehirn Schaltzentrale aller lebensnotwendigen Bedürfnisse, worunter Bewegung zählt, ist, muss diese Leitung entsprechend geschützt werden. Der Core darum herum dient als Schutzmantel deiner tragenden Säule und sollte unbedingt gepflegt werden.

Praktisch wird die Hollow-Body-Position so umgesetzt, dass du dein *Becken nach hinten kippst (Posterior Pelvic Tilt)*, wobei du deine Pobacken fest zusammenkneifst. Rumpfaufwärts passiert keine Bewegung, steuere lediglich dein Becken an. Stelle dir vor, dein Becken ist eine Schüssel, die, nach vorn gekippt, überzulaufen droht.

Eine gute Demonstrationsmöglichkeit ist die Hollow-Body-Position liegend am Boden. Es gilt, die Lücke im Bereich der Lendenwirbelsäule und dem Boden, bei natürlicher Krümmung der Wirbelsäule, zu schließen. Gehe wie folgt vor:

1. Lege dich entspannt mit dem Rücken auf den Boden. Nun kneife deine Pobacken zusammen und schiebe dein Becken aktiv in Richtung Decke / Himmel.

2. Hebe deine Füße (Pointed Toes) mit gestreckten, unter Spannung gehaltenen Beinen vom Boden ab.

3. Löse deine Schulterblätter vom Boden ab.

4. Ziehe deinen Core zusammen, als würdest du einen statischen Crunch machen wollen.

5. Bringe deine Arme lang gestreckt über den Kopf.

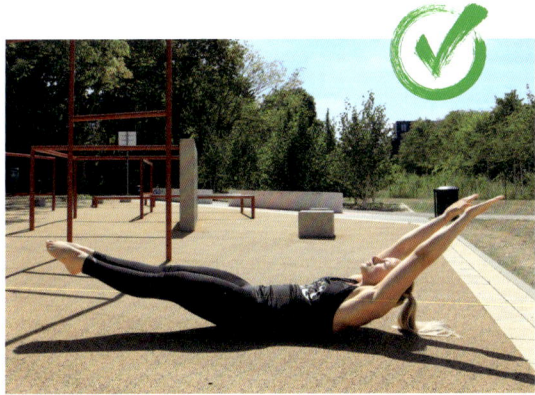 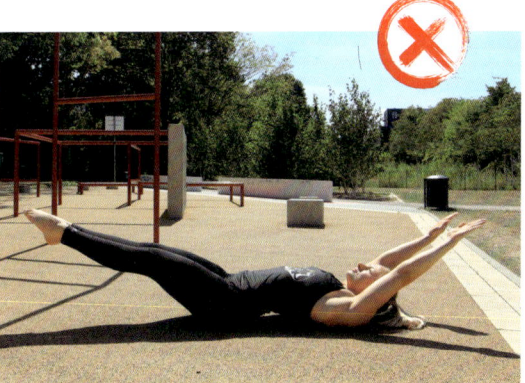

Ziel ist es, eine Position zu finden, die es dir erlaubt, deinen unteren Rücken am Boden zu lassen. Hier kommen die Hebel der Arme und Beine ins Spiel, welche ich im Folgenden beschreibe. Spiele für die

Hollow-Body-Position zunächst mit dem Hebel und den Winkeln der Beine. Das Strecken der Arme über den Kopf erfolgt danach.

TIPP

Stelle dir vor, dein Becken ist eine Schüssel, die, nach vorn gekippt, überzulaufen droht.

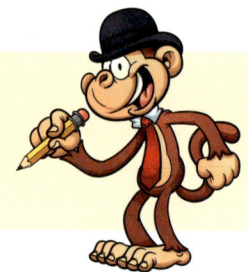

10.12 WAS ES MIT HEBELN AUF SICH HAT

Der *Schwierigkeitsgrad der Übungen* wird, vor allem bei statisch ausgeführten Skills oder bei der eben beschriebenen Hollow-Body-Position, *über die Hebel des Körpers* bestimmt. Die Hebel des Körpers bilden dabei die Arme und Beine. Der Core stellt dabei den stabilen Teil dar. Je näher durch Beugung der Ellbogen,- Hüft- oder Kniegelenke Muskelansatz und Ursprung zusammengeführt werden, umso kleiner wird der Hebel, wodurch die Übungen leichter werden.

Hier nun in Bildern die verschiedenen Schwierigkeitsstufen, beginnend mit der leichtesten:

TUCKED

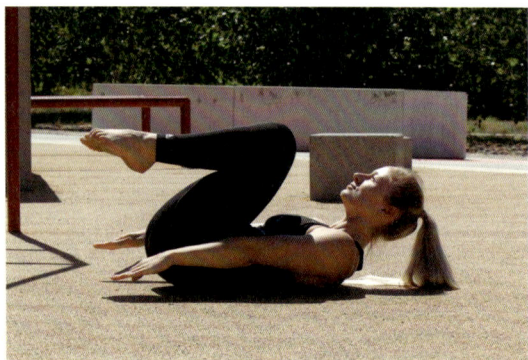

Die Beine sind zur Brust angewinkelt.

ADVANCED TUCKED

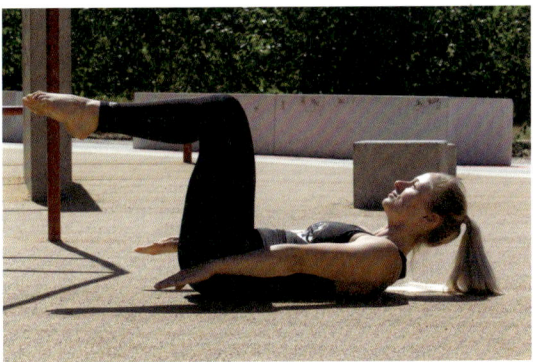

90°-Winkel zwischen Oberschenkel und Rumpf

ADVANCED TUCKED STRADDLE

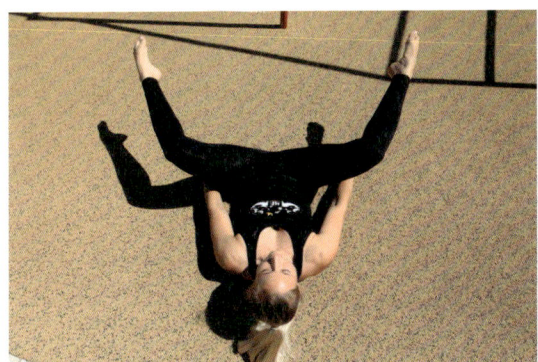

Gespreizte Beine bei 90°-Winkel zwischen Oberschenkel und Rumpf

STRADDLE

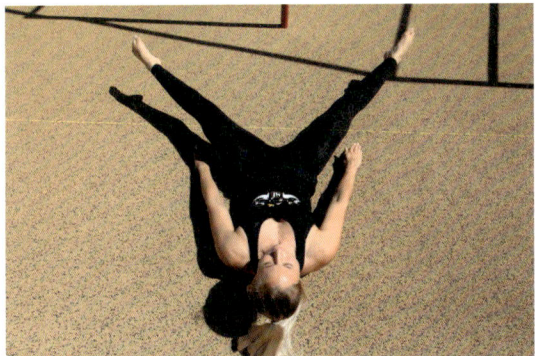

Gespreizte Beine

ONE-LEG-POSITION

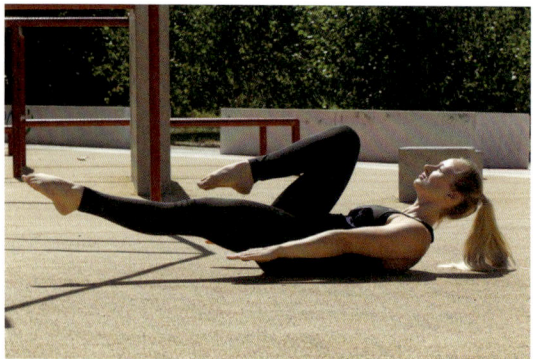

Ein Bein zur Brust rangezogen, ein Bein gestreckt

FULL

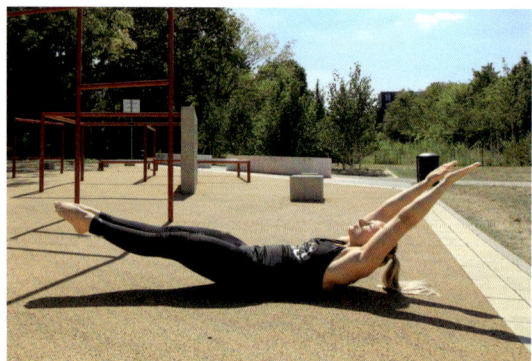

Vollständige Hollow-Body-Position

Die One-Leg-Position hat sich allerdings erfahrungsgemäß als schwierig umsetzbar herausgestellt. Viele Übende sind nicht in der Lage, eine aktive Hüftstreckung aufrechtzuerhalten. Stattdessen fallen sie beim Back Lever bspw. ins Hohlkreuz oder beim Front Lever in eine Hüftbeugung, weil sie die Kräfte der Schwerkraft nicht überwinden können.

Die meiste Kraft wirkt allerdings bei einem Winkel von ca. 90°, da dort die Kontraktionsfähigkeit des Muskels am höchsten ist. Deshalb fallen einigen die Anfangs- und Endbewegungen bestimmter Übungen am schwersten.

10.13 REPETITION IS THE MOTHER OF SKILL

Zunächst muss der Körper eine Bewegungsvorstellung kreieren. Dies geschieht durch das ***ständige Wieder-holen der zu erlernenden Bewegungen***. Je öfter du die Bewegungen machst, umso ***automatisierter*** werden sie neuroplastisch in deinem Gehirn vernetzt, sodass du jederzeit auf diese Fähigkeiten zurückgreifen kannst. Da die Basics des Calisthenics und die dafür benötige Muskulatur im Alltag kaum auf diese Art und Weise genutzt werden und somit keine übliche Funktion darstellen, sind diese spezifisch zu trainieren.

10.14 STRAIGHT ARM STRENGTH

Die meisten Übungen finden mit gebeugten Armen statt. Auch der Alltag ist davon geprägt. Die Kraft bei gestreckten Armen, wie bspw. bei einer Plank mit langen Armen, nicht im Unterarmstütz, weist Defizite auf. Genauso auch bei anderen Übungen, die Stützkraft erfordern: Straddle Sit, Handstand, L-Sit, Press to Handstand, Planche und deren Regressionen, wie bspw. der Lean. Hier sind unter anderem Übungen wie der Overhead Walk mit Kettlebells nützlich. Der ***Ring Turn Out (RTO)***, zunächst in der Liegestützposition und später im freien Stütz eignet sich prima, um die Straight Arm Strength zu stärken (s. Kap. 11.4 „Liege-stütze (Push-ups) und Progressionsmöglichkeiten" und Kap. 11.5 „Beugestütz (Dips) und Progressionsmög-lichkeiten").

10.15 RINGTRAINING

Das Training an Ringen ist absolut empfehlenswert. Man könnte fast sagen: „Was du an den Ringen kannst, kannst du auch am Boden oder an der Stange!" Der Muscle-up (= Zugstemme – Kombination aus Klimmzug und Dip) ist allerdings an den Ringen leichter zu erlernen, weil keine Stange vor der Brust ist, die überwunden werden muss. Du kannst deine Arme seitlich an deinem Körper vorbeiführen, um in den Stütz zu kommen. Beim Bar-Muscle-up ist deutlich mehr Kraft und Explosivität gefragt.

Generell gilt bei allem, was du als Anfänger an den Ringen machst:
Bleibe fest und kompakt!

Das heißt, behalte unbedingt einen stabilen Core bei und halte die Ringe stets eng am Körper, um in den Ringen nicht ins Wackeln zu geraten. Je höher die Aufhängung der Ringe angebracht ist, desto schwieriger ist es, diese auszugleichen.

10.16 CALISTHENICS UND BEINTRAINING

Möchtest du muskulöse Beine? Dann *beuge und hebe schwer* mit Gewichten. Kniebeugen mit dem eigenen Körpergewicht wie auch andere freie Beinübungen werden dich hier nicht ans Ziel bringen. Der Mensch ist es gewohnt, auf den Beinen zu sein, sei es beim Gehen, Stehen oder Laufen. Du setzt demnach kaum einen neuen Reiz, um die Beinmuskulatur zum Wachsen zu bringen. Soll es dennoch das freie Beintraining sein, dann integriere plyometrische (explosive Sprünge) und unilaterale Übungen sowie Sprints.

Kreuzheben (Deadlifts) und Kniebeugen mit Gewicht (Back Squats/Front Squats) sind grundlegende Unterkörperübungen, um ein starkes Fundament zu schaffen. Ja, superdicke Beine bedeuten mehr Gewicht und lassen statische und dynamische Zugübungen schwerer werden. Allerdings riskierst du ganz ohne Beintraining muskuläre Dysbalancen, die mit Verletzungen anderer Strukturen, wie bspw. der Schulter, einhergehen können.

Schwere Beine zu haben und trotzdem in der Lage zu sein, spektakuläre Skills zu performen, ist letztlich doch beeindruckender als ein fliegendes Leichtgewicht an der Stange zu sein. Passe dich und deine Leistungen deinen körperlichen Gegebenheiten an, selbst wenn es bedeutet, zusätzliches Gewicht über die Stange zu ziehen.

10.17 DAS SCHULTERGELENK

Die Schulter ist das beweglichste Gelenk im ganzen Körper.

Im Calisthenics ist die Schulter das Hauptbewegungsgelenk. Deshalb ist es besonders wichtig, dass du dich um die Gesundheit und Funktionsfähigkeit deines Schultergürtels kümmerst.

Je besser du über deine Schulter Bescheid weißt, desto sicherer wirst du im Umgang mit den diversen Bewegungen des Calisthenics.

Der Schultergürtel besteht aus den Schultergelenken (Schulterblatt und Oberarmkopf), welche über das Schlüsselbein mit dem Brustkorb und dessen erster Rippe verbunden sind. Der Schultergürtel ist eine funktionelle Einheit, die primär durch den Muskel-Band-Apparat gesichert ist. Da im Gegensatz zur Hüfte die Stabilisation durch umliegende Knochenstrukturen fehlt, ist die Schulter sehr verletzungsanfällig.

Dein Schultergelenk wird funktionell als Kugelgelenk bezeichnet. Die Stabilisation und Zentralisation deines Oberarmkopfs erfolgt auf reflexiver Basis. Das bedeutet, dass deine Schultermuskulatur, insbesondere die Muskulatur deines Schultergürtels (Rotatorenmanschette: M. infraspinatus, M. supraspinatus, M. teres minor, M. subscapularis) gekräftigt werden muss.

Aber nicht nur mit isolierten Übungen für deine Außenrotation, wie z. B. Banded Press (s. Kap. 11.8 „Rehabilitations- und Prehabilitationsübungen) sondern auch durch das Training an Ringen und mit Kettlebells, weil hierbei die reflexive Komponente zum Tragen kommt.

Auch der M. trapezius (Kapuzenmuskel), der M. rhomboideus (rautenförmiger Muskel), der M. serratus anterior (vorderer Sägezahnmuskel)/posterior inferior (hinterer Sägezahnmuskel) sowie der M. latissimus dorsi sind wichtige aufzutrainierende Muskeln für einen gesunden Schultergürtel.

Darüber hinaus ist beim Klimmzug nicht nur die Bewegung des Schultergelenks entscheidend. Die Bewegung im Schultergelenk, durch das Bewegen der Arme, ist immer gekoppelt mit der Bewegung des Schulterblatts.

Probiere einmal, deinen Arm anzuheben, während du dein Schulterblatt die ganze Zeit in einer Depression hältst (s. Kap. 10.9 „Schulterblattpositionen"). Du wirst schnell merken, dass du deinen ausgestreckten Arm ab einem Winkel von ca. 140° Elevation (eine Kombinationsbewegung aus Beugung und Rotation des Oberarms im Schultergelenk, was zum Anheben des Arms führt) nicht weiter anheben kannst.

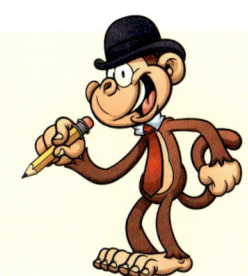

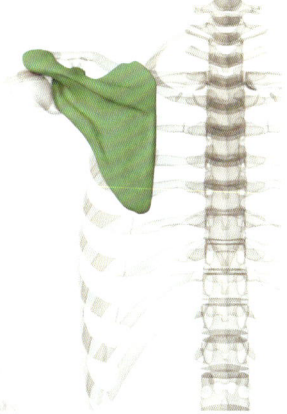

Um den Arm in die komplette Elevation (180°) anheben zu können, wie wir es für die Ausgangsstellung eines Klimmzugs oder Handstands benötigen, bewegt sich das Schulterblatt im Winkel von 0-60°, woraufhin der Rest der Bewegung durch den Arm im Schultergelenk stattfindet. Dieses Zusammenspiel des sogenannten Skapulo-Thorakalen-Gleitlagers und des Glenohumeral-Gelenks nennt man den Skapulo-Humeralen Rhythmus. Aus diesem Grund habe ich in meinem Kapitel über den Klimmzug auch Übungen zur Kräftigung der schulterblattumliegenden Muskulatur integriert.

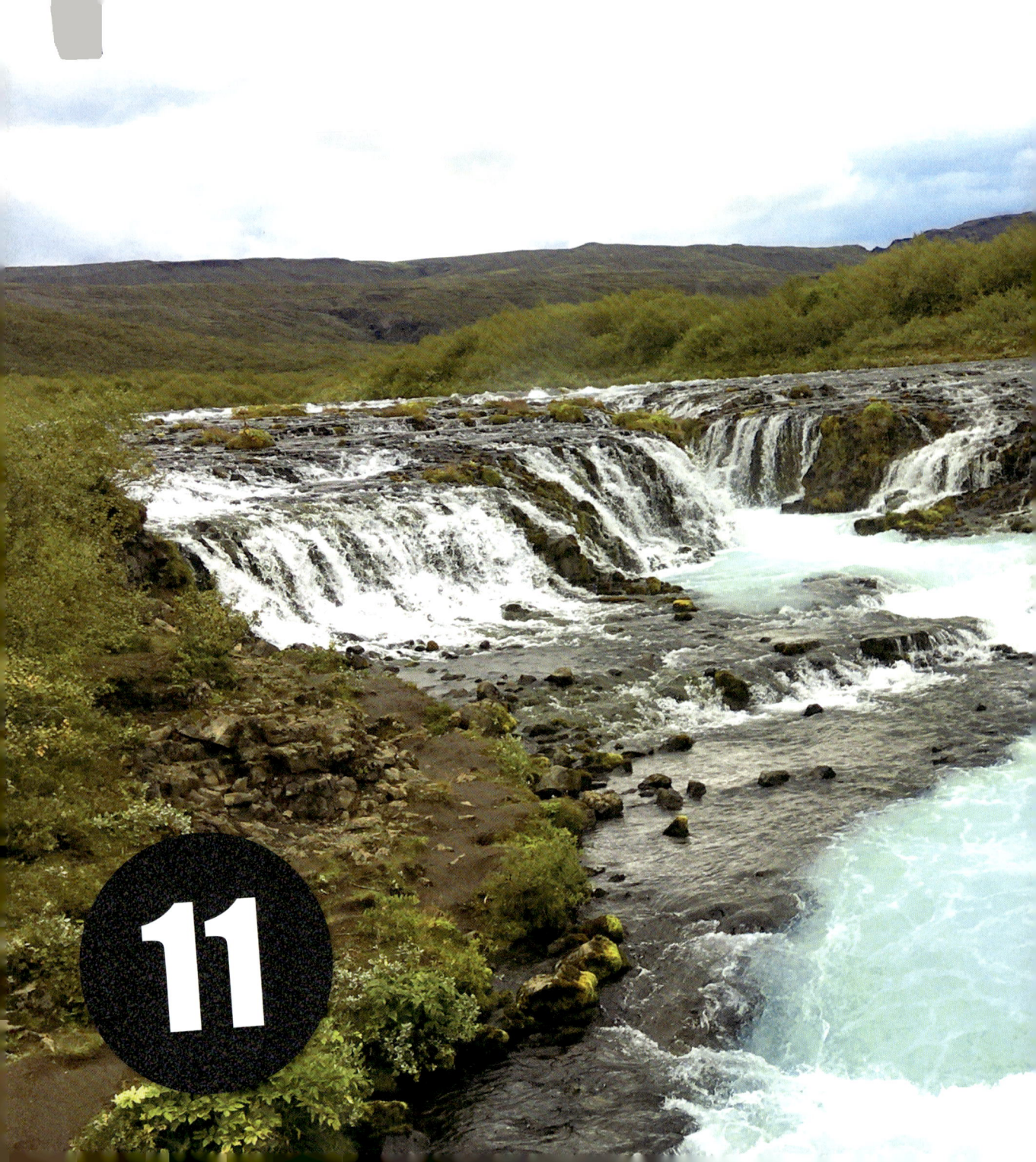

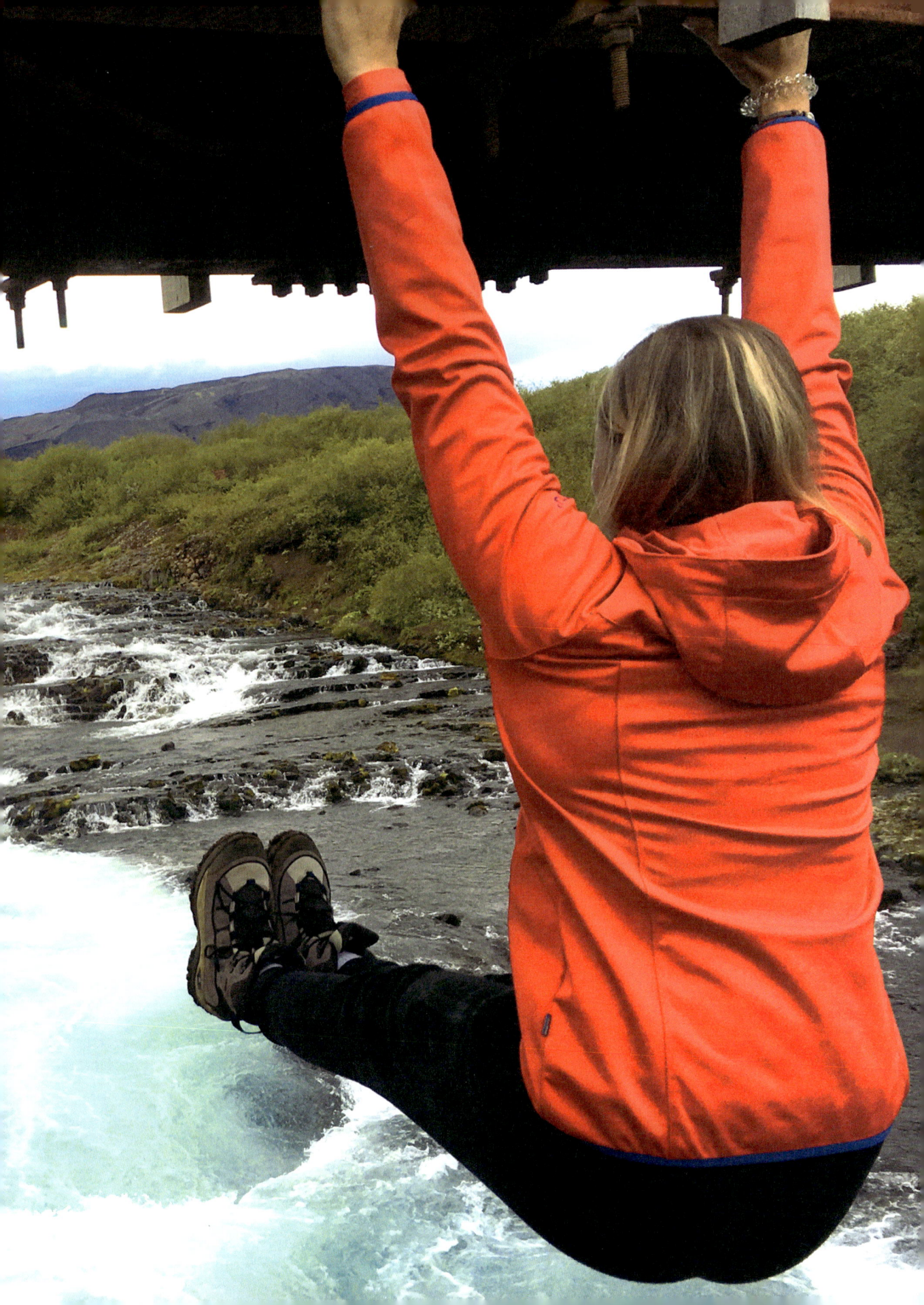

11 Basics für Anfänger und deren Progressionsmöglichkeiten

Nach nun einigen Kapiteln, die einen allumfassenden Überblick geschaffen haben, folgen endlich die Informationen, worauf vermutlich die meisten Leser warten. Ich werde dir die *vier Basics des Calisthenics* nicht nur zeigen, sondern darüber hinaus beschreiben, worauf bei der *Ausführung* zu achten ist, welche *Grundvoraussetzungen* du haben solltest und welche *Zubringerübungen (Regressionsübungen)* hilfreich sind, damit du die Basics bewältigst und damit ein starkes Fundament für fortgeschrittene Skills schaffst.

Meistens ist der Handstand für meine Newbies der erste Skill, den sie lernen. Dieser braucht natürlich die bereits genannte Über-Kopf-Beweglichkeit und vor allem die Kraft über Kopf. Vor allem aber braucht der Handstand Platz auf beiden Seiten, um das Knowledge besten Gewissens mit euch zu teilen. Stattdessen werde ich euch im Laufe dieses Kapitels den L-Sit als Skill vorstellen.

Da Calisthenics als progressives Krafttraining mit dem eigenen Körpergewicht bezeichnet wird, werden die Regressionsübungen, beginnend mit der leichtesten Übung, hin zu immer schwerer werdenden Übungen, vorgestellt. Wie du diese letztlich in dein Training integrieren kannst, erfährst du in Kap. 12 „Allgemeiner Trainingsaufbau" und anhand exemplarischer Trainingspläne, welche in der App zum Buch hinterlegt sind.

Die Übungen wurden bereits in einer Abbildung in vertikale sowie horizontale Zug- und Druckübungen unterteilt. Betrachtet man die vollendete Zielform der Basics, entspricht lediglich der Klimmzug einer vertikalen Zugübung, welcher horizontale Zugvarianten als regressive Übungen enthält. Dips, Push-ups und Squats hingegen sind Druckübungen. Der nächste Abschnitt gibt Aufschluss über die Wichtigkeit der Übungsvariationen in allen Ebenen.

QUALITY BEATS QUANTITY!

Die technisch saubere und somit verletzungsvorbeugende Ausführung als auch die Nutzung der FROM bei allen Übungen hat höchste Priorität. Das Hauptaugenmerk aller Übungen ist darauf zu legen, dass es nicht darum geht, diese so schnell wie möglich auszuführen, sondern die Bewegungen stets bewusst, langsam und kontrolliert erfolgen zu lassen. *Meistere die Basics,* bevor du dir über fortgeschrittene Skills

Gedanken machst. Deine Muskulatur braucht die Zeit, um sich entsprechend den Belastungen anzupassen. Überstürze nichts, das du später eventuell bereust, weil eine Verletzung dich längere Zeit aus dem Training reißt und vertraue auf Erfahrungswerte.

> **Übungsbeschreibungen, die im folgenden Praxisteil ohne veranschaulichende Bilder stehen, findest du als Videos in der App zum Buch.**

11.1 EIN GESUNDES GLEICHGEWICHT DER SCHULTERN DURCH DIE KOMBINATION VON ZUG- UND DRUCKBELASTUNGEN

Um eine gleichmäßige Belastung der Schultern zu gewährleisten, erfüllen zwei Richtlinien, die sich gegenseitig bedingen, eine wichtige Funktion. Das Training wird auf diesen *Push-(Druck-) und Pull-(Zug-) Übungen* aufgebaut. Anhand zweier Kriterien können diese spezifisch bestimmt werden. Allerdings gibt es auch Übungen, die keine genaue Zuordnung zulassen.

Bewegt sich der Massenmittelpunkt des Körpers in Richtung Hände, ist es eine Zugübung. Hierzu gehören der fortgeschrittene Back und Front Lever, aber auch der einfache Klimmzug. Aktiviert sind hierbei alle Muskeln des Oberkörpers. Wenn sich der Massenmittelpunkt des Körpers allerdings von den Händen wegbewegt, ist es eine Druckübung. Beispiele hierfür sind der Push-up, Dip oder der Handstand.

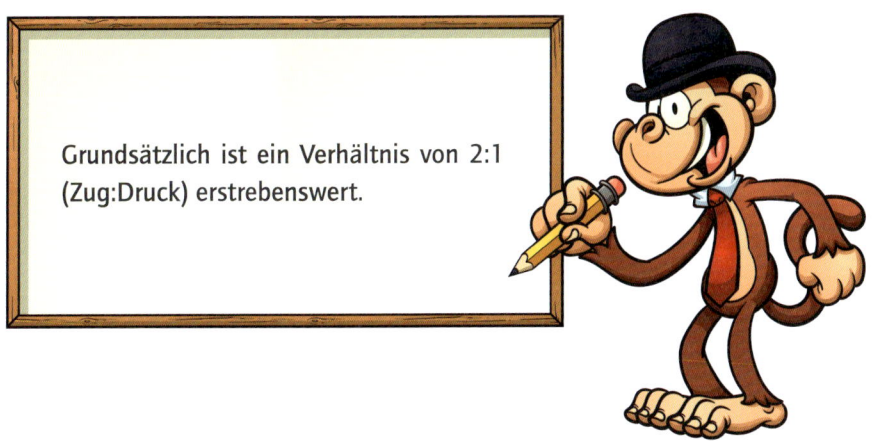

Grundsätzlich ist ein Verhältnis von 2:1 (Zug:Druck) erstrebenswert.

Die Gründe sind einfach. Wir arbeiten generell viel vorne, vor allem im Alltag, der oftmals nicht überraschend sitzend am Arbeitsplatz verbracht wird. Die hintere Kette und vor allem die Strukturen des Rückens werden dabei kaum beansprucht. Außerdem stellen Druckübungen aufgrund der Anatomie des Schultergürtels eine höhere Belastung dar, weshalb diese weniger zu trainieren sind als Zugübungen.

Letztlich ist es die Variation, die unser Körper braucht. Bediene ihn in unterschiedlichen Ebenen und Winkeln, um möglichst verschiedene Reize zu setzen, bestimmte Muskelgruppen nicht zu überanspruchen und mache ihn in jeglicher Gelenkstellung stark, um ihm Sicherheit zu geben.

11.2 ANSTEUERUNGSÜBUNGEN

Mache dich als absoluter Sportanfänger, unabhängig von deinem Leistungsstand, zunächst mit Ansteuerungsübungen des Schulterblatts und des M. latissimus dorsi vertraut, die, wie bereits erwähnt, zu den häufigen Weak Links gehören. Stärke außerdem deine Rhomboiden, deinen Trapezius, deinen Serratus sowie deine Rotatorenmanschetten (s. Kap. 10.17 „Das Schultergelenk"). Hierbei erinnere ich an das Konzept *Evaluation – Isolation – Integration – Improvisation* aus Leons Kap. 3 „Grundlagen: Das musst du wissen!", welches besagt, dass du erst in der Lage sein solltest, Gelenke isoliert von anderen ansteuern zu können, bevor du sie mit Last (hier mit dem eigenen Körpergewicht) belädst. Bereite deine Strukturen langsam auf die Zielbewegung vor, indem du deine Schultern Schritt für Schritt mit hinführenden Übungen stärkst.

Nachfolgend werden drei Übungen zur Schulterblattaktivierung vorgestellt, welche gleichzeitig Regressionsübungen der jeweils nachstehend beschriebenen Basics sind. Sie eignen sich gut als Teil des Warm-ups, können aber auch Inhalt einer Kraftroutine sein. Außerdem werden Bandzugübungen beschrieben, die deine Schulterblätter auf Zugübungen vorbereiten. Die Schulter-CARS und die Wall Slides kannst du in Kap. 7.3 „Mobilityübungen – Schulter" nochmals nachlesen.

SCAPULA PULL-UPS

REGRESSIONSÜBUNG DES PULL-UPS

1. Ziehe dich aus dem passiven Hang in den aktiven Hang.

2. Lasse deine Arme dabei gestreckt.

3. Halte kurz die Position und lasse dich kontrolliert in den passiven Hang hinab.

TIPP

Kannst du deine Schultern im aktiven Hang unter Hollow-Body-Spannung nicht ansteuern, löse die Hollow-Body-Position auf und fokussiere dich mehr auf deine Schulterblätter.

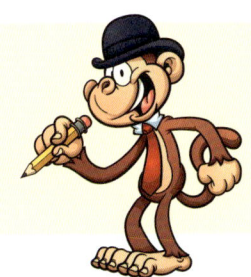

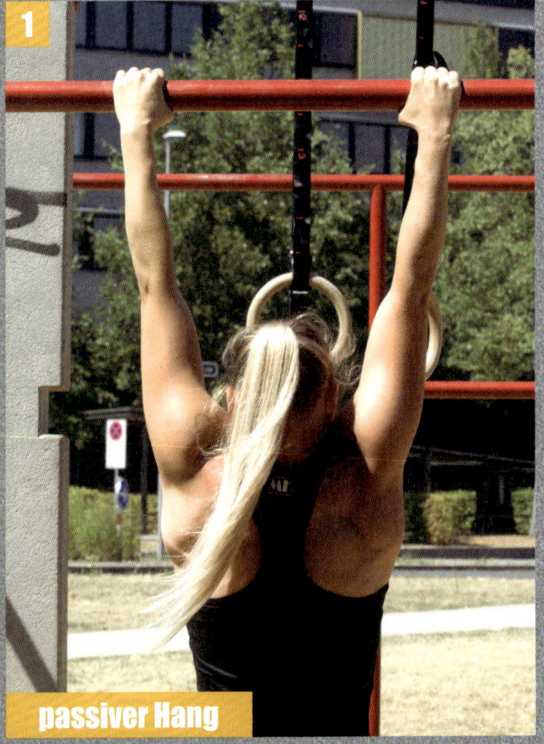

1

passiver Hang

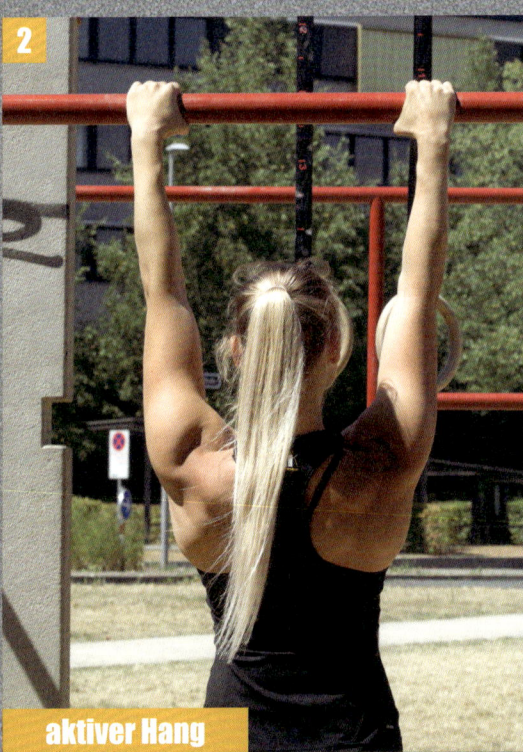

2

aktiver Hang

SCAPULA PUSH-UPS 💪

REGRESSIONSÜBUNG DES PUSH-UPS

1.   Nimm die Liegestützposition ein.

2.   Halte die Hollow-Body-Position.

3.   Bringe deine Schulterblätter im Wechsel von der Protraktion in die Retraktion.

TIPP

Gelingt es dir nicht, deine Schulterblätter zu fokussieren, ohne den Rumpf dabei mitzunehmen, dann verringere den Hebel, indem du die Knie am Boden platzierst.

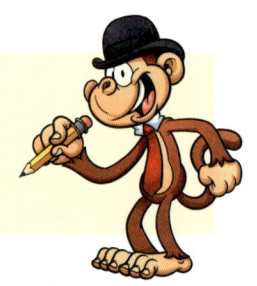

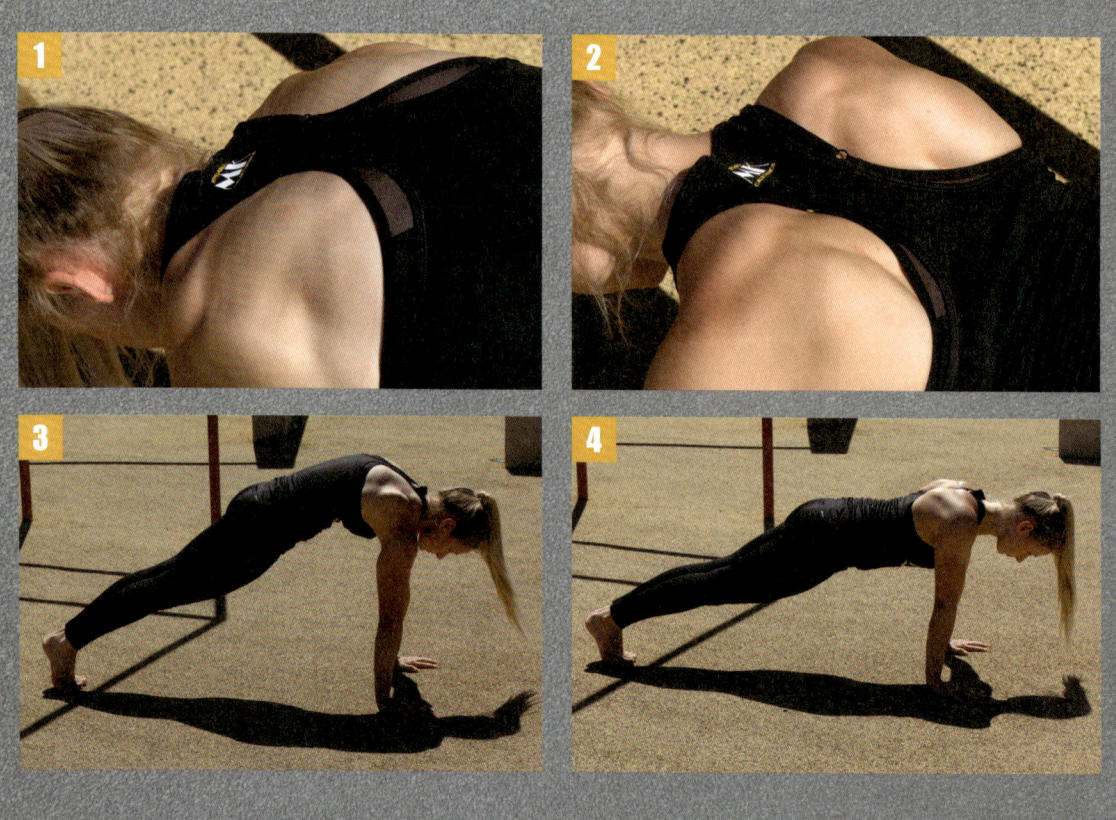

SCAPULA DIPS

REGRESSIONSÜBUNG DES DIPS

1. Stütze dich in den Barren.

2. Nimm die Außenrotation der Schultern ein.

3. Führe im Wechsel Retraktions- und Protraktionsbewegungen der Schulter aus.

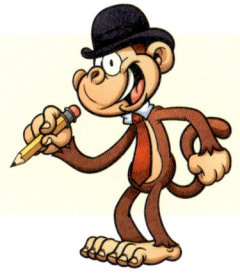

TIPP

Je weiter du dich in die Protraktion drücken kannst, umso weiter wirst du dich automatisch nach vorne lehnen.

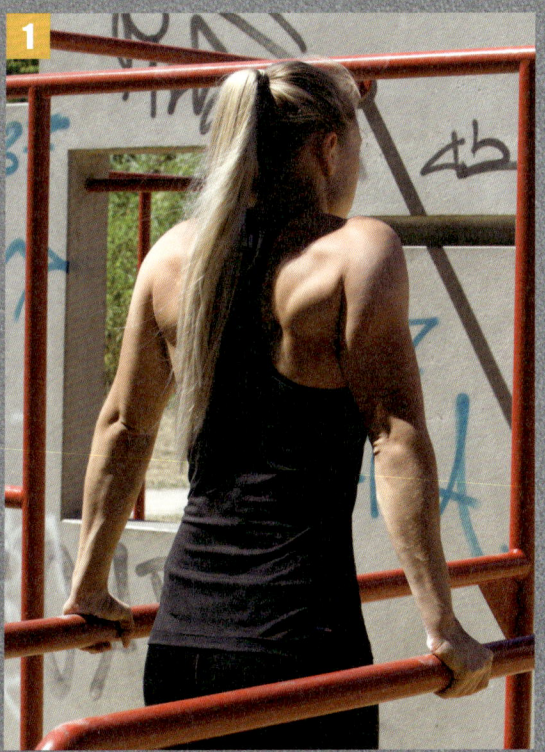

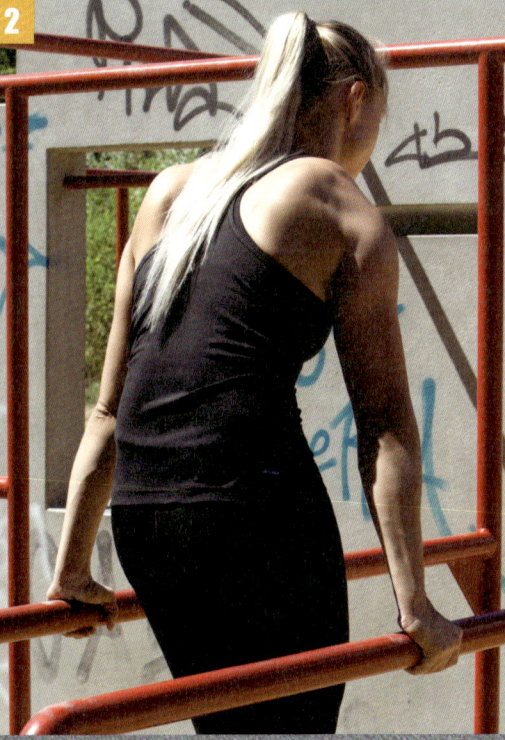

BANDZUG VON VORNE 💪

1. Setze dich in den gespreizten Langsitz und greife das auf Höhe der Brust angebrachte Resistance Band im neutralen Griff.

2. Bringe das Band auf Vorspannung.

3. Ziehe das Band in die Retraktion und Depression der Schulterblätter.

4. Führe deine Ellenbogen eng am Oberkörper entlang.

5. Ziehe nur so weit, dass deine Schultern nicht nach vorne fallen.

6. Führe deine Arme wieder in die Streckung nach vorne.

7. Ist die Retraktion dein Sticking Point, behalte diese auch auf dem Rückweg bei.

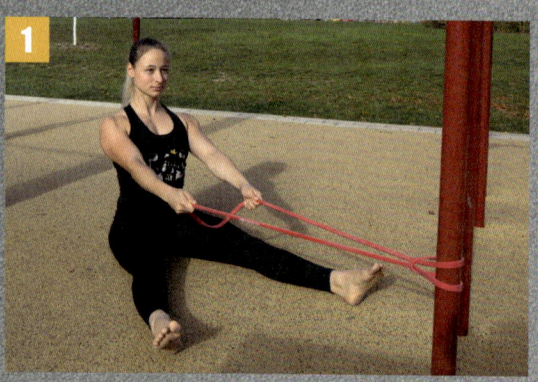 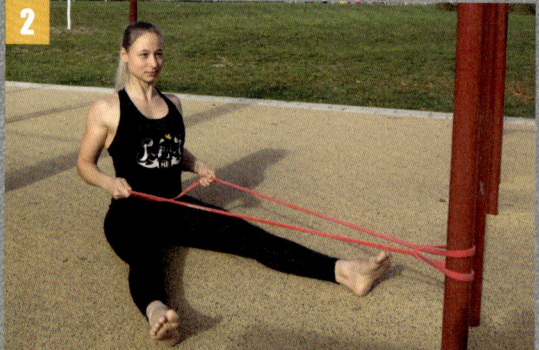

TIPP

Kannst du deine Schulterblätter in dieser Position gut ansteuern, ist diese Übung lediglich als Teil des Warm-ups zu betrachten und du kannst die FROM ausnutzen, indem du auf dem Rückweg der Bewegung eine kontrollierte Protraktion der Schulterblätter zulässt.

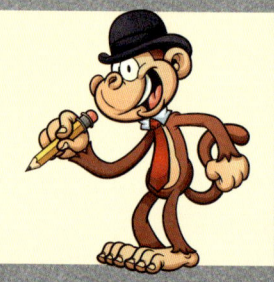

BANDZUG VON OBEN

1. Bringe ein rotes oder schwarzes Band an einer hohen Stange an.

2. Begib dich in den hohen Kniestand und greife im neutralen Griff senkrecht unter der Stange das Band.

3. Leite die Bewegung mit einer Depression und Retraktion der Schulterblätter ein.

4. Führe deine Arme mit den Ellenbogen nach vorne zeigend eng am Oberkörper nach unten.

5. Ist die Retraktion dein Sticking Point, behalte diese auch auf dem Rückweg bis in die Endposition der gestreckten Arme bei.

6. Bei guter Schulterblattansteuerung nutze die FROM aus.

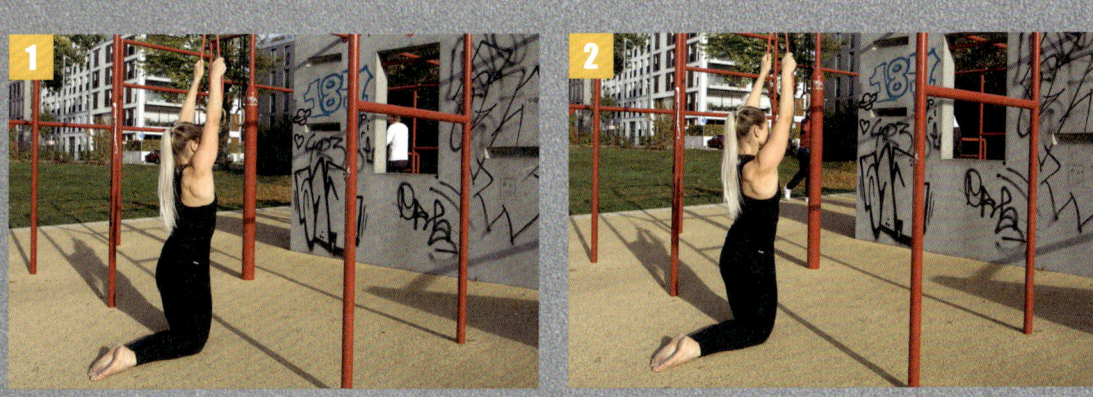

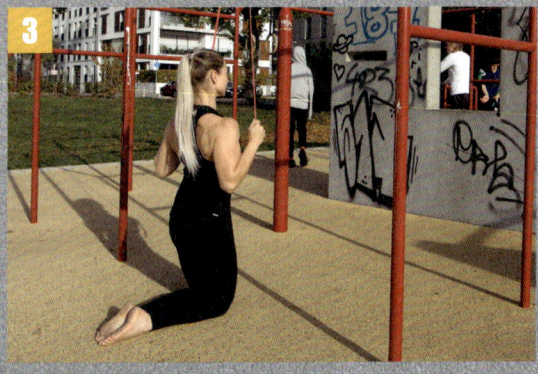

11.3 KLIMMZÜGE (PULL-UPS) UND PROGRESSIONSMÖGLICHKEITEN

Der Klimmzug scheint vor allem für Frauen sehr schwierig auszuführen zu sein. Anatomisch gesehen, ist der M. latissimus dorsi bei Frauen tatsächlich schwächer ausgebildet, weshalb ein gezieltes Training unabdinglich ist. Trainierst du ihn weder fokussiert noch mehrmals die Woche, wirst du ihn folglich nicht meistern können.

Angesichts der seltenen Aktivierung des großen Rückenmuskels im Alltag braucht es im Unterschied zum Push-up oder Dip mehr Geduld, bis ein vernünftiger, formschöner Pull-up beherrscht wird. Aber das Ergebnis ist es wert! Denke an deinen Alltag, den du dir damit erleichtern kannst und an deine Haltung, die du verbesserst, wenn du deine Rückseite durch Klimmzüge stärkst. Statt nach vorne hängenden Schultern und dem damit verbundenen Rundrücken macht es ein starker Rückenmuskel möglich, die Wirbelsäule zu stabilisieren und ihre natürliche Form beizubehalten.

Der allererste Klimmzug. Ein wahnsinnig tolles Gefühl, vor allem, wenn man ihn so sehr will, wie ich es damals tat. Ich will, dass auch du dieses Gefühl erfährst und gehe in diesem Kapitel auf häufige Fehler, Sticking Points ein und zeige dir Regressionsübungen, die dir dazu verhelfen werden. Neben dem klassischen Klimmzug gibt es weitere Arten von Progressionen und damit Übungen, die den normalen Klimmzug schwerer machen. Einige werden am Ende dieses Kapitels lediglich kurz genannt.

11.3.1 SO SOLLTE DEIN KLIMMZUG AUSSEHEN!

Ein Klimmzug erfolgt bestenfalls an einer Stange oder an Ringen. Wichtig ist, dass die Stange oder Ringe hoch genug angebracht sind, um aushängen zu können, ohne dass die Füße den Boden berühren.

Ziel ist es, das Kinn über die Stange und gegebenenfalls das Schlüsselbein zur Stange zu bringen. Der klassische Pull-up erfolgt im Obergriff, sodass der Handrücken zum Gesicht gewandt ist.

1. Die Übung beginnt mit einem etwa schulterbreiten, festen Griff aus dem passiven Hang. Umgreife die Stange mit deinen Daumen und wende dabei das Break-the-Bar-Prinzip an, um eine Außenrotation der Schultern herbeizuführen.

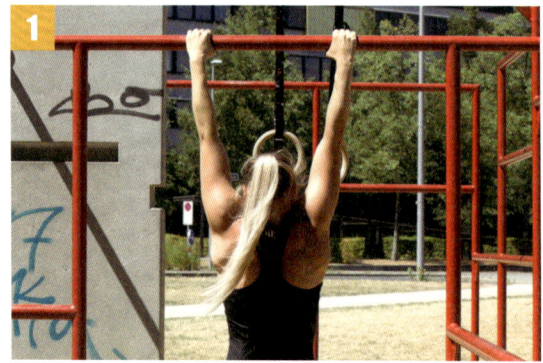

2. Aktiviere deinen Core! Nimm die Hollow-Body-Position ein. Die Füße befinden sich tendenziell etwas vor der Klimmzugstange, weniger senkrecht darunter.

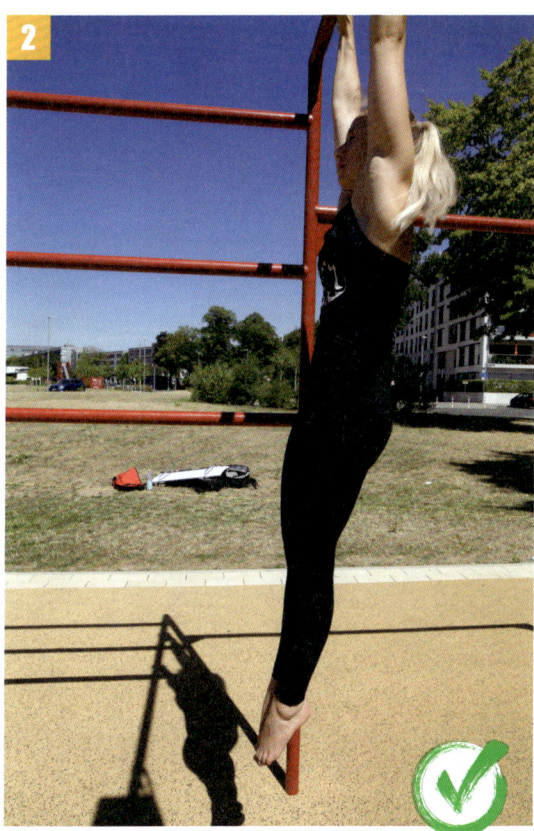 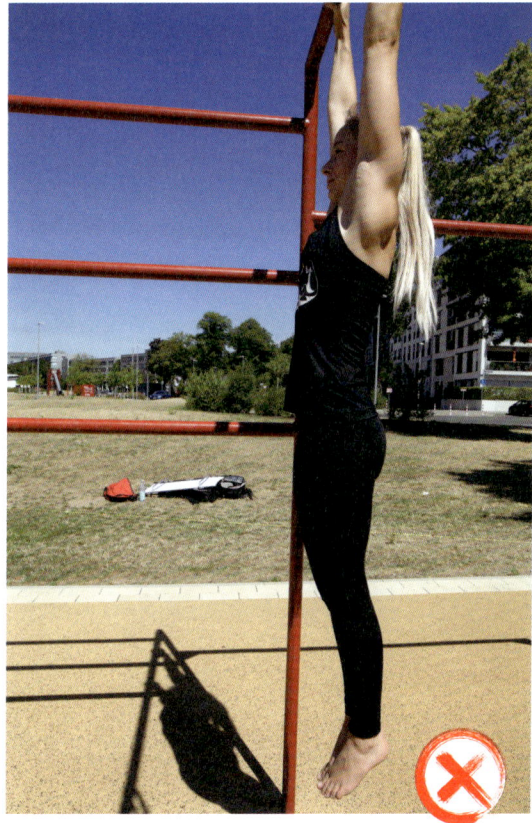

3. Ziehe dich unter Beibehaltung der Hollow-Body-Position vom passiven Hang in den aktiven Hang. Aktiviere dazu deine Schulterblätter (ziehe sie nach hinten unten) und bringe sie so von der Elevation in die Depression und Retraktion.

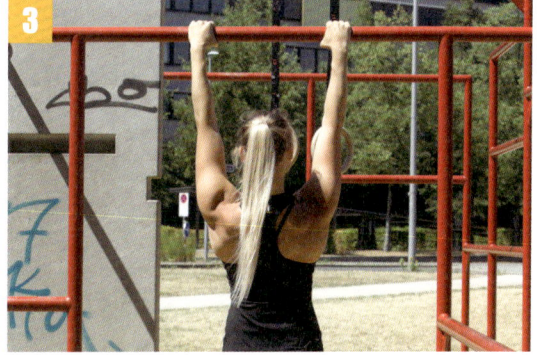

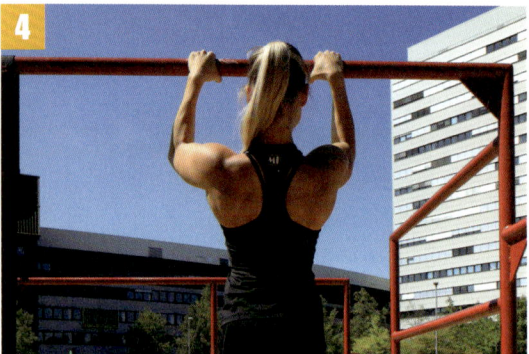

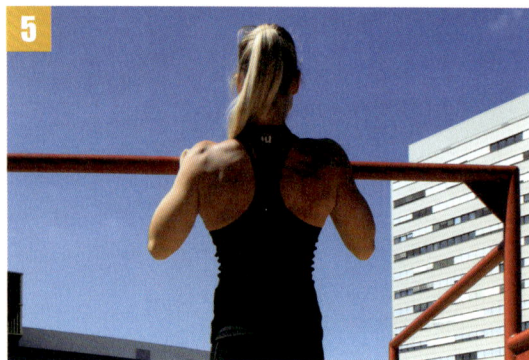

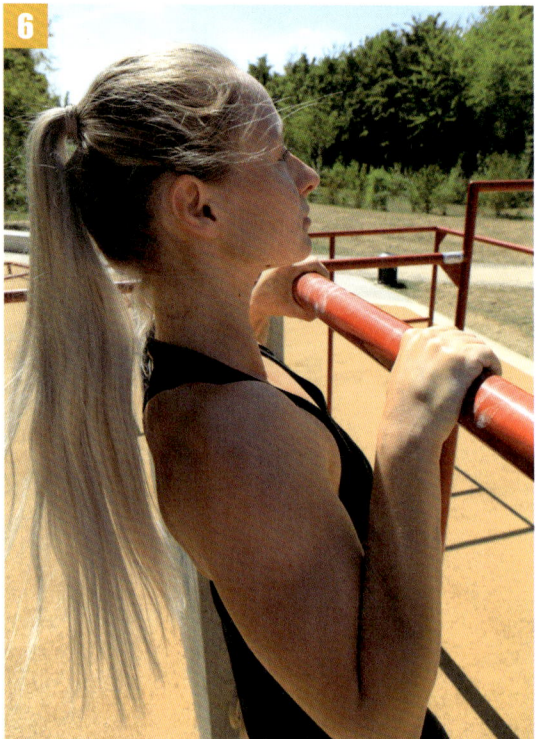

4. Beuge deine Ellbogen, indem du dich mit dem Kinn über die Stange hochziehst. Deine Ellbogen werden dabei ab ca. 90° eng am Oberkörper nach hinten geführt (Retroversion in der Schulter). Aber nur so weit, dass die Schultern nicht nach vorn fallen. Stelle dir vor, du würdest mit deinen Händen eine bogenförmige Bewegung vom Kopf zur Brust imitieren. Halte die Depression und Retraktion am obersten Punkt des Klimmzugs aufrecht.

5. Dein Kopf bleibt nach vorn gerichtet, um eine Überstreckung oder Beugung der Halswirbelsäule zu vermeiden.

6. Die Beine verharren in einer unter Spannung gehaltenen Position und neigen durch die Hollow-Body-Position, die zu einer leichten Beugung des Rumpfs führt, eher dazu, leicht vor der Stange zu sein. Du hängst also nicht komplett senkrecht unter der Stange, während du dich hochziehst.

7. Nachdem du dich technisch sauber über den vollen Bewegungsumfang (FROM) über die Stange gezogen hast, erfolgt diese Bewegung auf umgekehrtem Weg nach unten. Wichtig ist, dass du dich langsam und kontrolliert nach unten in den passiven Hang zurückbegibst und dich nicht in die Schulter-, Hand- und Ellbogengelenke fallen lässt.

8. Ein vollständiger Klimmzug ist erreicht, wenn die Ausgangsposition im Dead Hang eingenommen wird, das heißt, die Ellenbeuger gestreckt sind und sich die Schultern wieder in der Elevation des passiven Hangs befinden. Nur so wird gewährleistet, dass bei fortwährenden Klimmzügen die volle Bewegungsamplitude ausgenutzt wird und die entsprechend arbeitenden Muskeln ihr ganzes Kraftpotenzial entfalten können, um gestärkt zu werden.

Der Klimmzug ist so umzusetzen, dass am Ende eine flüssige Bewegung möglich ist. Achte auf ein dynamisches Gleiten der Schulterblätter auf dem Brustkorb.

11.3.2 TYPISCHE FEHLERBILDER

Ausgehend von diesen technisch sauberen Pull-ups, sind oftmals Fehler zu sehen, die es zu vermeiden gilt, um den gewünschten Trainingseffekt zu erzielen und eventuelle Verletzungsrisiken zu vermeiden. Einige fälschen die Bewegung auch bewusst ab, um bspw. beim CrossFit® oder Freeletics Bestzeiten zu erreichen.

- Das Schwingen der Beine, um überhaupt eine Chance zu haben, das Kinn über die Stange zu bringen. Das ist, um einen ersten Eindruck vom Bewegungsmuster zu erhalten, mehr oder weniger akzeptabel. Jedoch sollte sich diese Gewohnheit nicht einschleifen, da es nicht der Norm eines klassischen Klimmzugs entspricht und die Kraft nicht ausschließlich aus den Schultern und der Rückenmuskulatur aufgebracht wird. Auf diese Weise wird der Rückenmuskel, welcher im Fokus der Übung steht, nicht optimal trainiert.

- Das zu schnelle Herablassen von der Stange in die Ausgangsposition ist zu vermeiden und sollte dem Schultergelenk zuliebe mit Bedacht erfolgen.

- Die Beine werden hinten überkreuzt (andere Klimmzugvariante, lies dazu weiter in Kap. 11.3.6 „Arched Back Pull-ups/ Gironda Sternum Pull-ups.

- Der Kopf wird am obersten Punkt überstreckt, um gerade so mit dem Kinn über der Stange zu sein (Giraffenhals).

- Der Daumen wird über der Stange platziert (Affengriff), statt um die Stange herum (geschlossener Griff).

- Die Bewegungsamplitude wird frühzeitig unterbrochen. Der passive Hang mit gestreckten Armen am untersten Punkt wird übersprungen.

11.3.3 HÄUFIGE STICKING POINTS

MANGELNDE GRIFFKRAFT

Die Unterarme sind beim Klimmzug das *schwächste Glied*. Obwohl der primär arbeitende M. latissimus dorsi noch Kraft hat, versagen vor diesem die Unterarme.

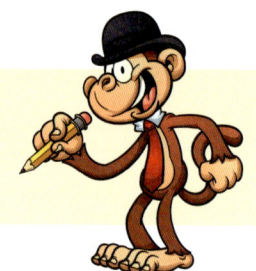

Die Griffkraft hat einen proportional positiven Übertrag auf die Klimmzugleistung, weshalb spezifisches Griffkrafttraining als fester Bestandteil in deiner Trainingsroutine nicht fehlen darf.

Hänge dazu an der Stange oder an den Ringen, hangele auf unterschiedliche Art und Weise an einer Monkey-Bar, integriere Loaded Carries wie den Farmer's Walk (zwei schwere Kettlebells werden wie Einkaufstüten getragen), nutze Captains of Crush (Griffkrafttrainer) oder Kurzhanteln, um gezielt alle Muskelanteile der Unterarme zu stärken. Als Ausgleichstraining kannst du auch Bouldern gehen. Einige Übungen zur Stärkung deiner Griffkraft kannst du aus der „Cali X Mobi Playlist" auf meinem YouTube®-Kanal übernehmen.

An dieser Stelle sei nochmals die Daumenhaltung beim Greifen der Stange erläutert. Die Daumen umgreifen die Stange und werden *nicht* mit auf die Stange gelegt, es sei denn, sie ist superdick, sodass der Daumen nicht um die Stange (geschlossener Griff) greifen kann. Diese Position sorgt erstens für einen festen Griff und hat zweitens den Vorteil, dass die Unterarme mehr involviert sind und somit gleichzeitig die essenzielle Griffkraft trainiert wird. Probiere es doch mal aus und spüre den Unterschied beider Daumenhaltungen. Mit dem Daumen über der Stange fällt es meist leichter, weil der limitierende Faktor der Unterarme in der Bewegungskette minimiert wird. Da wir es uns im Calisthenics allerdings so schwer wie möglich machen wollen, um leichtere Varianten zum Klacks werden zu lassen, bevorzugen wir den *Daumen um die Stange*.

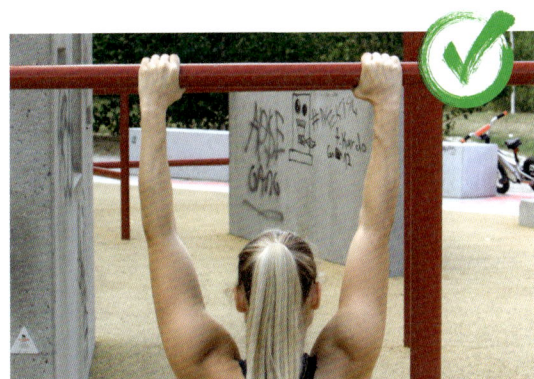 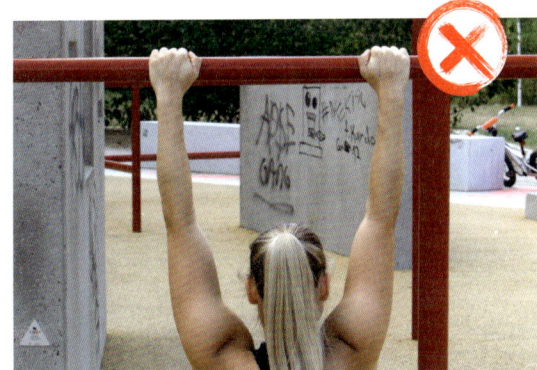

BUCKELHALTUNG

Alltäglich sehe ich Menschen, deren Haltung an ein Fragezeichen erinnert: die Schultern nach vorne fallend, mit *sichtbarem Buckel im Brustwirbelbereich* und einer *extremen Lordose* im Lendenwirbelbereich. Die dazu *führenden muskulären Dysbalancen lassen* keine Streckung der Brustwirbelsäule zu. Somit ist die Voraussetzung der Ausführung über einen vollen Bewegungsumfang beim Klimmzug nicht gegeben.

Die *eingeschränkte Beweglichkeit* der Brustwirbelsäule wie auch eine zu *geringe Ansteuerungsfähigkeit über die Schulterblätter* sowie des *M. latissimus dorsi* sind die Ursache hierfür. Dies äußert sich beim Pull-up durch die häufig nach vorne fallenden Schultern am obersten Punkt des Klimmzugs, d. h., die Schultern können nicht ausreichend in die Depression/Retraktion gebracht werden. Die Kraft der eigentlich involvierten Muskeln reicht nicht aus, weshalb es zu Kompensationsbewegungen kommt. Schultern und Nacken übernehmen Funktionen, die zu Fehlbelastungen führen. Daraus resultieren häufig Verspannungen im Nacken oder gar Beschwerden in den Schultern.

Deshalb ist es wichtig, dass du Korrekturübungen in dein Training integrierst, welche vor allem den Latissimus, die Rhomboiden, den Trapezius, den Serratus sowie die Rotatorenmanschetten betreffen. Diese Muskeln sorgen unter anderem dafür, dass die Schultern nach hinten unten gezogen werden, um eine aufrechte Haltung einnehmen zu können.

Fällt dir das Nach-hinten-unten-Ziehen deiner Schultern schwer, dann trainiere diese Position gezielt, indem du bei Übungen, wie dem Bandzug von oben und bei den Ring Rows, welche in Kap. 11.3.6 beschrieben werden, nicht die FROM ausführst, sondern die Schulterblätter mit gestreckten Armen in der Depression/Retraktion belässt.

ZU SCHWACHE AUSSENROTATION

Hierzu habe ich zwar bereits in Kap. 10 „Grundlagen: Das musst du wissen!" etwas geschrieben, dieser Punkt darf an dieser Stelle jedoch nicht fehlen. Durch zu schwach arbeitende Außenrotatoren neigen die Schultern dazu, in eine Innenrotation zu fallen, welche dafür sorgt, dass der subakromiale Raum enger und das Entzündungsrisiko höher wird.

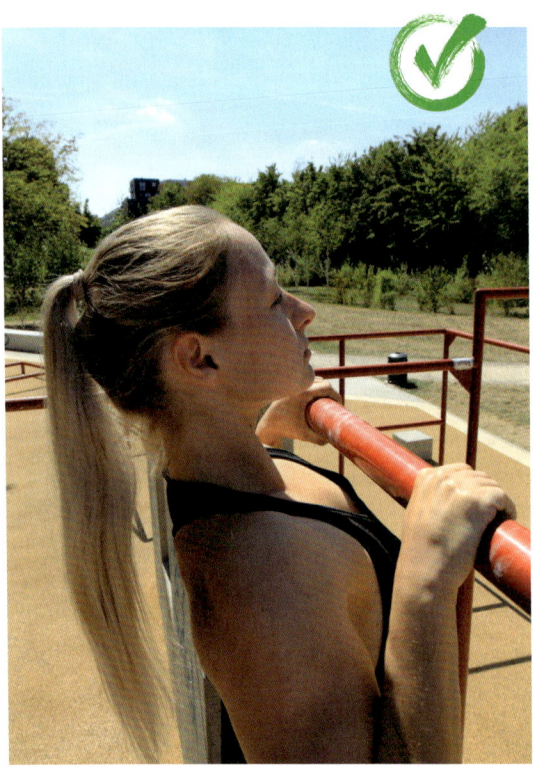 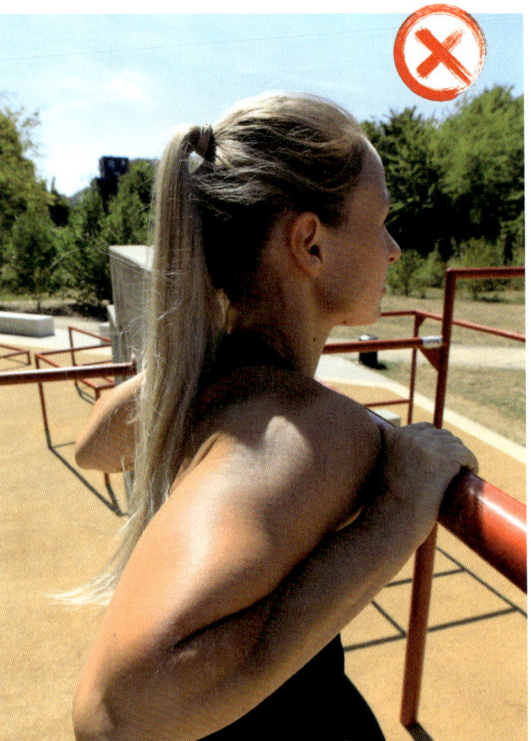

11.3.4 GRIFFVARIANTEN

Zu Beginn wird auf die verschiedenen Grifftechniken eingegangen, die bei allen Vorübungen variabel einsetzbar sind, den Schwierigkeitsgrad bestimmen und andere Anteile der Unterarmmuskulatur beanspruchen.

Die Griffvarianten werden von der leichtesten zu schwerer werdenden Positionen vorgestellt. Ich beginne mit dem *Klimmzug im Untergriff (Kammgriff),* welcher auch Chin-up genannt wird. Die Handflächen und Finger zeigen zum Gesicht. In dieser supinierten Unterarmposition befinden sich die Schultern bereits in einer Außenrotation, weshalb keine zusätzliche Kraft für das Break-the-Bar-Prinzip aufgebracht werden muss.

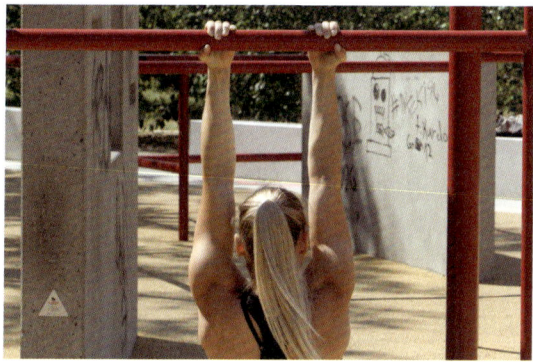

Beim *neutralen Griff (Hammergriff)* zeigen die Handrücken zur Seite und die Handflächen zueinander.

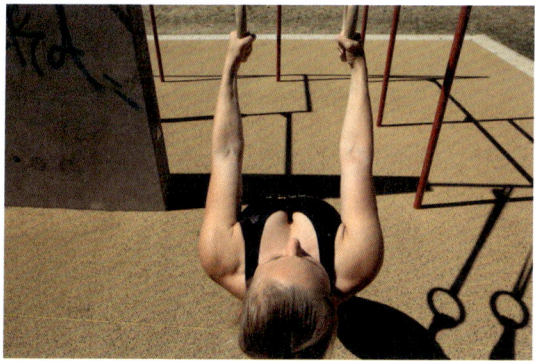

Der *klassische Pull-up wird im Obergriff (Ristgriff)* ausgeführt, wobei die Handrücken zum Gesicht gerichtet sind. Durch die Pronation der Unterarme neigen die Schultern dazu, in eine Innenrotation zu fallen. Da hierdurch der subakromiale Raum zwischen Oberarmkopf und Gelenkpfanne enger wird und dies Reibungen zur Folge haben kann, woraus wieder Schulterbeschwerden entstehen können, ist eine Außenrotation des Schultergelenks durch das Break-the-Bar-Prinzip notwendig.

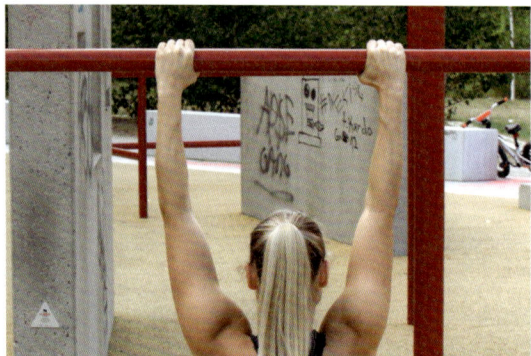

Auch die Griffbreite kann von eng bis breit oder im Wechselgriff (Ristgriff/Kammgriff) variieren. Um ausgeglichen zu trainieren, ist eine Variation der verschiedenen Griffe empfehlenswert. Letztlich werden in den unterschiedlichen Positionen andere Muskelanteile, vor allem der Unterarme, trainiert.

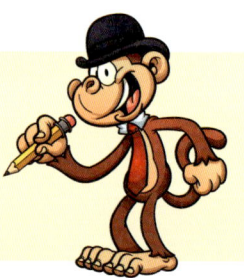

TIPP

Halte die Ringe im neutralen Griff oder im Untergriff. Beim Obergriff in den Ringen fällt es schwer, eine aktive Außenrotation der Schultern einzunehmen, weshalb die Schultern eine eher ungünstige Innenrotationsstellung haben.

11.3.5 PULL-UPS IM OBERGRIFF VS. PULL-UPS IM UNTERGRIFF (CHIN-UPS)

Die Muskelaktivierung ist bei beiden Übungen die Gleiche, es wird durch die Supination des Unterarms lediglich der Bizeps als Hilfsmuskel mehr involviert. Die Bewegungsrichtung beim Chin-up ist klarer vorgegeben, weshalb weniger Ausweichbewegungen möglich sind. Die Brustwirbelsäule wird von vornherein mehr in die Streckung gebracht. Der Pull-up im Ristgriff allerdings erlaubt mehr Kompensationsbewegungen. Entweder die Schultern fallen nach vorn oder die Ellbogen werden seitlich nach außen geführt.

Die Chin-ups beanspruchen jeweils die unteren, senkrecht verlaufenden Fasern des M. latissimus dorsi. Da der Großteil des M. latissimus dorsi aus diesen Fasern und aus den schräg verlaufenden Fasern besteht, ist dieser Griff leichter ausführbar.

11.3.6 ARCHED BACK PULL-UPS/ GIRONDA STERNUM PULL-UPS

ARCHED BACK PULL-UPS/ GIRONDA STERNUM PULL-UPS

An diese Form des Klimmzugs ist für Anfänger kaum zu denken, allerdings sei sie erwähnt, um folgende, häufig aufkommende Frage zu beantworten: „Sollte ich Klimmzüge immer in der Hollow-Body-Position ausführen?" NEIN!, denn, wie bereits erwähnt, ist Variation wichtig. Bist du fähig, klassische Klimmzüge technisch korrekt auszuführen, dann integriere Arched Back Pull-ups in dein Training! Abgesehen von der Variation kann es abhängig von deinen Zielen sein. Doch zunächst zur Ausführung des Arched Back Pull-ups.

Die Unterschiede zum Pull-up in der Hollow-Body-Position liegen darin, dass keine Hollow-Body-Position eingenommen wird und somit der Unterkörper rumpfabwärts nicht in der Bewegungskette involviert ist, wodurch der Fokus auf retraktierten Schulterblättern und einer möglichst zielgerichteten Latissimusaktivierung gerichtet wird. Mit einem möglichst parallel zur Stange gerichteten Oberkörper und locker hängenden Beinen zieht man sich mit der Brust zur Stange, bis diese berührt wird. Möchtest du also einen möglichst breiten M. latissimus dorsi haben, solltest du diese Variante bevorzugen. Der Gironda Sternum Pull-up wird vor allem im Bodybuildingbereich gesehen. Das ist, wie die Erklärung oben zeigt, auch nicht verwunderlich, geht es bei diesem Sport vorwiegend um bestmögliche Hypertrophie einzelner Muskeln.

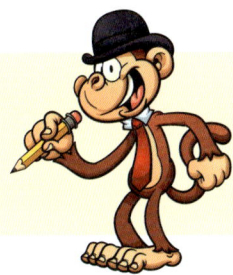

TIPP

Im neutralen Griff ist die Ausführung um einiges leichter. Schaue dir hierzu auch das Video in der „Cali X Mobi Playlist" an.

11.3.7 REGRESSIONSÜBUNGEN DES PULL-UPS

AUSTRALIAN PULL-UPS/
RING ROWS/SCHRÄGHANGRUDERN

Der Australian Pull-up, das umgekehrte Bankdrücken, empfiehlt sich in erster Linie, um mit dem Klimmzugtraining zu beginnen. Am besten eignen sich Ringe, da diese höhenverstellbar sind und somit der Schwierigkeitsgrad variiert werden kann. Eine Stange auf Brust- oder Bauchnabelhöhe ist auch denkbar.

1. Positioniere dich schräg zu den Ringen und greife diese im neutralen Griff. Je paralleler du zum Boden hängst, desto schwerer ist die Übung.

2. Denke an die Hebel! Angewinkelte Beine machen die Übung leichter als ausgestreckte Beine.

3. Mache dich in der Wirbelsäule lang, halte deinen Kopf in neutraler Stellung und achte auf deine Core-Spannung.

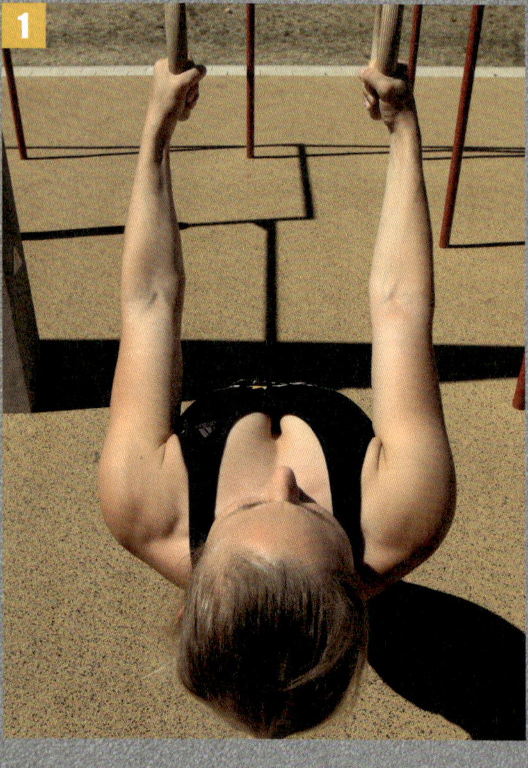

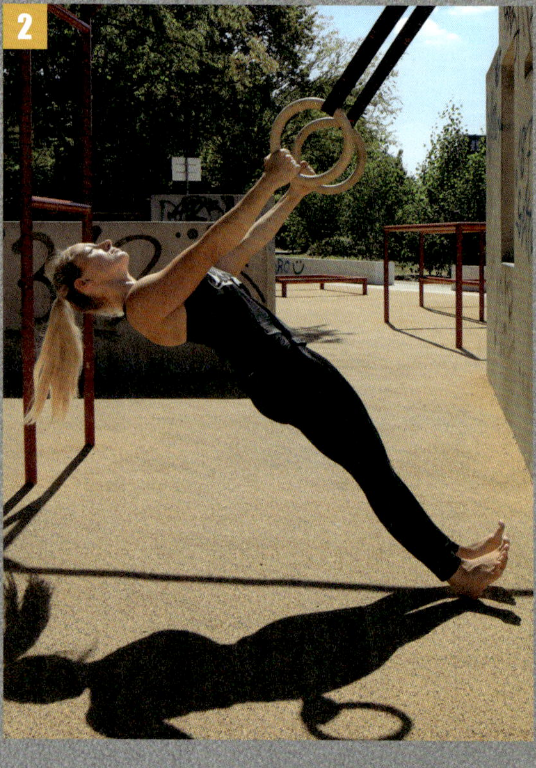

4. Ziehe dich mit der Brust, die Ellenbogen eng am Körper vorbeiführend, auf Ringhöhe.

5. Ziehe aus einer Depression und Retraktion der Schulterblätter.

6. Senke dich kontrolliert in die gestreckte Armhaltung ab.

7. Behalte am untersten Punkt die Depression und Retraktion der Schulterblätter bei, wenn dies deine Schwäche ist.

8. Führe die Bewegung in der FROM aus, indem du deine Schultern in die Protraktion absenkst.

9. Der Griff kann variieren, sei es der Unter- oder Obergriff sowie der breite oder enge Griff an einer Stange.

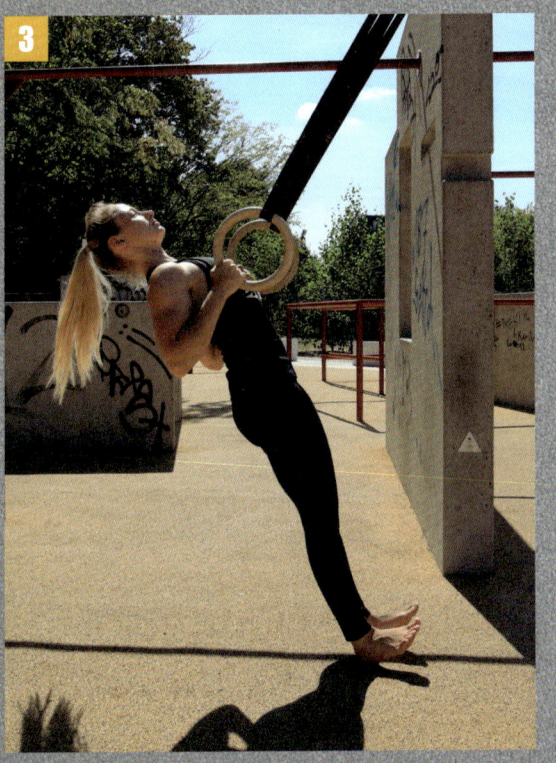

TIPP

Je aufrechter du zu den Ringen/der Stange stehst, desto leichter ist die Übung.

Beim Zug kannst du dir vorstellen, dass du einen kleinen Tischtennisball zwischen deinen Schulterblättern einklemmst.

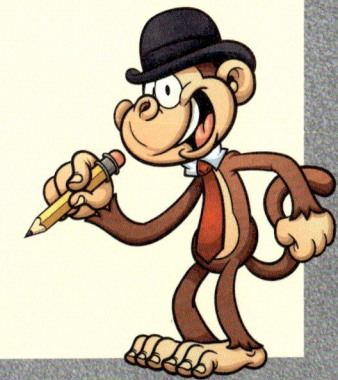

NEGATIVE/EXZENTRISCHE PULL-UPS 🦾🦾🦾

1. Platziere zum Aufsteigen eine Box hinter der Stange/den Ringen.

2. Lasse dich langsam Fuß für Fuß nach vorne in die Ausgangsposition des negativen Klimmzugs hinunter.

3. Beginne mit dem Kinn über der Stange und ziehe deine Schulter nach hinten unten.

4. Lasse dich so langsam wie möglich in den passiven Hang hinab.

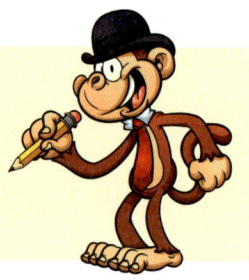

TIPP

Presse deine Oberarme unter Beibehaltung der Schulterblattpositionen seitlich an deinen Brustkorb. Dadurch kreierst du mehr Spannung und kannst dich langsamer und kontrollierter hinablassen.

Nun werden einige von euch darauf warten, dass ich die Übung mit dem Resistance Band erkläre. Die Idee der Bänder ist es, das eigene Körpergewicht zu reduzieren. Dafür gibt es unterschiedliche Stärken der Bänder. Ich bin kein Freund von Resistance Bändern. Vor allem nicht beim Klimmzug. Es gibt zwei deutliche Schwachstellen, die die Bänder aufweisen.

Punkt 1: Ab einem Winkel von 90° bist du auf dich allein gestellt. Das Band unterstützt lediglich im ersten Bewegungsdrittel.

Punkt 2: Das Band zieht dich durch eine zu geringe Rumpfstabilität in eine ungünstige Lage nach schräg vorn. Vor allem als Anfänger verlässt du dich zu sehr auf die Hilfe des Bands, verlierst die Core-Spannung und gibst deinem Körper und Gehirn eine falsche Bewegungsvorstellung.

Generell sind sie super, um Erfolgserlebnisse zu schaffen und um bei richtiger Ausführung mit Aktivierung der Rumpfstabilität die Bewegungsausführung zu verinnerlichen. Konzentriere dich letztlich allerdings auf die zuvor beschriebenen Übungen. Vor allem negative Klimmzüge kreieren Kraft, die du für die Exzentrik des Klimmzugs benötigst. Auch hier ist der positive Nutzen individuell. Bei dem einen funktioniert es mit Band super, bei dem anderen nicht. Probiere dich aus!

Prima! Dein erster sauberer Pull-up ist geschafft. Nun ist auf die Erhöhung der Wiederholungszahlen hinzuarbeiten. Wie du das umsetzen kannst, erfährst du in in einem exemplarischen Trainingsplan in der App. Der Pull-up in seiner Vielseitigkeit erstreckt sich über weitere progressive Übungen, von denen ich nur ein paar wenige nennen will: Typewriter Pull-ups, Archer Pull-ups oder explosive Pull-ups. Diese wiederum legen die Grundlage für Skills wie bspw. den Muscle-up oder den einarmigen Klimmzug. Diese fortgeschrittenen Elemente sind nicht Bestandteil dieses Buchs.

JUMPING PULL-UPS

Diese erfolgen an einer Stange oder an den Ringen, die so hoch sind, dass die gestreckten Arme heranreichen, während die Knie leicht gebeugt sind. Setze aktiv deine Beine ein und springe vom Boden ab. Nutze diese Kraft, um dich nach oben zu ziehen.

1. Wähle eine Höhe der Stange/Ringe, die du mit gestreckten Armen erreichen kannst.

2. Setze aktiv deine Beine ein, springe vom Boden ab und nutze diese Kraft, um dich nach oben zu ziehen.

3. Ziehe trotz Impuls der Beine aus den Armen.

TIPP

Beim Jumping Pull-up überspringst du im wahrsten Sinne des Wortes die Aktivierung deiner Schulterblätter, weshalb auch die anderen aufgezeigten Übungen und vor allem die Scapula Pull-ups zu trainieren sind.

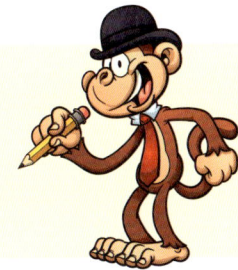

11.4 LIEGESTÜTZE (PUSH-UPS) UND PROGRESSIONSMÖGLICHKEITEN

Bei den Druckübungen möchte ich zuerst den klassischen Push-up mit seiner korrekten Ausführung und häufige Fehler aufzeigen. Danach gibt es Erläuterungen zur progressiven Steigerung. Aufbauend darauf, werde ich Varianten des Liegestützes erwähnen, um die Vielseitigkeit des Push-ups deutlich zu machen.

11.4.1 SO SOLLTE DEIN LIEGESTÜTZ AUSSEHEN!

1. Platziere deine Hände schulterbreit in einer Kraftlinie senkrecht unterhalb der Schultern. Spreize deine Finger für eine größere Auflagefläche. So kannst du mehr Kraft wirken lassen. Deine Zeigefinger zeigen auf 12 Uhr.

2. Deine Arme sind in der Ausgangsstellung gestreckt. Die Ellenbeuger zeigen nach vorn (Außenrotation der Schultern). Stelle dir vor, du würdest dich mit deinen Händen nach außen in den Boden schrauben wollen.

3. Begib dich in die Liegestützposition!

4. Drücke dich mit den Schulterblättern entgegen der Schwerkraft in die Protraktion. Nimm Core-Spannung mit der Hollow-Body-Position ein.

5. Von Kopf bis Fuß bildet dein Körper eine stabile, gerade Linie. Dein Blick ist zum Boden gerichtet. So bildest du mit dem Kopf eine natürliche Verlängerung zur Wirbelsäule. Deine Füße stehen eng beieinander. Die Fersen berühren sich.

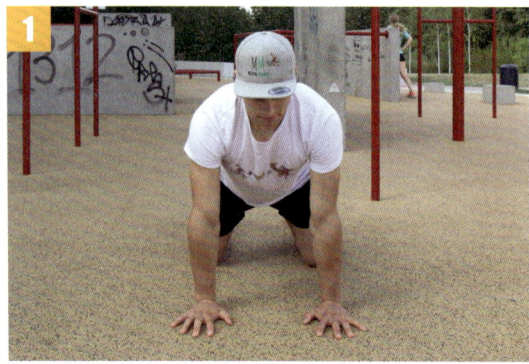
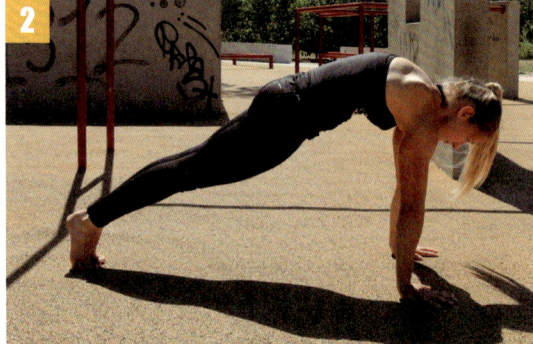

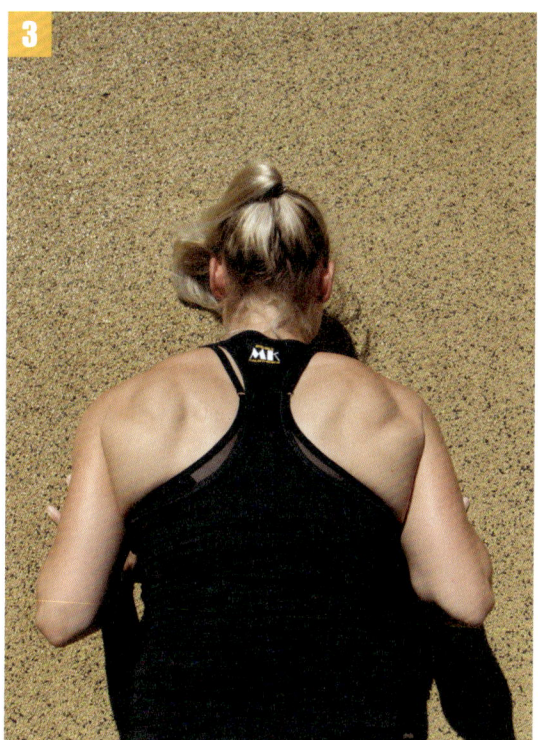

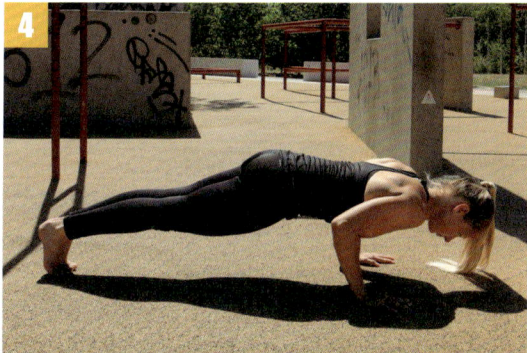

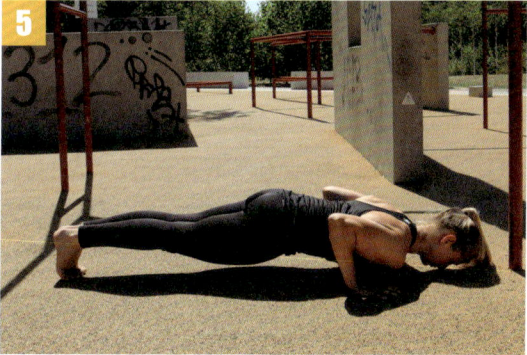

6. Nun beuge die Arme so, dass die Ellbogen dabei eng (maximal 45°) am Oberkörper bleiben und nach hinten gerichtet sind. Senke die Brust, bis die Oberarme parallel zum Boden zeigen. Idealerweise berührt die Brust den Boden, um eine Full Range of Motion zu gewährleisten. Lege dich NICHT mit dem Bauch ab! Nutze Parallettes für mehr FROM!

7. Sorge für ein gleichmäßiges Gleiten der Schulterblätter auf dem Brustkorb.

8. Aus der Endposition am untersten Punkt gilt es, sich jetzt unter Aufrechterhaltung der Körperspannung wieder nach oben in den Stütz zu drücken. Deine Arme sind in der Ausgangsposition komplett gestreckt und die Schulterblätter in der Protraktion, bevor zur nächsten Wiederholung angesetzt wird.

11.4.2 TYPISCHE FEHLERBILDER

- Die Hände sind nach innen rotiert, weshalb die Ellbogen zur Seite ausweichen und fast 90° vom Oberkörper entfernt sind, sodass die Ellbogen, von oben betrachtet, eine Linie mit den Schulterblättern bilden. Oft wird dabei mit der Kraft der Brustmuskulatur kompensiert, weil der Trizeps zu schwach ist. Auf Dauer führt die fehlende Außenrotation der Schultern zu Beschwerden in den Schultern.

- Die Brust verlässt vor der Hüfte den Boden.

- Extremes Neigen des Kopfs in Richtung Brust. Dadurch verlässt die Halswirbelsäule ihre natürliche Verlängerung zum Rest der Wirbelsäule und kann Nackenschmerzen verursachen, die wiederum zu Rückenproblemen führen können.

- Die Bewegungsamplitude wird nicht vollständig ausgeführt.

11..4.3 HÄUFIGE STICKING POINTS

MANGELNDE CORE-SPANNUNG

Durch eine nicht ausreichend trainierte Bauch- und Rückenmuskulatur kann keine Core-Spannung erreicht werden, wodurch entweder die Hüfte durchhängt oder als Kompensationsmuster der Po nach oben gestreckt wird. Beim Hochschieben des Pos, wird der große Lendenmuskel (M. psoas major), welcher die Hüfte in einer neutralen Position hält, stärker aktiviert als die Bauchmuskeln, was vor allem im Lendenwirbelbereich zu Rückenschmerzen führen kann.

SCHWACHER TRIZEPS

Wie schon aufgeführt, kann ein zu schwacher Trizeps dazu führen, dass die primäre Kraft auf die Brust umverteilt wird. Was, theoretisch gesehen, kein Problem ist, schließlich sind sowohl Brust als auch Trizeps am Push-up beteiligt. Dies wird in der Aufwärtsbewegung damit kompensiert, dass die Ellbogen zur Seite zeigen und damit eine Innenrotation der Schultern einhergeht.

11.4.4 GRIFFVARIANTEN

Auch hier können natürlich die Griffmöglichkeiten variiert werden, allerdings erst, wenn der klassische Liegestütz mehrmals hintereinander sauber ausführbar ist. Die Hände können zu einem Dreieck geformt werden (Diamond Push-ups/enge Push-ups), wobei mehr der Trizeps beansprucht wird. Oder breiter aufgestellte Hände bewirken, dass die Brustmuskulatur aktiviert wird.

11.4.5 REGRESSIONSÜBUNGEN DES PUSH-UPS

Die zu beachtenden Punkte zur Ausführung sind auch bei den regressiven Übungen zu befolgen.

NEGATIVE/EXZENTRISCHE PUSH-UPS

1. Nimm die Liegestützposition ein.

2. Lasse dich durch beugen der Arme so langsam und kontrolliert wie möglich nach unten hinab.

3. Stütze dich unter Zuhilfenahme der Knie wieder in die Ausgangsstellung, um weitere Wiederholungen anzuschließen.

INCLINE PUSH-UPS

1. Wähle eine erhöhte Oberfläche, das kann zu Beginn auch die Wand sein.

2. Je geringer die Höhe der Oberfläche, umso schwerer ist die Übung.

3. Deine Brust berührt die Oberfläche.

4. Peile immer niedrigere Oberflächen an, um waagerechte, zum Boden parallele Liegestütze als Ziel zu verfolgen.

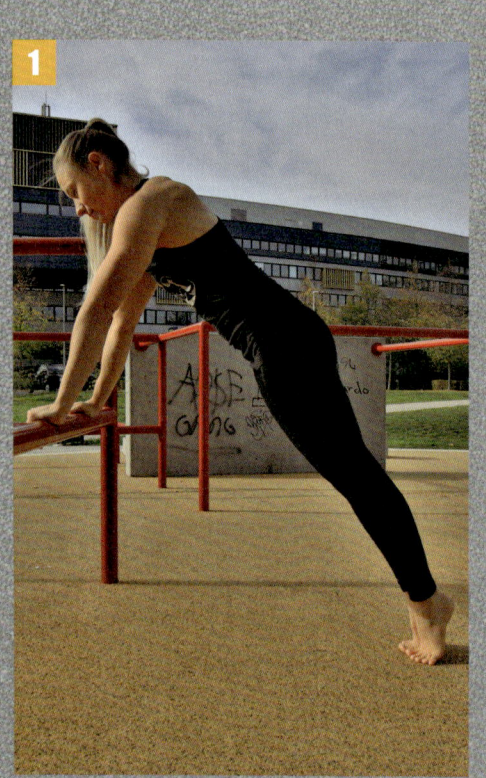

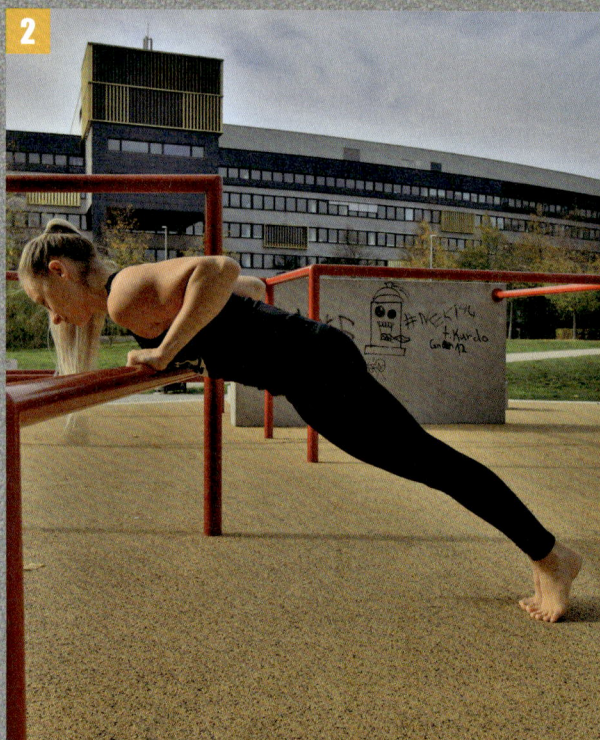

BAND ASSISTED PUSH-UPS

1. Platziere über dir an einer Stange ein rotes oder schwarzes Resistance-Band.

2. Nimm die Schlaufe, schlüpfe mit beiden Armen durch das Band und platziere es unterhalb deiner Brust (Achseln).

3. Begib dich senkrecht unterhalb der Stange in die Liegestützposition.

4. Der unterstützende Zug des Bands von oben erleichtert dir die konzentrische Phase des Push-ups.

TOTPUNKT PUSH-UPS

1. Lege dich mit dem Bauch auf den Boden.

2. Platziere deine Hände eng am Körper neben deiner Brust.

3. Baue Körperspannung auf (sei ein Brett) und drücke dich mit nach hinten zeigenden Ellbogen in den Stütz.

RTO IM LIEGESTÜTZ

1. Hänge die Ringe knapp über den Boden.

2. Stütze dich wie beim Liegestütz in die Ausgangsposition mit neutralem Handgelenk in die Ringe. Nutze den neutralen Griff.

3. Nun bringe die Ringe in den RTO (= Ring Turn-out). Dazu zeigen die Ellenbeuger und Handflächen nach vorn.

4. Drücke dich aktiv aus den Schultern in die Protraktion. Neben dem Ausdrehen der Ringe sind diese außerdem nach innen zusammenzudrücken, damit du dich in den wackligen Ringen stabilisieren kannst.

5. Halte diese Position kurz und gehe in die neutrale Ausgangsposition zurück. Diese Übung ist gleichzeitig eine Vorübung für den RTO im freien Dipstütz (s. S. 230).

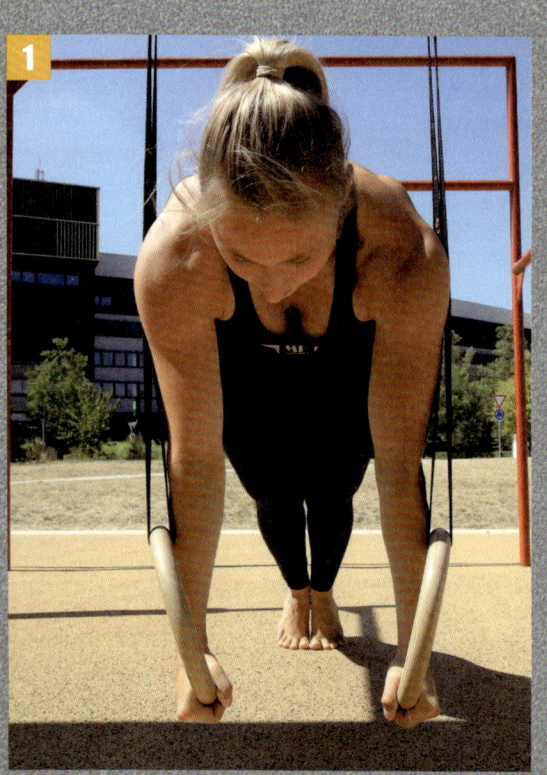

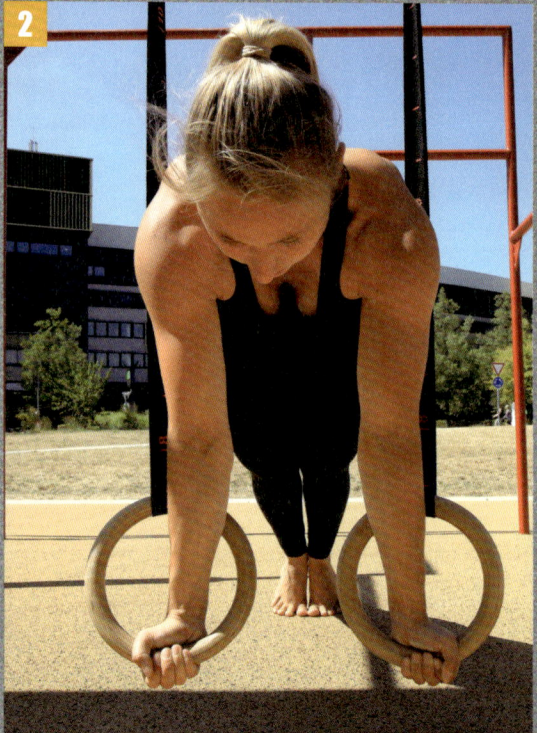

Auch hier gibt es eine Übung, die vielmals empfohlen wird, welche ich aber nicht empfehlen kann, da es mit den vorangegangenen Übungen bessere Alternativen zum Erlernen eines Liegestützes gibt. Die Rede ist von sogenannten *Frauenliegestützen*, welche unterstützend auf den Knien ausgeführt werden. Die Idee des verringerten Hebels durch das Ranziehen der Beine ist gut, allerdings:

Punkt 1: Unangenehm und auf Dauer schmerzhaft für die Knie.

Punkt 2: Können Anfänger meist nicht alle zu beachtenden Technikhinweise gleichzeitig fokussieren, weshalb die wichtige Core-Spannung in dieser Position oftmals nicht aufrechterhalten werden kann.

So verhält es sich übrigens auch mit gespreizten Beinen. Ja, diese ermöglichen eine breitere Auflagefläche und machen den Push-up leichter, aber die bereits genannte fehlende Core-Spannung lässt ihn, abgesehen von der fehlenden und gesundheitsfördernden Stabilisierung des Lendenwirbelbereichs, durchhängend aussehen.

Können diese Vorübungen in ordentlicher Form ausgeführt werden, kannst du dich am klassischen Liegestütz erproben.

Steigerungsmöglichkeiten seien auch hier nur genannt und nicht beschrieben: Push-ups in den Ringen, Decline Push-ups (die Füße sind erhöht) oder Defizit Push-ups, bei denen durch auf Parallettes gestellte Hände mehr Range of Motion möglich ist, wodurch der Brustmuskel eine Dehnstellung einnimmt und mehr Muskelfasern rekrutiert werden. Typewriter- oder Archer Push-ups, welche Vorübungen für den einarmigen Liegestütz sind. Pseudo Planche Push-ups oder Pike Push-ups, die als regressive Übungen zum Handstand Push-up gegen die Wand betrachtet werden können und später Kraft für den freien Handstand Push-up aufbauen.

11.5   BEUGESTÜTZ (DIPS) UND PROGRESSIONSMÖGLICHKEITEN

Als vertikale und somit schwerere Druckübung kommen wir nun zum Dip. Vorweg ist es für dich und deine Schultergesundheit wichtig, zu prüfen, bevor du drauflosdippst, dass die Breite des Barrens deiner individuellen Dipbreite entspricht. Diese misst du, indem du deine Unterarmlänge des einen Arms und zwei Finger bis eine Hand des anderen Arms nebeneinander vor deine Brust hältst.

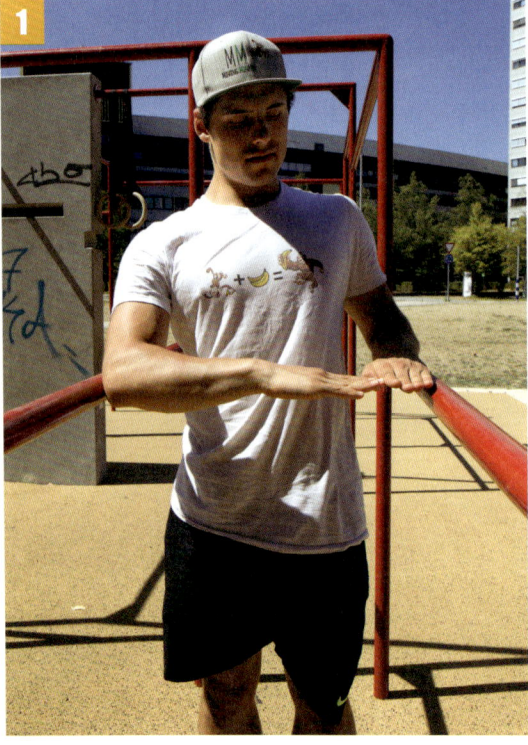
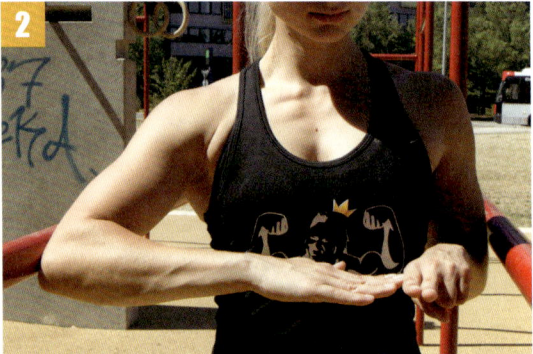
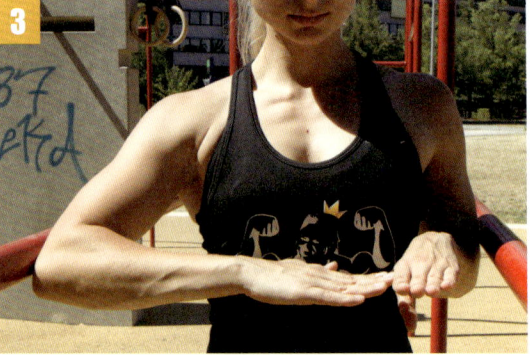

Vom Prinzip her folgst du den Ausführungshinweisen eines Push-ups, nur dass du dich jetzt nicht waagerecht, sondern senkrecht zum Boden befindest.

11.5.1 SO SOLLTE DEIN DIP AUSSEHEN!

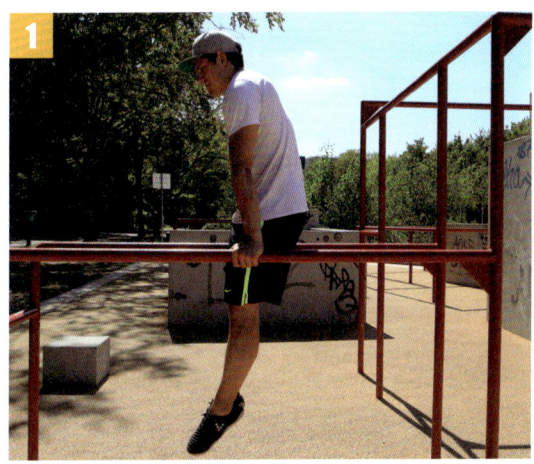 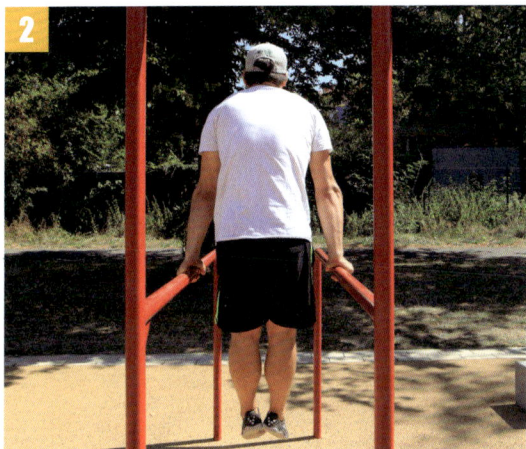

1. Stütze dich mit gestreckten Armen in den Barren. Wenn der Barren zu hoch für dich ist, nimm dir eine Box, von der du entspannt in die Ausgangsposition gehen kannst.

2. Knicke in den Handgelenken nicht ab. Lasse sie schonenderweise möglichst neutral.

3. Rotiere die Ellenbeuger für eine Außenrotation der Schultern wieder nach vorne. Drücke dich aus den Schultern in die Protraktion der Schultern.

4. Nimm die Hollow-Body-Position ein. Die Füße sind so tendenziell weiter vorn

5. Lehne dich mit der Brust nach vorn.

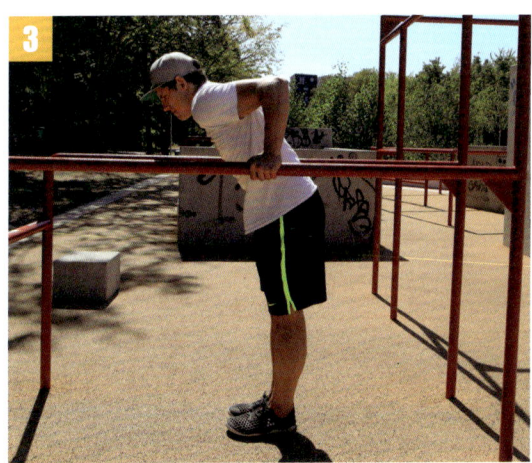 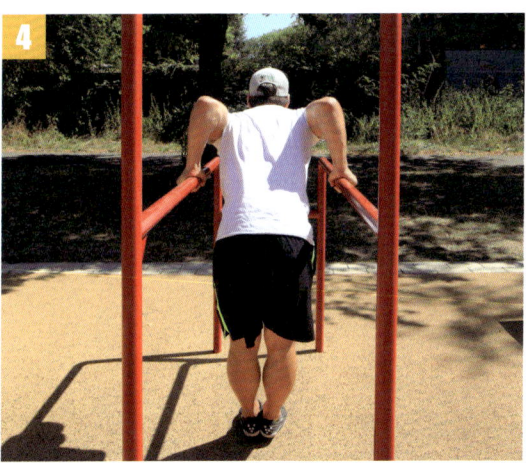

6. Nun beuge deine Arme auf 90° oder gar tiefer für mehr ROM. Aber nur, wenn deine Schultern in dieser Position keine Beschwerden bereiten. Die Ellbogen werden dabei wieder eng am Körper nach hinten geführt. Die Unterarme bleiben senkrecht zu den Holmen.

7. Drücke dich, ohne mit den Ellbogen nach außen auszuweichen, nach oben in die Ausgangsposition mit protraktierten Schultern. Erst dann setzt du weitere Wiederholungen an.

11.5.2 TYPISCHE FEHLERBILDER

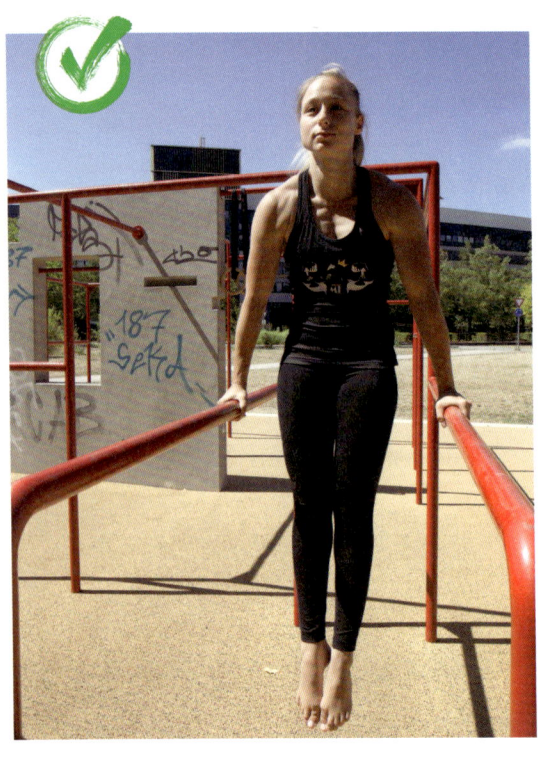 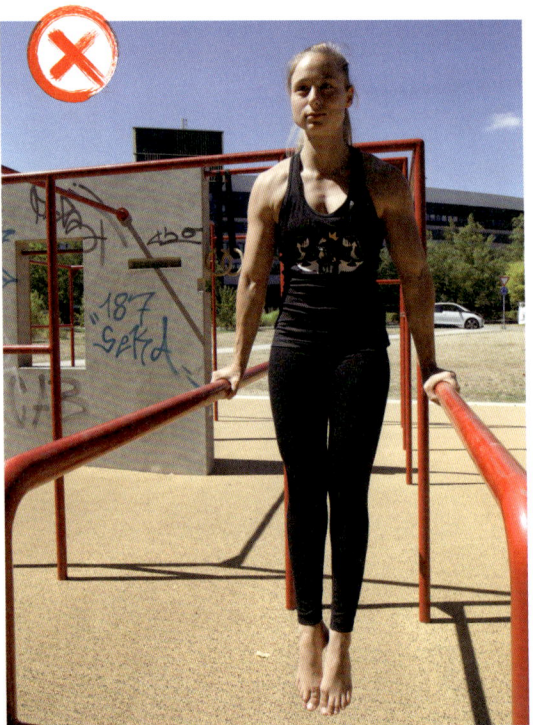

- Die Handgelenke werden abgeknickt.

- Die Ellbogen weichen beim Nach-oben-Drücken zur Seite aus.

- Die Bewegung erfolgt fast ausschließlich durch Beugung in der Hüfte. Dies ist an den Füßen zu erkennen, die ihre Position nicht nach oben und unten verlassen.

- Die Hollow-Body-Spannung kann nicht aufrechterhalten werden.

- Die Beine sind nach hinten abgewinkelt.

- Die Bewegung wird nicht vollständig ausgeführt.

11.5.3 HÄUFIGE STICKING POINTS

ZU SCHWACHER TRIZEPS

Aufgrund der fehlenden Kraft im Trizeps wird aus der Brust kompensiert, wobei die Ellbogen nach außen ausweichen und die Schultern so in eine Innenrotation zwingen. Spezifische Assistenzübungen, um den Trizeps zu stärken, könnten hier Abhilfe verschaffen.

ZU SCHWACHER CORE

Durch zu wenig Rumpfspannung wird sich in einer Lordose nach oben gedrückt, die Beine kompensieren nach hinten.

UNZUREICHENDE SCHULTERBLATTANSTEUERUNG

Die Schultern können nicht vollständig in eine Depression/Protraktion gebracht werden. Schulterblattansteuerungsübungen im Stütz sind anzuraten.

FEHLENDE STRAIGHT ARM STRENGTH

Bewegungen auf lang gestreckten Armen sind im allgemeinen Training eher weniger anzutreffen und weisen Defizite auf. Denken wir über fortgeschrittene Übungen, wie den Handstand oder die Planche, nach, wird schnell klar, dass diese Übungen eine gute Kraft auf gestreckten Armen voraussetzen. Generell bist du gut beraten, wenn du Übungen im Stütz auf langen Armen machst und in anderen Ebenen arbeitest, indem du bspw. Overhead Carries mit Kettlebells ausführst.

11.5.4 REGRESSIONSÜBUNGEN DES DIPS

BENCH DIPS

1.   Platziere deine Hände auf einer erhöhten Oberfläche hinter dir.

2.   Stütze dich mit langen Armen so, dass dein Rücken während der Ausführung senkrecht zur Oberfläche bleibt.

3.   Richte deine Wirbelsäule auf und beuge deine Arme auf 90° oder tiefer.

4.   Deine Beine sind dabei geschlossen und gestreckt.

5.   Erleichtere die Übung, indem du den Hebel durch Anwinkeln der Beine verringerst.

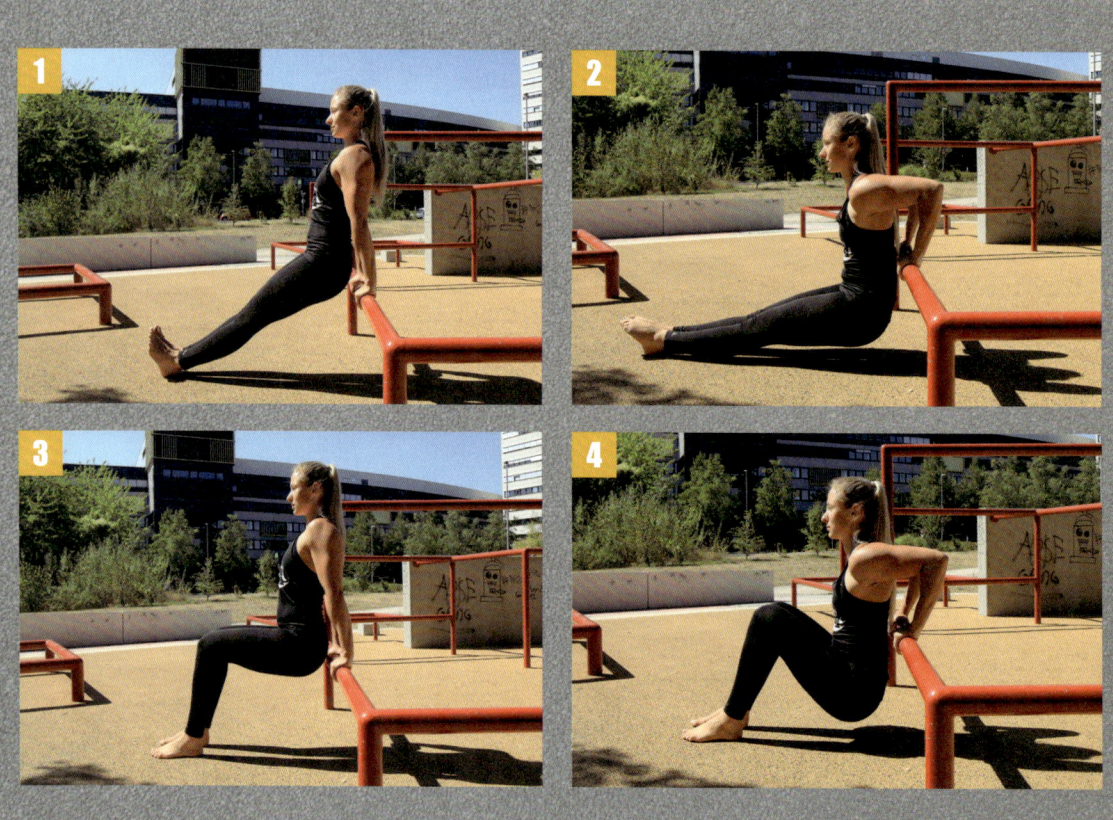

NEGATIVE DIPS

1. Stelle eine Box bereit, die einen sicheren Auf- und Abstieg in und vom Barren gewährleistet.

2. Lasse dich aus der gestützten Ausgangsposition in die 90°- Position der Arme hinab.

3. Setze deine Füße am untersten Punkt auf die hinter dir stehende Box, um weitere Wiederholungen anzuschließen.

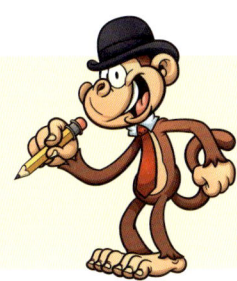

TIPP

Das Abstellen der Füße auf der Box verhindert, dass du, falls dich deine Kräfte verlassen sollten und du die Kontrolle verlierst, in den eventuell zu hohen Barren fällst.

RTO IM FREIEN DIPSTÜTZ

Als progressive Übung zum RTO im Liegestütz ist diese deutlich schwerer. Aber auch hier gibt es Möglichkeiten zu differenzieren. Stütze dich in die Ringe, die so weit oben hängen, dass deine Füße bei gestreckten Armen nicht den Boden berühren. Nun drehe deine Ellenbeuger nach vorn in die RTO-Position. Drücke die Ringe gleichzeitig nach innen zusammen.

1. Stütze dich mit neutralen Handgelenken in Ringe, die so weit oben hängen, dass deine Füße bei gestreckten Armen den Boden nicht berühren.

2. Drehe deine Ellenbeuger nach vorne in die RTO-Position und drücke die Ringe nach innen zusammen.

3. Halte diese Position kurz und gehe wieder in die Ausgangsposition zurück.

Wichtig: Bleibe kompakt und halte Core-Spannung, um nicht ins Wackeln zu kommen. Wenn dir diese Übung noch zu schwer erscheint, dann unterstütze dich mit deinen Füßen/Zehen am Boden. Dafür ist es sicher selbsterklärend, die Ringe etwas tiefer zu stellen.

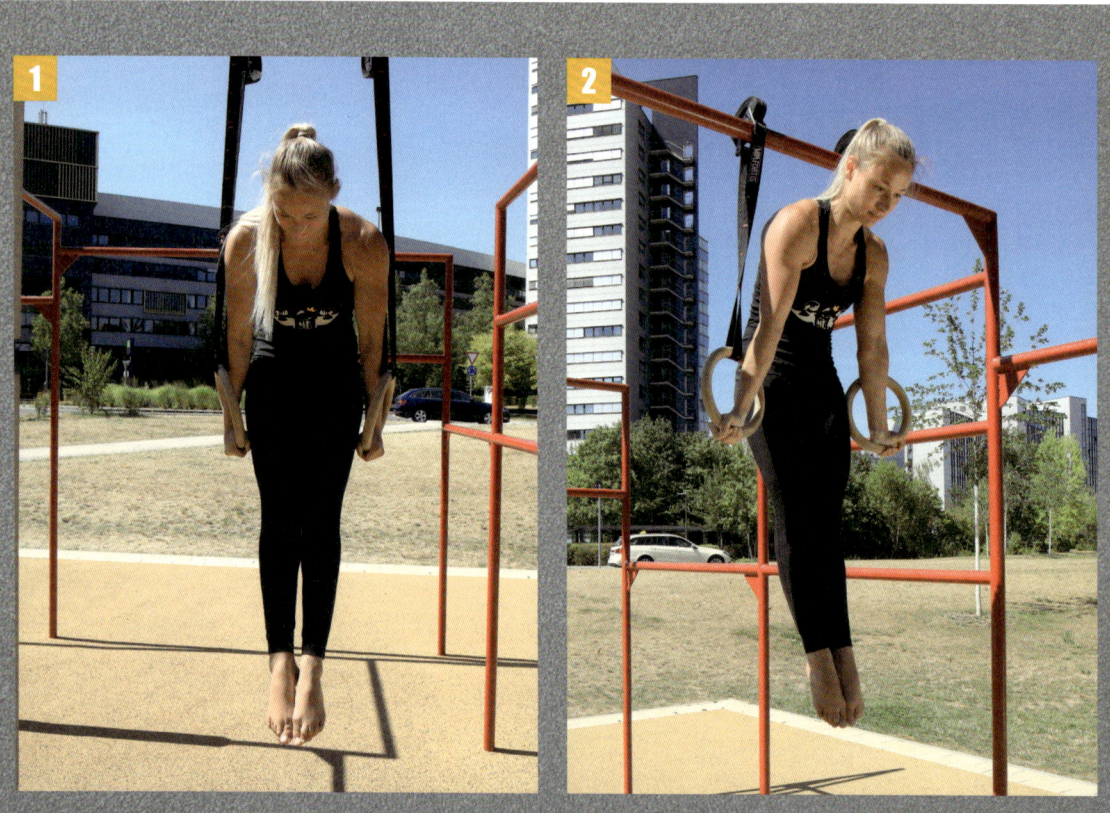

Sind die ersten Dips gemeistert und mehrere Wiederholungen am Stück werden zu easy, dann probiere Dips in den Ringen. Hier ist die *Endrange of Motion* mit dem RTO erreicht. Probiere dich an Straight Bar (Single Bar) Dips, als ein Teil regressiver Übungen für den Bar Muscle-up. Russian Dips, Bulgarian Dips oder Korean Dips sind weitere fortgeschrittene Übungen, die auf einem klassischen Dip aufbauen.

11.6 KNIEBEUGEN (SQUATS) UND PROGRESSIONSMÖGLICHKEITEN

Die Kniebeuge (Squat) ist eine hüftdominante Übung zur Kräftigung deiner Beine. Vorab möchte ich noch kurz auf ein paar Mythen eingehen und diese klären:

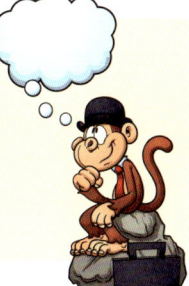

1. Wenn die Knie vor den Zehenspitzen positioniert sind, sei dies gefährlich.

2. Unter 90° zu beugen, sei gefährlich.

3. Man muss immer hüftbreit und mit den Fußspitzen nach vorne zeigend in die Hocke gehen.

Ich bezeichne diese Aussagen immer gerne als „altes Wissen". Mehrfach wurden alle diese Punkte widerlegt, jedoch halten sie sich leider hartnäckig in den Köpfen der Menschen. Neben den Technikaspekten, die für jeden zu beachten sind, ist die Form der Beuge bei jedem Menschen individuell: abhängig von der Form der Beckenknochen, des Winkels, in dem der Oberschenkelkopf zur Hüftpfanne steht, der Länge der Beine in Relation zum Oberkörper und der Länge des Oberschenkelknochens an sich.

Dadurch variieren die Standbreite, die Winkel der Fußspitzen und u. a. die Tiefe der Kniebeuge.

Zunächst sollte allerdings eine Grundmobilität in der Hüfte vorhanden sein, um den Squat im vollen Bewegungsausmaß ausführen zu können. Denn eine mangelnde Mobilität ist keine Entschuldigung für eine schlechte technische Ausführung.

11.6.1 SO SOLLTE DEIN SQUAT AUSSEHEN!

SQUAT

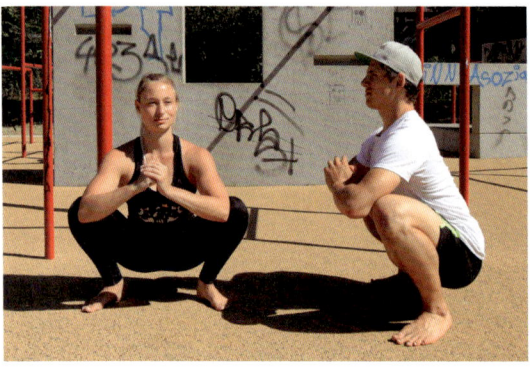 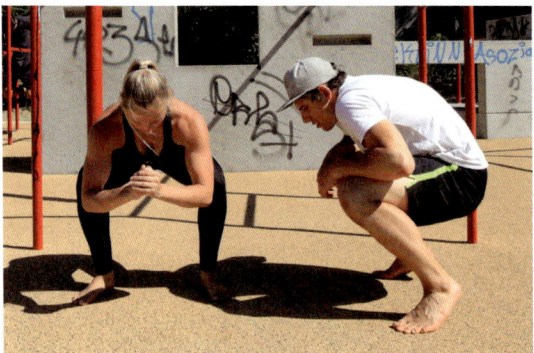

1. Wähle einen etwa hüftbreiten Stand.

2. Probiere aus, ob die Fußspitzen gerade nach vorne, oder ob etwas nach außen zeigend für dich besser ist.

3. Mache deine Wirbelsäule lang, als würde dich jemand an den Haaren aus dem Wasser ziehen (halte die Länge der WS stets bei).

4. Stelle dir vor, dass du deine Füße in den Boden schraubst (die Füße bleiben an Ort und Stelle, deine Knie drehen sich etwas nach außen).

5. Durch die Außenrotation in der Hüfte spannst du deinen Po an.

6. Du atmest tief in den Bauch und hältst die dabei entstehende Rumpfspannung die ganze Zeit bei.

7. Dann schiebst du deine Hüfte ein kleines Stück nach hinten (stelle dir vor, du setzt dich auf einen Stuhl).

8. Nur so weit nach hinten schieben, dass dein Kopf auf der gleichen Höhe bleibt (wenn du dich zu weit nach hinten lehnst, musst du deinen Oberkörper zu weit nach vorne lehnen, um ein Gegengewicht zu erzeugen).

9. Dann folgt die Beugung in den Knien.

10. Die Fersen bleiben dabei die ganze Zeit auf dem Boden.

11. Die Knie schieben entlang deiner Fußrichtung über deine Zehen.

12. Du beugst dich so weit nach unten, wie es für dich unter den gegebenen technischen Voraussetzungen möglich ist.

13. Beim „Aufstehen" achte darauf, dass du dich über den Mittelfuß nach oben drückst (dein Gewicht sollte über deinem Fußmittelpunkt zentriert werden).

14. Versuche, weiterhin darauf zu achten, deine Wirbelsäule lang zu halten und deinen Knie- und Hüftwinkel gleichzeitig zu öffnen (vermeide also ein zu frühes Anheben deines Beckens).

Unter Beachtung der genannten Gesichtspunkte ist es wichtig, dass du bei der Übungsausführung, wie beschrieben, individuelle Anpassungen tätigst.

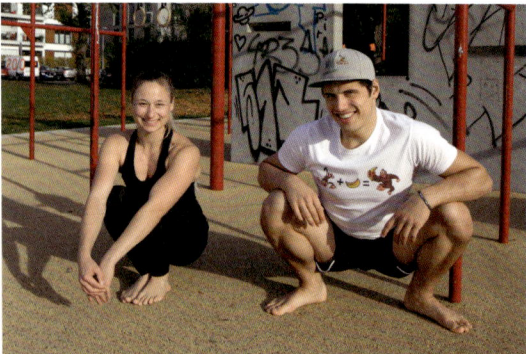

In den einzelnen Aspekten mal etwas breiter zu stehen, etwas mehr die Füße auszudrehen usw.

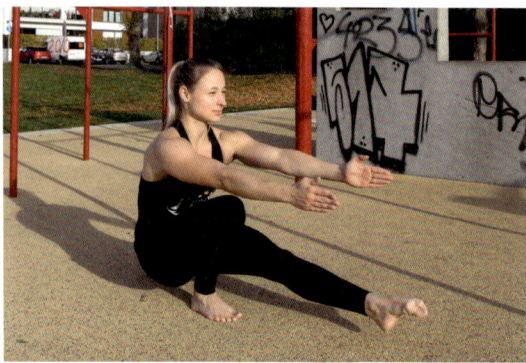

Um diese Übung zu erschweren, kannst du die Pistol Squat (einbeinigen Kniebeuge) probieren.

11.7   EXKURS - DER L-SIT

Da der L-Sit als Teil des Buchs ein sinnvoller Zusatz zu den Basics darstellt, werde ich diesen nicht wie alle anderen Übungen zerlegen und keine Schritt-für-Schritt-Anweisungen geben.

Der L-Sit hängend oder stützend ist als statischer Skill ein gutes Element, um mehrere Elemente miteinander zu verbinden oder um eine schöne Ausgangsposition für einen Handstandaufgang zu haben. Muskulär gesehen, ist der L-Sit eine super Core-, aber auch Hüftbeugerübung. Da der Core eine erfahrungsgemäß bekannte Schwachstelle ist, diesem aber zur Stabilisation unserer Wirbelsäule, der Körpermitte eine Schlüsselfunktion zukommt, ist dieser vor allem im Anfängerstadium entsprechend zu trainieren. Doch statt Sit-ups oder Crunchs Mittel der Wahl werden zu lassen, sind natürlichere Bewegungsformen zur Kräftigung zu wählen. Isometrische Holds oder langsame, kontrollierte Bewegungen mit maximaler Kontraktion sind effektiver als das stumpfe Wiederholen tausender Sixpack-Bauchübungen.

Ich denke, das Hebelprinzip ist, wenn du bis hierher nichts übersprungen hast, klar. Falls nicht, schaue noch einmal in Kap. 10.2 nach „Grundlagen: das musst du wissen! – Was es mit Hebeln auf sich hat". Dieses Prinzip kann natürlich auch für regressive Übungen des L-Sits angewendet werden. Statisch können sowohl im Stütz als auch im Hang die 90° angewinkelten Beine als einfache Progression herangezogen werden. Wenn das zu schwer ist, ziehe deine Knie noch näher an deine Brust. Lerne, diese Position so zu beherrschen, dass du in der Lage bist, entspannt darin zu atmen. Falls das zu einfach wird, öffne langsam deinen Ober- und Unterschenkelwinkel, bis du letztlich in der Lage bist, die Beine zu strecken.

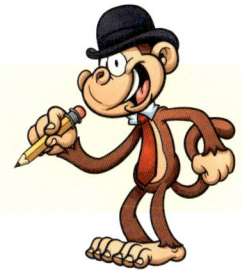

TIPP

Pointed Toes (gestreckte Zehen) kreieren noch mehr Spannung.

11.7.1 L-SIT IM HANG

L-SIT IM HANG

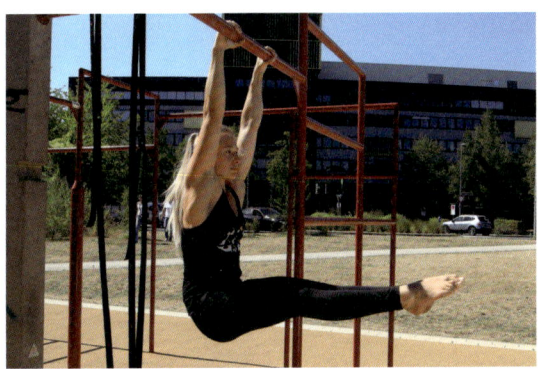

1. Hänge dich in den aktiven Hang. Vermeide den Fehler, in die Rücklage zu kommen.

2. Fixiere dazu deine Augen auf einem Punkt vor dir. Lasse deinen Kopf gerade.

3. Hebe die gestreckten Beine nur so weit an, dass dein Rücken gerade bleibt.

11.7.2 L-SIT IM STÜTZ

L-SIT IM STÜTZ

Um den L-Sit wirklich formschön aussehen zu lassen, sollten deine Arme, von der Seite betrachtet, wie auf dem Bild zu sehen, in einer vertikalen Linie zu deinem Rumpf stützen. Deine Arme verdecken, bildlich gesehen, also deinen Rumpf. Diese Position ist nur einzunehmen, wenn du genug Kraft im Schultergürtel hast, um deinen Po aus dieser Position nach vorn zu schieben. Drücke dich aktiv aus den Schultern in eine Depression.

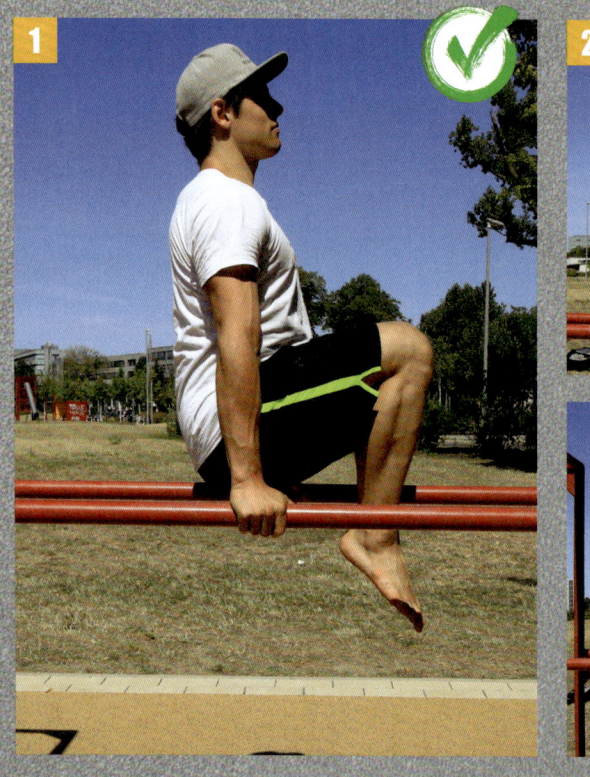

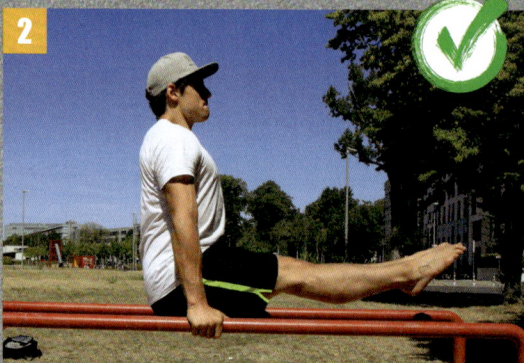

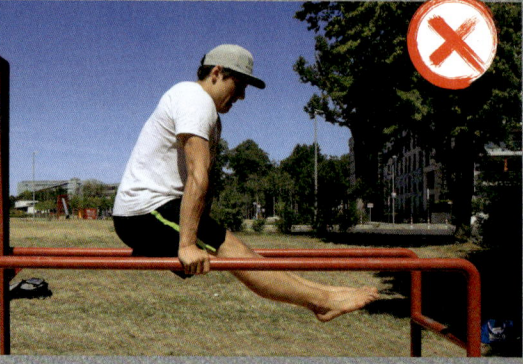

11.7.3 ASSISTIERENDE ÜBUNGEN

Um deinen Hüftbeuger zu stärken, mache folgende Übungen.

PIKE COMPRESSIONS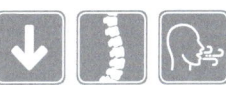

1. Setze dich mit aufrechtem Rücken im Langsitz auf den Boden.

2. Stütze deine Hände auf Höhe deiner Knie (weiter vorn in Richtung Füße ist schwerer).

3. Baue eine Grundspannung im ganzen Körper auf, indem du tief in den Bauch atmest. Lasse im Gegensatz zur Kniebeuge deinen Atem fließen.

4. Hebe nun die geschlossenen, gestreckten Beine (Pointed Toes) vom Boden ab.

5. Lasse die Beine kontrolliert bis kurz vor dem Boden absinken und hebe sie erneut an.

LEG RAISES (BEINHEBER) 💪💪

1.   Hänge dich an eine Stange/Ringe oder stütze dich auf einen Barren.

2.   Baue Grundspannung auf (Atmung).

3.   Hebe nun deine Beine.

Variante 1 💪💪💪💪*:* *Toes to Bar.* Die Füße berühren die Stange, dabei bleibt der Rücken senkrecht zum Boden und die Beine sind komplett gestreckt. Fixiere deine Augen auf einen Punkt vor dir.

Variante 2 💪💪💪 *:* Hebe deine ausgestreckten Beine nur bis 90° an.

Variante 3 💪💪 *:* *Knee Raises*: Ziehe deine Beine zur Brust (Tucked).

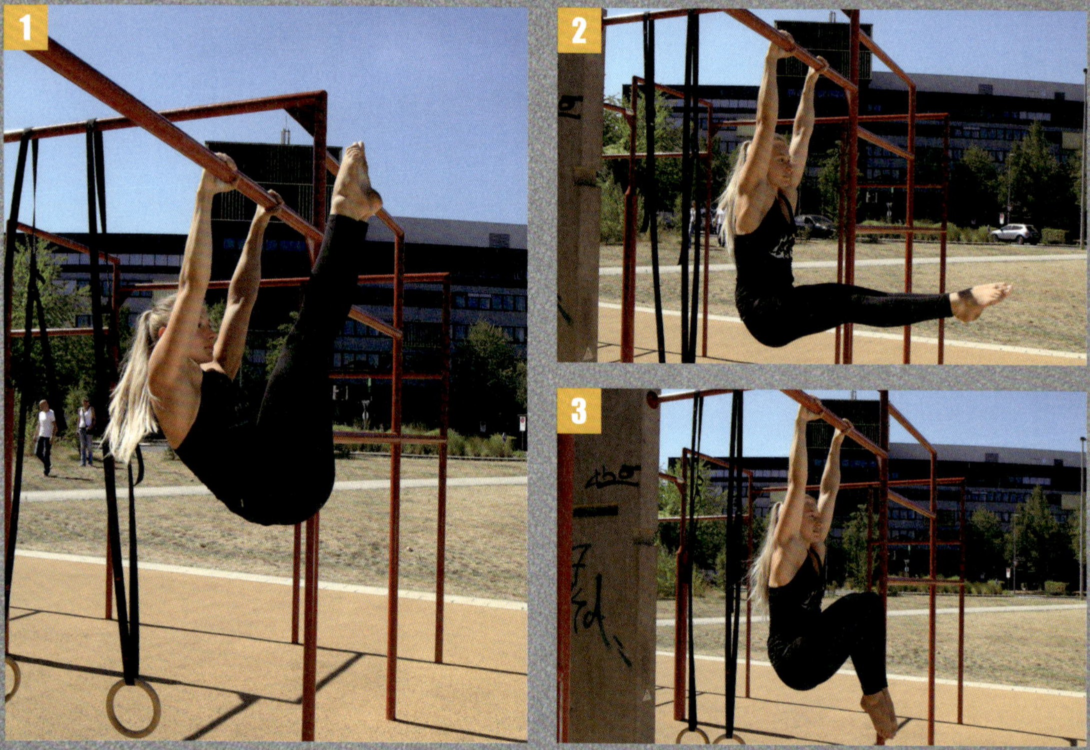

11.8 REHABILIATIONS- UND PRÄVENTIONSÜBUNGEN

FACEPULLS

Diese Übung *stärkt die Rhomboiden und den Trapezius* und kann sowohl in der Rehabilitation *als auch präventiv* ausgeführt werden.

1. Hänge dich schräg in die Ringe.

2. Greife die Ringe so, dass deine Handrücken zueinander zeigen.

3. Ziehe die Ringe unter Beibehaltung dieser Handhaltung knapp neben deine Ohren.

4. Lasse deine Schulterblätter in der Depression und Retraktion.

5. Gehe auf gleichem Weg in die Ausgangsposition zurück.

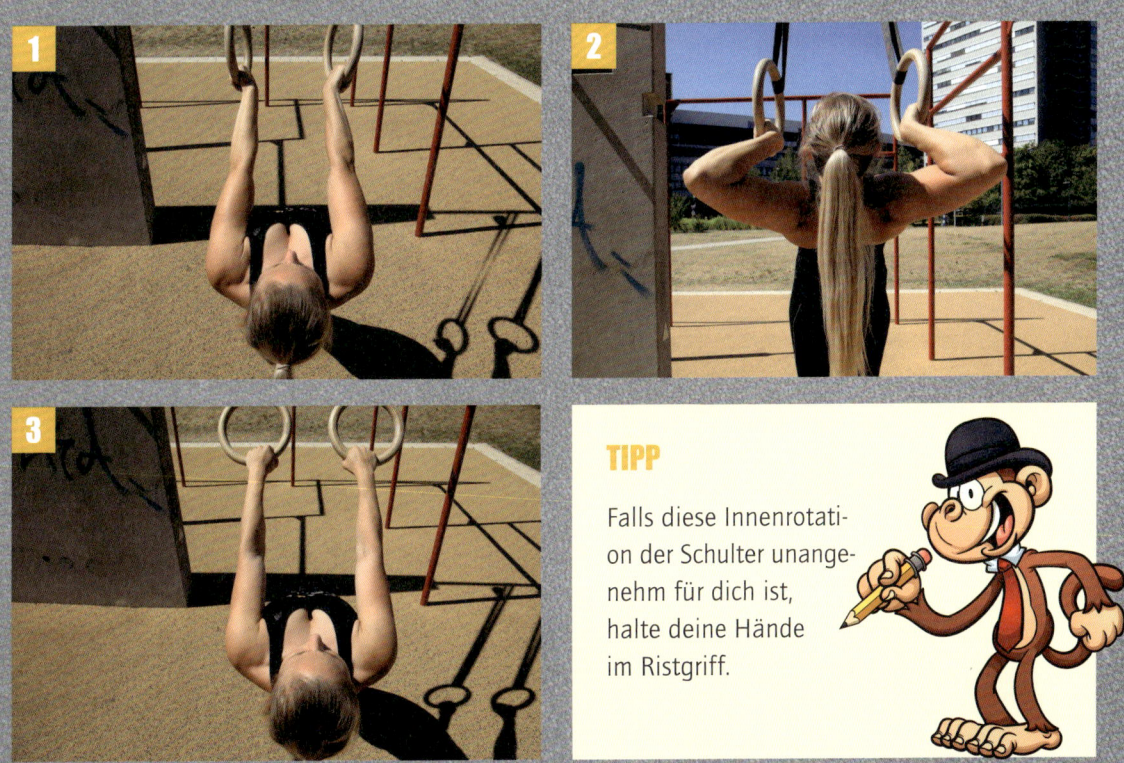

TIPP

Falls diese Innenrotation der Schulter unangenehm für dich ist, halte deine Hände im Ristgriff.

AUSSENROTATIONSÜBUNG: BANDED PRESS

1. Greife ein leichtes Band, welches auf Bauchnabelhöhe befestigt ist und stelle dich seitlich dazu auf.

2. Wenn du mit dem rechten Arm greifst, stelle dich so hin, dass der Befestigungspunkt des Bandes auf deiner linken Seite liegt.

3. Halte deinen Unterarm im 90°-Winkel zum Oberarm.

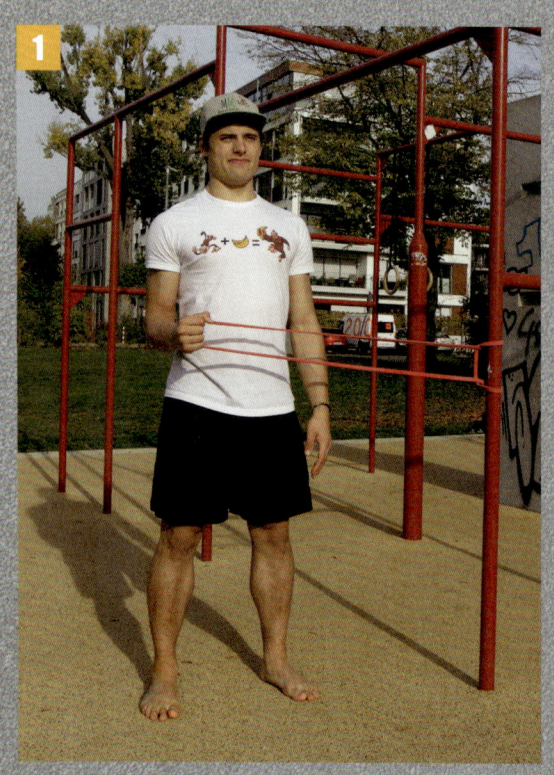

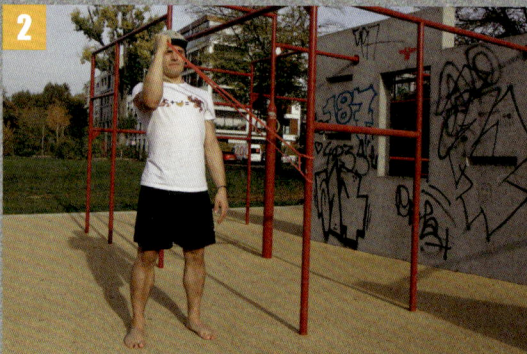

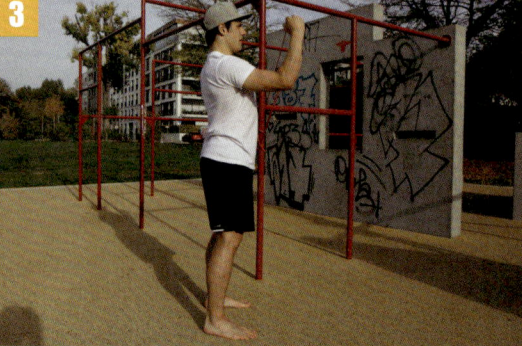

4.   Hebe den Arm, bis dein Oberarm ebenfalls auf 90° zum Rumpf ist.

5.   Strecke deinen Arm über deinen Kopf hinaus zur Seite hoch.

6.   Auf dem Rückweg gehe erst wieder in die 90° des Oberarms zum Rumpf zurück, bevor du deinen Arm senkst.

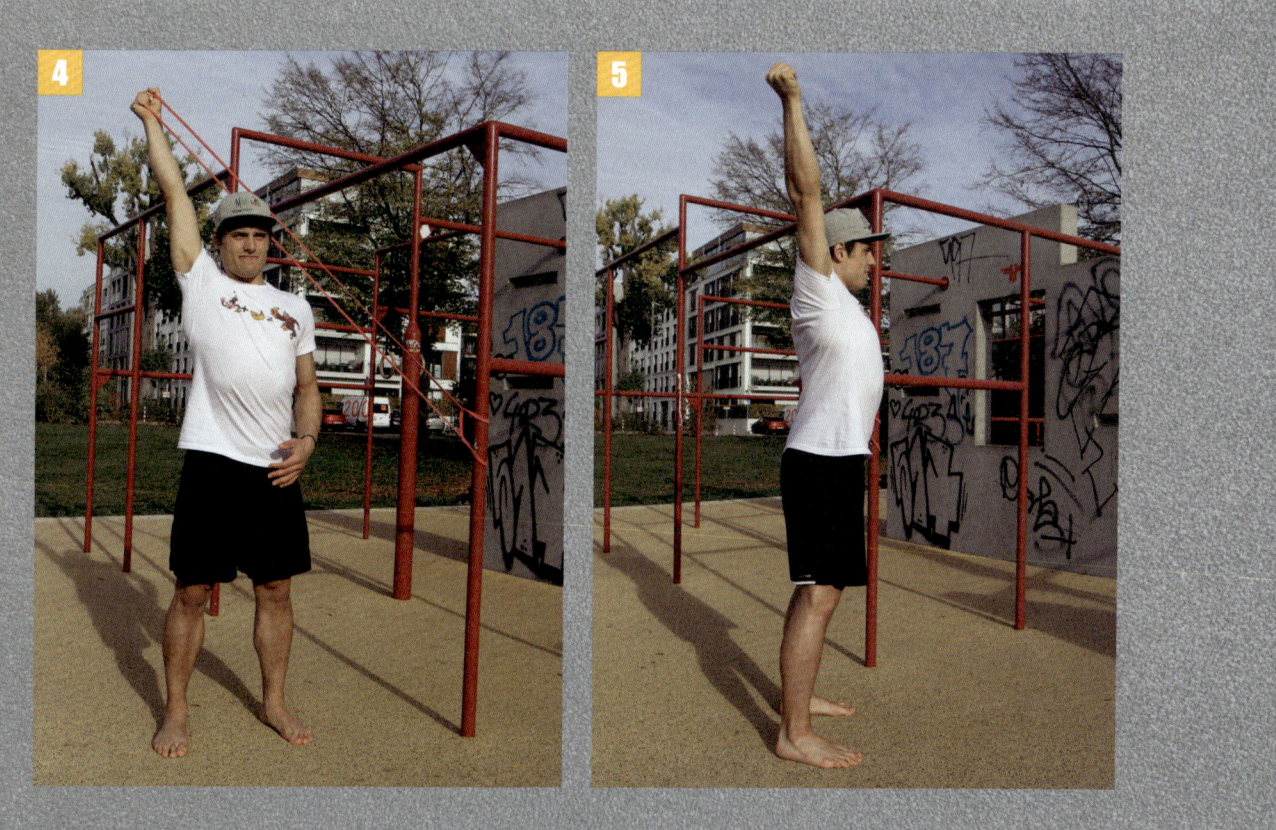

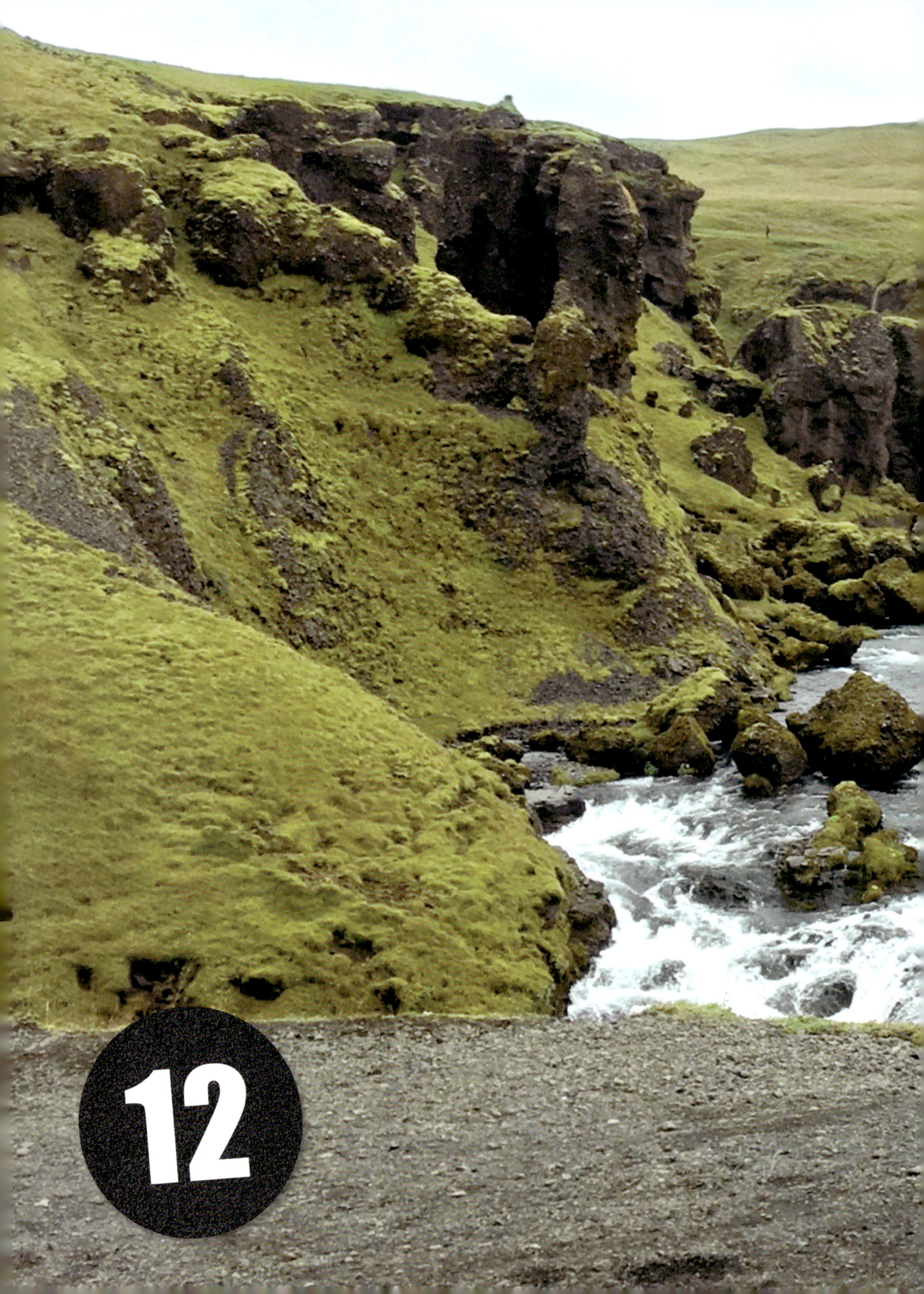

12

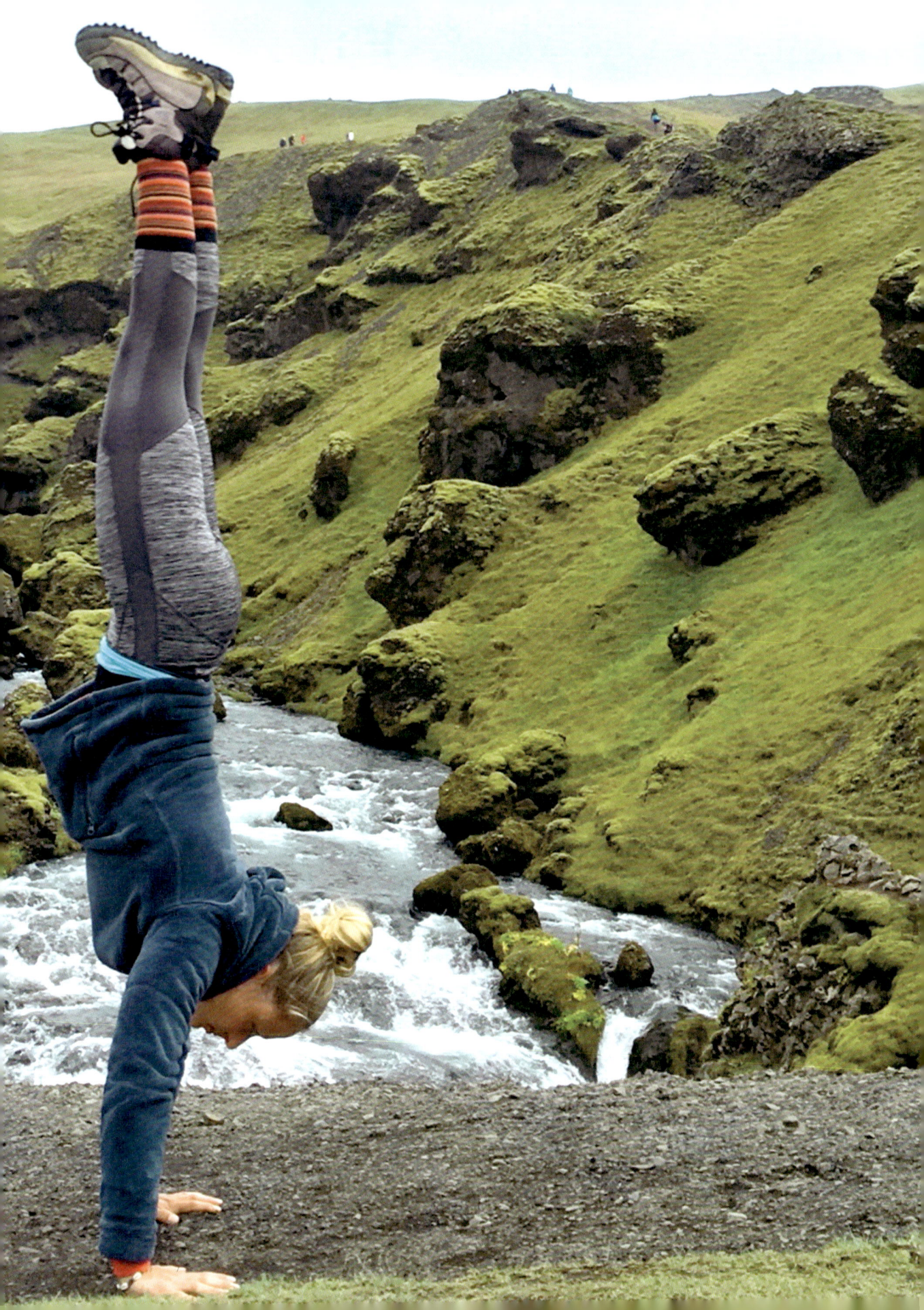

12 Allgemeiner Trainingsaufbau

Dieser Abschnitt beschäftigt sich lediglich mit einem allgemeinen Aufbau einer Trainingseinheit und berücksichtigt keine speziellen Trainingsplanansätze. Trotzdem ist in Kap. 14 ein Beispielplan für einen Tag ohne vorgegebenen Zyklus aufgeführt, den du als Anfänger nachturnen kannst. Wichtiger ist allerdings, zu verstehen, wie das Training theoretisch angegangen wird.

Viele Anfänger verlieren sich darin, einen für sie perfekten Trainingsplan zu finden oder selbst zu planen, ohne wirklich zu trainieren. Am Anfang wird jeder noch so simple Plan vorerst funktionieren, um Grundkraft aufzubauen. Schaue also als Erstes, dass du mit dem Training anfängst.

Hast du bereits grundlegende Kraft und spezielle Ziele, dann kann ein gut durchdachter Plan durchaus Sinn machen. Um ein effizientes Training aufzubauen, welches dazu führt, gesteckte Ziele und fortschreitende Verbesserungen der Fähigkeiten zu erlangen, benötigst du ein Trainingsprogramm, nach dem du trainieren kannst. Sind die Ziele festgelegt, gilt es, Übungen zu finden, die praktiziert werden, um den geplanten Zielen näherzukommen. Diese Übungen sind allerdings nicht wahllos aneinanderzureihen, sondern folgen einer bestimmten, aufeinander aufbauenden Struktur, die auch als Routine bezeichnet werden kann.

Grundsätzlich beginnt jedes Training mit einem *Warm-up* (Erwärmung), das wiederum verschiedene Parts enthält. Zunächst sind Übungen zu wählen, die das Herz-Kreislauf-System ankurbeln und die Körperkerntemperatur erhöhen, sodass die chemischen Reaktionen der Muskeln schneller stattfinden können. Dies führt zu einer optimierten Kontraktionsfunktion der Muskulatur und aktiviert das Nervensystem. Sowohl der Herzschlag als auch der Blutfluss sollte erhöht sein, um den Muskeln genügend Sauerstoff und Nährstoffe zur Verfügung zu stellen.

Das Warm-up ist idealerweise auf das Training mit dem körpereigenen Gewicht zugeschnitten, das heißt, es sind Übungen zu absolvieren, die der Vorbereitung auf die zu belastenden Muskelgruppen dienen. Um ehrlich zu sein, missachte ich selbst diesen „cardiolastigen" Teil des Warm-ups, obwohl er durchaus nützlich ist und Sinn macht.

Mobility ist als zweiter Teil der Erwärmung zu integrieren. Mobilisieren kann als Prophylaxe betrachtet werden und ist wichtig, um die Muskulatur, Gelenke, Sehnen und Bänder darauf vorzubereiten, die Übungen während des Trainings mit einer vollen Bewegungsamplitude ausführen zu können. Das Beweglichkeitstraining ist ein wichtiger Aspekt des funktionellen Krafttrainings. Schlage dazu nochmals im Mobilityabschnitt das Kap. 2.7 „Wie dich Mobility stärker macht" auf.

Dort wird auch der Unterschied zwischen Mobilitytraining und Mobilisieren beschrieben. Statisches Dehnen ist jedoch zu vermeiden, da ein gewisses Grundniveau des Spannungszustandes der Muskulatur (Muskeltonus) bewahrt werden muss, um eine starke Kontraktion der Muskeln zu ermöglichen. Nach diesem Teil können **Spannungsübungen** für die Rumpfmuskulatur eingesetzt werden, wie bspw. die beschriebene Hollow-Body-Schaukel. Diese sind nur kurz auszuführen und haben lediglich den Effekt, eine Grundspannung herzustellen. Vor allem, wenn statisches Skilltraining folgt, wie das beim Handstand, Back Lever, Front Lever etc. der Fall ist.

Der zweite Schwerpunkt des Trainingsaufbaus ist das **Skilltraining**. In diesem Teil der Routine wird an bereits vorhandenen Fähigkeiten und Techniken gefeilt oder es werden neue Elemente gelernt. Das Handstandtraining als Balanceübung bietet sich hier für Anfänger besonders an.

Das eigentliche Krafttraining findet im dritten Schritt der Routine statt, im **Hauptteil**. Dieses erfordert, um effektiv zu funktionieren, einen hohen Reiz des zentralen Nervensystems. So wird nach geringer Intensität der ersten und zweiten Phase die möglichst maximale Anzahl der Muskelfasern am besten trainiert. Eine gute Methode, um die Schultern effektiv zu belasten und Dysbalancen zu vermeiden, ist der Wechsel von Druck- und Zugübungen, der in jedem Trainingsplan verankert sein sollte (s. Kap. 12.1.2 „Arten der Trainingsgestaltung – Antagonistisches Training"). Enthalten sind natürlich auch Beinübungen, wie Squats, Pistols und andere.

Der Core-Bereich, also Bauch-, Becken-, Hüft- und Rückenmuskulatur, kann gezielt trainiert werden. Bei einer bereits guten Core-Stabilität ist dies als fortgeschrittener Calisthenicsathlet meist nicht notwendig, da die Übungen des Calisthenics, wenn sie richtig ausgeführt werden, bereits eine extreme Anspannung der Körpermitte erforderlich machen und diese so zwangsläufig mittrainiert wird.

Aufgebaut werden die Übungen je nach Leistungsstand in Sätze und Wiederholungszahlen, entweder als Ganzkörperroutine im Zirkel, welcher sich vor allem für Anfänger eignet, da er eine ganzheitliche Grundkraft schafft, oder in spezifische Vorübungen (Progressionen), welche eine bestimmte Kraft trainieren (Zugkraft/Druckkraft), um bestimmte Skills, wie bspw. den Back Lever oder Handstand, zu lernen. Natürlich gibt es ein großes Spektrum an verschiedenen Trainingsmethoden, welche in Belastungsumfang, -intensität und -dauer sowie anderen Faktoren variieren. Einige Konzepte sind in Kap. 12.1.2 „Arten der Trainingsgestaltung – Antagonistisches Training") aufgezeigt.

Die fünfte Phase und somit die letzte ist das **Cool-down,** welches sehr vielseitig aufgebaut sein sollte. Es beinhaltet die **Rehabilitations- und Präventions- sowie die Beweglichkeitsarbeit**. Sie dient nicht ausschließlich der Entspannung des Körpers nach dem Training, sondern setzt gleichzeitig die Schwerpunkte darauf, körperliche Fähigkeiten zu verbessern und Verletzungen vorzubeugen. Der erhöhte Blutdruck, der nach dem Training noch vorherrscht, macht den Muskel flexibler, weshalb Mobilitätsübungen hier besonders empfehlenswert sind.

Rehabilitation meint das Training an Schwachstellen bei bestehenden Verletzungen. Geht man davon aus, dass keine Verletzungen vorhanden sind, ist es immer ratsam, die Schulter präventiv zu mobilisieren, da dieser eine große Bedeutung beigemessen wird. Gute Rehabilitations- und Prehabilitationsübungen kannst du in Kap. 11.8 nachlesen.

12.1   TRAININGSMETHODISCHE ANSÄTZE

Auch bei der Wahl der Trainingsmethoden steht das Ziel als Grundlage im Vordergrund.

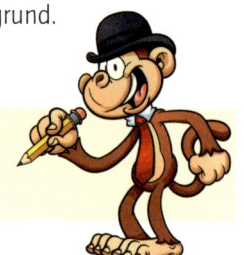

Generell gilt, gleichgültig, wie fortgeschritten du bist oder wirst:
Basics gehören dennoch in deinen Trainingsplan.

Setze die Reize deinem Leistungslevel entsprechend. Es gibt keine pauschalen Aussagen über festgelegte Satz- und Wiederholungszahlen. Jeder Sportler ist individuell zu betrachten. Für den einen funktioniert die Methode mit vielen Wiederholungen, ein anderer fährt besser mit Wiederholungszahlen im Maximalkraftbereich und wird dadurch stärker. Gerade zu Beginn ist es wichtig, deinen Körper kennenzulernen und zu verstehen, um später zu wissen, wie Leistungsanpassungen für dich funktionieren und an welchen Stellschrauben du drehen kannst. Ist es zu einfach und fordert es dich nicht, passe deinen Plan entsprechend an. Denke dabei immer an die 80-%-Regel (s. Kap. 9.12 „Calisthenics – Turnen auf der Straße – Auspowern bis zum Umfallen – die 80-%-Regel").

Als Anfänger geht es darum, die gelernten Basics mit einer höheren Wiederholungszahl ausführen zu können, um die neuen Reize für deinen Körper und dein Gehirn verarbeiten zu können. Strukturelle und neuronal hergestellte Verbindungen gilt es zu festigen.

12.1.1 TRAININGSHÄUFIGKEIT, SATZANZAHL, WIEDERHOLUNGSZAHLEN UND PAUSENZEITEN

Die wohl am häufigsten gestellte Frage lautet: „Sollte das Training so gewählt werden, dass es den ganzen Körper trainiert oder sollte der Fokus immer auf spezielle Muskelgruppen gelegt werden, sprich, an einem Tag wird der Bizeps / Rücken und Trizeps / Brust trainiert und am darauf folgenden Tag die Beine?"

Das Ganzkörpertraining hat einige Vorteile. Es werden mehrere zusammenhängende Bewegungsmuster in einem Training ausgeführt, die alle Muskelgruppen ansprechen, welche unter Berücksichtigung von Regenerationstagen mehrmals die Woche trainiert werden können. Splittet man das Training auf und macht bspw. am Montag Pullübungen, Dienstag Pushübungen und Mittwoch Beinübungen, kann jedes Workout mit einem Pausentag am Donnerstag nur zweimal die Woche stattfinden. Vor allem für Anfänger sind Full Body Routines (Ganzkörpertraining) empfehlenswert, da an Stärken und Schwächen gleichzeitig gearbeitet werden kann und die Frequenz der wöchentlich praktizierten Einheiten höher ist. Ist das Ziel eines fortgeschrittenen Athleten allerdings speziell auf Skills ausgerichtet, kann die gesplittete Version von Vorteil sein.

Es gibt viele Varianten, das Training zu konzipieren. Veränderungen kannst du an jedem der vorhandenen Parameter vornehmen, sei es die Trainingshäufigkeit in der Woche (Frequenz) oder die Trainingsintensität. Trainierst du, im Training entweder vom Schwierigkeitsgrad der Eigenkörpergewichtsübungen oder vom Gewicht ausgehend, schwer, sind nur wenige Wiederholungen (3-5) möglich. Wählst du Übungen, die dir leichter fallen, kannst du mehrere Wiederholungen ausführen, befindest dich allerdings auf dem Level einer geringeren Intensität.

Trainiere mindestens zweimal, besser dreimal die Woche, um deine Muskulatur ausreichend zu fordern, um ihr die Gelegenheit zu geben, sich progressiv anzupassen und um einen sicheren Automatismus der Bewegungen entstehen zu lassen.

Letztlich entscheidet das *Trainingsvolumen* (= Satzzahl, multipliziert mit der Wiederholungszahl) darüber, ob du einen ausreichenden Stimulus für die Anpassung gesetzt hast. 30-60 Wiederholungen pro Muskelgruppe mit verschiedenen Übungen, sagt man, sind in etwa zu erreichen. Weshalb die Range zwischen 30 und 60 Wiederholungen so groß ist? Ganz einfach, hast du eine geringere Intensität, arbeitest du mit höheren Wiederholungszahlen (60). Trainierst du mit einer hohen Intensität (schwer), sind etwa 30 Wiederholungen anzupeilen. Du solltest also schon wissen, welche Muskelgruppen du mit welcher Übung trainierst, um Überschneidungen zu vermeiden, die dich eventuell überfordern. Es reicht vollkommen aus, zwischen ziehenden und drückenden Bewegungen zu unterscheiden. Lies dazu auch nochmals in Kap. 11 „Basics für Anfänger und deren Progressionsmöglichkeiten" nach.

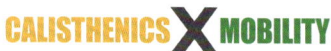

Denkbar sind **Leitertrainingseinheiten**, bei der die Sätze mit aufsteigenden oder absteigenden Wiederholungszahlen bestimmt werden. Das könnte so aussehen:

A1: Pull-ups mit 2/4/6/8/10 Wiederholungen (aufsteigende Leiter)

A2: Dips mit 10/8/6/4/2 Wiederholungen (absteigende Leiter)

A1 und A2 = 30 Sekunden Pause, nach beiden Übungen ist eine Minute Satzpause

Beide Übungen, A1 und A2, sind als Komplex im Wechsel durchzuführen. Die Nummern 1 und 2 hinter dem gleichen Buchstaben zeigen auf, dass beiden Übungen zusammengehören. Das Trennzeichen / trennt die Sätze voneinander, und die Zahl gibt die Wiederholungsanzahl pro Satz an.

Du könntest diese antagonistische Trainingsweise **auch separat voneinander als Einzelübungen** durchführen. Dann wären Pull-ups als A-Teil abzuschließen, bevor du die Dips als B-Teil machst. Entsprechend machst du im ersten Satz von insgesamt fünf Sätzen zwei Pull-ups, 30 Sekunden Pause, 10 Dips und 1,5 Minuten Satzpause. Im zweiten Satz vier Pull-ups und acht Dips etc. Am Ende hast du ein Volumen von 31 Wiederholungen pro Übung. Hier kann nicht einfach die Satzzahl mit den Wiederholungen multipliziert werden, da es pro Satz unterschiedliche Wiederholungszahlen gibt.

Bei einer **Pyramide** gehst du die Wiederholungszahlen rauf und wieder runter (z. B.: 2x/4x/6x/8x/8x/6x/4x/2x).

Es ist auch gleichgültig, ob du nach 8 x 3 oder 3 x 8 trainierst, also acht Sätze mit je drei Wiederholungen machst oder drei Sätze mit acht Wiederholungen. Das Volumen ist letztlich mit 24 Wiederholungen gleich. Auf Gewichte übertragen, ist es allerdings schon ein Unterschied, ob du im Maximalkraftbereich trainierst (8 x 3) oder im Hypertrophiebereich (3 x 8).

Wichtig ist das Einhalten der **Pausenzeiten**.

- Beim **Maximalkrafttraining** (Kraftaufbau = 1-5 Wiederholungen) ist mit einer Pausenzeit von 2,5-3 Minuten zu kalkulieren. Diese Zeit wird dein Körper und vor allem dein Nervensystem brauchen, um für den nächsten Satz vollständig einsatzfähig zu sein.

- Im **Hypertrophiebereich** (Muskelaufbau = 6-12 Wiederholungen) reichen 1,5-2 Minuten.

- Training darüber hinaus bedeutet **Kraftausdauertraining** (12+ Wiederholungen) und benötigt 30 Sekunden –eine Minute Pause. Letztlich entscheidest du, wann du dich für den nächsten Satz bereit fühlst, gib dir dennoch Zeit und hetze dich nicht!

Die angegebenen Ranges der Kraftarten variieren, weshalb man sich auch die **Time under Tension (TUT)** zunutze machen kann.

Dazu können den Kraftphasen (exzentrisch, konzentrisch, isometrisch) zeitliche Werte zugeordnet werden (**Tempo-/Kadenztraining**).

Die TUT definiert die Kraftbereiche nach der benötigten Zeit, in der ein Muskel bei der Ausführung einer Übung unter Spannung steht.

- **Maximalkraftbereich** = ca. 4-20 Sekunden

- **Hypertrophiebereich** = ca. 24-48 Sekunden

- **Kraftausdauerbereich** = über ca. 50 Sekunden

Die Werte sind auf eine durchschnittlich aufzubringende Zeit von etwa vier Sekunden pro Wiederholung zurückzuführen.

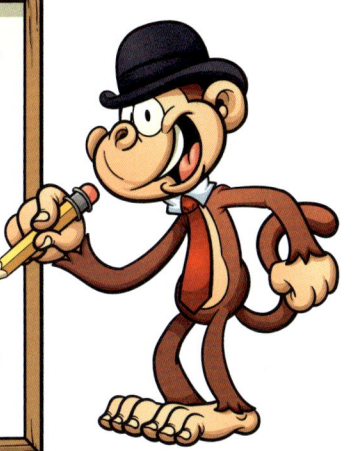

Muskelfasertyp I, II und deren Mischformen können nicht getrennt voneinander trainiert werden. Es kann lediglich der Fokus anders gesetzt werden. Generell ist der muskuläre Reiz (Muskelfaserrekrutierung) bei Übungen über den kompletten Bewegungsumfang größer als beim ausschließlichen Training von Exzentrik oder Isometrik. Um allerdings bei Anfängern einen Reiz zu setzen, der dazu verhilft, die konzentrischen Phasen zu überwinden, wirkt exzentrisches Training, indem durch die langsame Ausführung eine TUT erreicht wird, die einer normalen Wiederholung über den kompletten Umfang gleichkommt, sodass möglichst viele Muskelfasern rekrutiert werden. Es kommt zu Muskelfaserrissen, welche die Proteinbiosynthese ankurbeln, um zerstörtes Gewebe neu zu bilden.

Diese metabolische Belastung macht sich anhand eines Muskelkaters bemerkbar. Mehr zum Training mit Kadenzen und Isometrik erfährst du auf meinem YouTube®-Kanal in der „Cali X Mobi Playlist". Falls du neue Reize setzen willst, dir bestimmte Bewegungsphasen schwerfallen oder du stagnierst, dann probiere diese Form des Trainings aus.

Falls du dich jetzt fragst, wie du eine vollständig ausgeführte, beliebige dynamische Bewegung durch isometrische oder exzentrische Übungen austauschen oder ergänzen kannst, folgt hier die Antwort. Man kann sagen:

- Eine *konzentrische* Bewegung entspricht in etwa zwei Sekunden einer *isometrischen* Bewegungsausführung.

- Eine *konzentrische* Bewegung entspricht in etwa drei Sekunden einer *exzentrischen* Bewegungsausführung.

Arbeite bei der Anwendung solcher Methoden nicht an deiner Grenze, sondern wähle eine Intensität von etwa 60-75 %. *Die letzte Wiederholung ist so sauber wie die erste auszuführen*. Bemerkst du, dass deine Form nachgibt und du bei der Bewegungsausführung zu schludern anfängst, dann beende den Satz. Du möchtest deinem Gehirn positive Signale senden, um in der Bewegungsqualität besser zu werden. Du möchtest keine schlechten Bewegungsmuster verinnerlichen!

Starte zu Beginn des Hauptteils im Krafttraining mit Übungen, die für dich am schwierigsten sind und arbeite somit im Maximalkraftbereich. Danach machst du weniger schwere Übungen, die es dir ermöglichen, im höheren Wiederholungsbereich zu trainieren. Somit hast du mehrere Kraftarten in einem Training kombiniert. Es ist natürlich auch denkbar, diese separat an unterschiedlichen Tagen zu trainieren. Probiere dich aus und schaue, was für dich gut funktioniert!

12.1.2 ARTEN DER TRAININGSGESTALTUNG

ANTAGONISTISCHES TRAINING

Um den bereits beschriebenen *Wechsel von Druck- und Zugübungen* umzusetzen, ist das antagonistische Training zu wählen. Generell unterscheidet man bei der Wahl der passenden Übungen in die verschiedenen zu beanspruchenden Muskelgruppen. Weil Calisthenicsübungen oft ganzheitlicher sind, unterscheidet man hier eher in Bewegungsrichtungen und Bewegungsebenen. Letztlich werden Druck- und Zugübungen miteinander kombiniert. So werden bspw. Dips und Pull-ups nacheinander ausgeführt. Statt nur zwei Übungen zu kombinieren, können auch mehrere Übungen auf diese Art und Weise verknüpft werden. Siehe hierzu auch das Beispiel in der App zum Buch.

ZIRKELTRAINING

Als Beginner eignet sich ein *simpler Zirkel aus den Basics mit den jeweiligen regressiven Übungen*. Reihe Übungen der Basics (Dips, Pull-ups, Push-ups, Squatvarianten) so aneinander, dass sich Zug- und Druckübungen abwechseln und turne davon ein paar Runden. Möglich ist auch, dass du deinen Zirkel in mehrere Komplexe teilst. Du nimmst dir bspw. neun Runden vor und wählst in der 1-3-, 3-6- und 6-9-Runde verschiedene Übungen. Stelle Übungen, die für dich am schwersten sind, an den Anfang und wähle für die nächsten beiden Komplexe leichter werdende Übungen. Ein Trainingsbeispiel dazu findest du in in der App zum Buch.

HOHES VOLUMENTRAINING

Um die ersten gemeisterten Wiederholungen zu steigern, ist es sinnvoll, mit vielen Wiederholungen zu arbeiten. Um das Training zu planen, ist es hilfreich, deine Maximalkraftwerte der Übungen zu kennen.

Ein Beispiel: Du schaffst maximal vier saubere Pull-ups. Nun multiplizierst du diese Anzahl mit 3 oder 4 (4 x 3 = 12 totale Wiederholungen). Von den vier sauberen Pull-ups wird nun mit der Hälfte (50 % des Maximalkraftwerts) gerechnet. Das sind zwei Wiederholungen pro Satz. Um auf insgesamt 12 Wiederholungen zu kommen, musst du demnach sechs Sätze mit je zwei Wiederholungen machen. Bleibe hier bei einer Pausenzeit von 2-3 Minuten, damit du die Wiederholungen in jedem Satz konstant halten kannst.

Da du zu Beginn mit einem Pull-up anfängst, arbeite dich mit Einer-Wiederholungen (Single Reps) hoch. Mache also bspw. 8-12 Sätze mit je einem sauberen Klimmzug.

Hohes Volumentraining kann auch anders aussehen, so könnten bspw. die Wiederholungszahlen pro Satz abnehmen. Das eignet sich vor allem bei einer bereits vorhandenen, erhöhten Wiederholungszahl. Generell geht es darum, mit einer Methode viele Wiederholungen zu absolvieren.

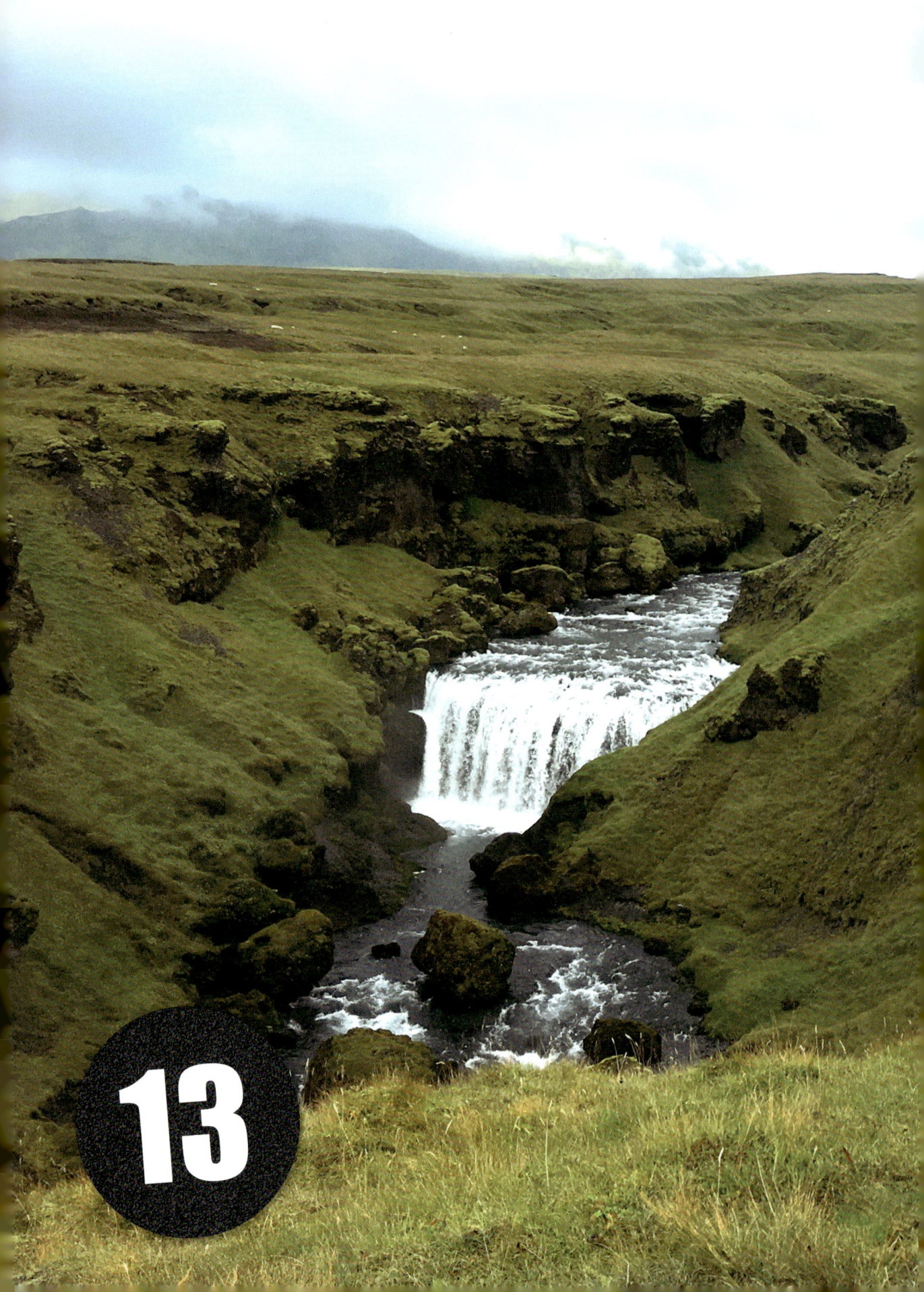

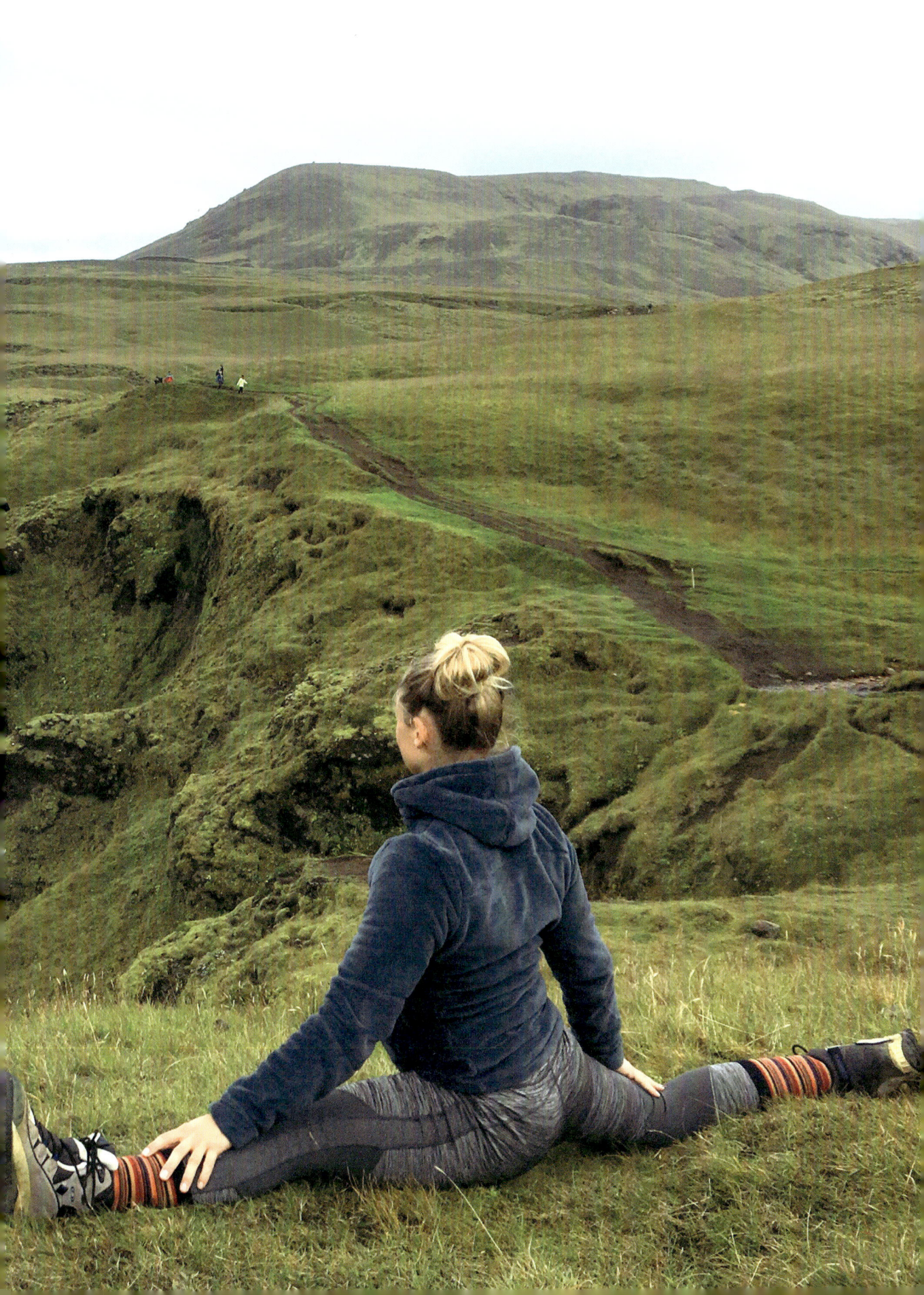

13 Ziele, Zeitaufwand und Motivation

Bevor du dich nun Hals über Kopf ins Training stürzt, möchte ich dir noch ein paar Gedanken mit auf deine Reise mitgeben, die, oft als Fragen formuliert, von meinen Schützlingen im Training an mich herangetragen werden.

Stelle dir die folgenden vier grundsätzlichen Fragen, bevor du auf der Suche nach der einzig wahren Methode bist.

WAS möchtest du erreichen? Wie soll dein Körper, deine körperliche Wahrnehmung oder deine Leistungsfähigkeit nach einem gewissen Zeitraum unter Aufwendung von Willen, Selbstdisziplin, Kraft und Geduld aussehen und *WIE* kannst du dieses gesetzte Ziel umsetzen und erreichen?

Möchtest du lediglich abnehmen und schlanker sein, kann es bereits hilfreich sein, die Ernährung dementsprechend umzustellen, indem du auf Fast Food, Fertiggerichte und auf die kleinen Alltagssünden, wie einen Cappuccino hier und eine Cola da, verzichtest. Möchtest du jedoch die Muskulatur sichtbar stärken, ist Sport ein unerlässlicher Begleiter auf dem Weg zum Ziel.

Hierbei kommt es wieder darauf an, in welchem Umfang du Muskelmasse aufbauen möchtest und *WOZU*? Ist es dein Ziel, deine Ästhetik auszutrainieren, um einen durchtrainierten, muskulösen und definierten Körper zu schaffen? Oder möchtest du mehr mit deinem Körper anstellen können, deinen Körper besser kennenlernen, ihn verstehen und nutzbar machen? Deine Ziele entscheiden über die Herangehensweise an das Training, die Wahl der umfangreichen Trainingsmethoden sowie über deine Ernährung.

Zudem ist es eine Frage der Zeit. *WIE VIEL* Zeit kannst du aufwenden, wie lässt sich das Training in deinen Alltag integrieren und mit der Arbeit vereinbaren, ohne dass es zu zusätzlichem Stress führt?

Wie Leon bereits in Kap. 2.8 „Warum Stress dich unbeweglich macht" herausgestellt hat, wirst du mit zu viel Stress nicht nur Schwierigkeiten haben, beweglicher zu werden, sondern auch an Kraft und Muskulatur zuzulegen.

Bleibe ständig am Ball, um das angestrebte Ziel zu erreichen. Es ist ein *Prozess*, der den Trainingszustand des Körpers mindert, sobald er für unbestimmte Zeit auf Eis gelegt wird. Der Körper kann weder innerhalb weniger Tage auf Höchstleistungen gebracht werden noch kann er den hart antrainierten Zustand ohne weiteres Training behalten.

Um einen trainierten und gesunden Körper zu bekommen, ist eine Veränderung deiner *Lebenseinstellung* hilfreich. Das kostet Zeit, Energie, Geduld, Selbstbeherrschung und Durchhaltevermögen. Bringst du diese Eigenschaften mit und bist du bereit, dein Leben positiv zu verändern? Dein Gewinn wird positives Selbstwertgefühl, eine generell gesündere Lebensweise, ein geringeres Risiko zu erkranken und ein optimistischerer Lebensstil sein, der dich tagtäglich motiviert.

Es liegt in DEINER Hand, was du daraus machst!

Bevor du jetzt nach all dem Wissensinput übermotiviert und ohne viel Plan zum Sport hechtest, prüfe zunächst deinen Leistungszustand. Denn, gemessen am aktuellen Leistungsstand, kannst du deine Intensität fürs nächste Training bestimmen. Hast du zuvor noch nie oder nur selten in unregelmäßigen Abständen Sport getrieben, fange bei null an und steige erst langsam ins Training ein.

Selbst wenn du bereits Kontakt mit mehreren Sportarten hattest, die nichts mit körpereigenem Krafttraining zu tun haben, gibt es einiges zu beachten, um einen geeigneten Einstieg ins Training zu erhalten. Nur so gewährleistest du, langfristig schmerzfrei zu bleiben und Spaß am Training zu haben.

Das Allerwichtigste ist jedoch, dass du in Bewegung bleibst. Es ist wie mit dem Essen. Am wichtigsten ist, dass du isst, doch entscheidet letztlich die Qualität darüber, wie gesund du bist/bleibst/wirst.

Quality beats Quantity!

Ich möchte dir keine überflüssigen Motivationssprüche wie „just keep going", „never give up" oder „no pain, no gain" mit auf den Weg geben. Stattdessen möchte ich dich intrinsisch motivieren, indem du verinnerlichst, dir deines Körpers und deiner Gesundheit bewusst zu sein. Lerne, eigenverantwortlich mit dir umzugehen und dementsprechend zu handeln.

Kümmere dich um Gewohnheiten, die dir guttun und lebe verantwortungsbewusster. Bewegung schafft es, Grenzen zu verschieben. Auch im Alltag. Deine alltägliche Belastungsgrenze wird kaum überschritten, weil dein Sport Disziplin fordert. Es gilt, Lösungen zu finden, die dich voranbringen.

Durch Sport lernst du, bewusster Entscheidungen zu fällen. Vor allem Entscheidungen, die deinen Körper betreffen. Du lernst, Prioritäten zu setzen, deinen Alltag zu strukturieren, um deine Gesundheit zu optimieren.

Sport, Schlaf, Ernährung und Regeneration gewinnen an Bedeutsamkeit und lassen dich so gesünder leben. Ich möchte dir zeigen, wie wichtig du dir selbst und deinem Körper sein darfst und einen allgemein gesünderen Lebensstil in dir wecken.

Denke immer daran! Deinen Körper benutzt du täglich und hast ihn immer und ständig dabei – überall! Nur du hast die Macht über ihn. In Kombination mit angemessenen Beweglichkeitsübungen, einer gesunden Ernährung, ausreichend Schlaf, Regeneration, Stressbewältigungsstrategien und einem gesunden Lebensstil werden Fortschritte gemacht und Herausforderungen angenommen. Belohnt wird die neue Lebenseinstellung mit einer Körperbeherrschung, die Eindruck macht.

Habe Selbstvertrauen in dich und in deine Fähigkeiten, ordne Bewegung in dein Wertesystem ein, sieh nichts als unveränderlich an und sei dir bewusst, dass du allein verantwortlich für deine Leistungssteigerung bist.

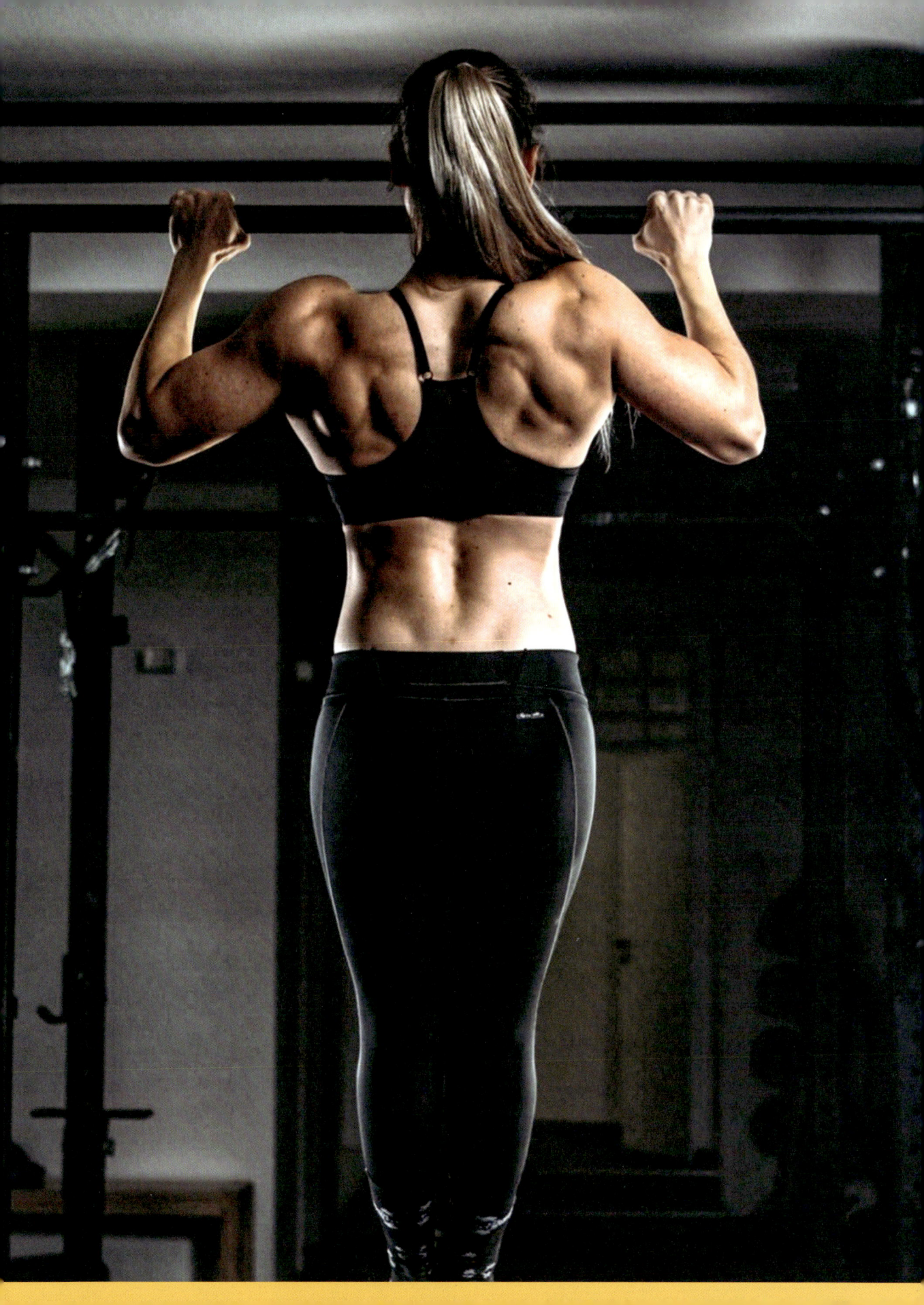

14 Unsere App und ein Trainingsplan für Anfänger

Wie wir auch in unseren Workshops stets betont haben, ist es uns wichtig, dass du die Praxis anhand der Theorie erlernst. Viele theoretische Informationen zu bekommen ist schön und gut, aber die Kunst liegt darin, sie in wahres Wissen umsetzen zu können. Denn zu wissen heißt zu verstehen.

Aus diesem Grund haben wir dir auf der nächsten Seite einen Beispiel-Trainingsplan ausgearbeitet, wie du dein Calisthenics X Mobility-Training aufbauen und strukturieren kannst. Der Trainingsplan richtet sich vom Schwierigkeitsgrad her primär an Anfänger. Dennoch lohnt es sich für jeden, diesen einmal von vorne bis zum Ende durchzuturnen, um das Gelernte am eigenen Körper zu erfahren.

Da wir dir aber noch viel mehr zu bieten haben, gibt es eine App zum Buch, in der du die Möglichkeit bekommst, auf viele zusätzliche Inhalte, die es nicht ins Buch geschafft haben, zuzugreifen. Es gibt Trainingspläne und viele weitere Tipps für dein Training. Weiterhin haben wir dir dort zu allen Übungen aus dem Buch ausführliche Erklärungsvideos aufgenommen und vieles mehr rund um dein Cali X Mobi-Training.

Schau einfach mal in der App vorbei und starte mit deiner „Calisthenics X Mobility"-Reise richtig durch.

Mit dieser App bleibst du auch über uns und unsere Projekte informiert und findest die passenden Parks und Workshops in deiner Nähe.

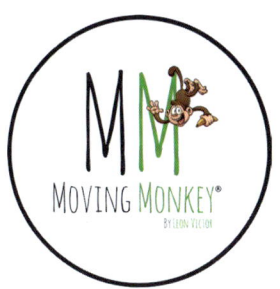

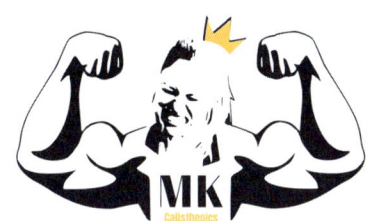

Art	Übungen	Sätze	Wiederholungen	Pause
MOBILITY				
Mobility Routine	Wirbelwelle	1	4 x beugen & strecken	–
	Schulter-CARs	2	5 x / Richtung	Keine Pause zwischen CARs
	Wirbelsäulen-CARs			
	Vier-Fuß-Rotation	2-3	6-8 x / Seite	60 s nach Seitenwechsel
	Kugel	2-3	10-12 x	60 s
	Hängen	3	10-20 s	60 s
CALISTHENICS				
Ansteuerung	Wall Slides	2	10 x	keine Pause als Zirkel
	Bandzug von oben		12-15 x	
Push/Pull schwer	A1) Neg. Dips	2-3	3-5 x	2-3 min / Übung
	A2) Neg. Pull-ups			
	A3) Push-ups mit Band			
Push/Pull mittel	B1) Bench Dips	2-3	10-12 x	1-2 min / Übung
	B2) Rudern			
	B3) Erhöhte Push-ups			
Push/Pull leicht	C1) Scapula Dips	2-3	12-15 x	Keine Pause als Zirkel
	C2) Scapula Pull-ups			
	C3) Scapula Push-ups			
Pre-/Rehabilitationstraining	D1) Face Pull	2	8-10 x	60 s
	D2) Banded Press		10-12 x /Seite	60 s nach Seitenwechsel

15 Nachwort

Am Ende eines jeden Buches steht meist eine Danksagung. Bevor wir jetzt im großen Stil ausholen und all unseren Wegbegleitern und Unterstützern danken, die Teil daran haben, dass wir diese Reise der Bewegung beschritten haben, möchte wir uns bei DIR bedanken.

Danke, dass du uns dein Vertrauen und deine Neugierde geschenkt hast, dieses Buch zu kaufen und die Inhalte nun hoffentlich auch in die Tat umzusetzen.

Denn, wer all das Wissen hat, wird noch lange nicht so gut sein, wie der der die Erfahrung hat.

Auch wenn wir manche Themen stark kritisiert haben, sollte es dich nicht davon abhalten, dich selbst auszuprobieren und herauszufinden, was für DICH gut funktioniert.

Wenn dir eine Person einfällt, der du mit den Ideen, Anregungen und Tipps aus diesem Buch helfen kannst, möchten wir dich dazu ermutigen, dies zu tun. Je mehr Menschen du inspirieren kannst, desto gesünder und glücklicher wirst auch du dich fühlen.

Bewegung entdecken?

Last but not least möchten wir die letzten Zeilen unseren Unterstützern widmen:

Danke an David Dückers, der den Kontakt zwischen Monique und dem Meyer und Meyer Verlag hergestellt hat. An dieser Stelle will ich, Leon, mich ebenso bei Monique bedanken, dass du mich mit ins Boot geholt hast, um die noch nie da gewesene Symbiose von Calisthenics und Mobility in diesem Buch zu präsentieren.

Ein großer Dank gilt selbstverständlich dem Meyer & Meyer Verlag, der uns mit professioneller Hilfe und Rat und Tat zur Seite stand. Insbesondere Robert Meyers unermessliche Geduld und sein Vertrauen haben uns sehr geholfen, wenn wir beiden Querköpfe die Abgabefrist zu diesem Buch vertagen mussten, weil wir einfach zu viele Ideen hatten, die wir in diesem Buch niederschreiben wollten.

Ich, Monique, habe meine Leidenschaft zum Calisthenics meinem Ex-Partner und Mitgründer von Calisthenics Parks zu verdanken. Danke, dass du mir die Anfänge des Sports gezeigt hast und wir Städte in Europa bereist haben, um bis dato unentdeckte Calisthenics Spots zu suchen und zu dokumentieren. Seit jeher gibt es keinen Urlaub mehr ohne die Besichtigung von Calisthenics Spots und ohne Training an Calisthenics-Anlagen. Sticker habe ich immer parat, um die deutsche Calisthenics-Szene auch international zu repräsentieren und um auf euch aufmerksam zu machen.

Danke an den Monkey Dad (@ulrichstaege), dass du durch dein professionelles Auge dieses Buch mit deinen Bildern geschmückt und bereichert hast.

Ich, Leon, möchte noch dem Rest meiner Monkey-Family danken.

Mum, Anton, Heinz, Omi, danke für Eure Unterstützung in allen Belangen!

16 Die Autoren

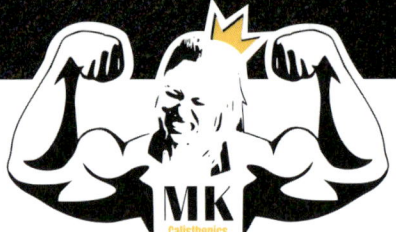

MONIQUE KÖNIG

Monique König ist 28 Jahre alt und derzeit neben ihrer Selbstständigkeit als Calisthenicstrainerin Referendarin an einer Grundschule in Neuss. Sie studierte in Erfurt Grundschullehramt mit dem Nebenfach Sport, weshalb auch Kinder im Calisthenicsbereich zu ihrer Zielgruppe zählen und absolvierte 2017 ihren Masterabschluss. Die Masterarbeit befasste sich mit den Möglichkeiten von Calisthenics im Schulsport. Erweitert soll diese mit derzeit laufenden Studien als weiteres Buch veröffentlicht werden.

Sport begleitet Monique seit ihrer frühen Kindheit. Neben den Versuchen im Tanzen und in der Leichtathletik betrieb sie Triathlon in ihrer Jugend als Leistungssport in einem Verein. Im Oktober 2013 begann ihre Calisthenicsleidenschaft, die sie heute zu ihrer Berufung gemacht hat. Seit 2016 gibt sie Calisthenicsworkshops. Zu Beginn bot sie Workshops speziell nur für Frauen an. Ziel war es, die von Männern dominierte Sportart vermehrt Frauen zugänglich zu machen. In Personal Trainings, Onlinecoachings und Gruppentrainingseinheiten hilft sie Sportlern, mit körpereigenem Krafttraining anzufangen oder ihre Calisthenicsziele zu erreichen.

Ihre Mission: mehr Menschen an die Stange bringen und somit den Sport Calisthenics auch in Deutschland bekannt zu machen, um es langfristig ins Curriculum der Schulen zu integrieren.

Die sozialen Netzwerke (YouTube®, Instagram® und Facebook®) nutzt sie, um Wissen rund ums Thema Calisthenics zu vermitteln, zu inspirieren und motivieren.

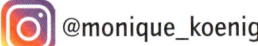 @monique_koenig   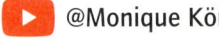 @Monique König

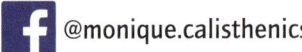 @monique.calisthenics

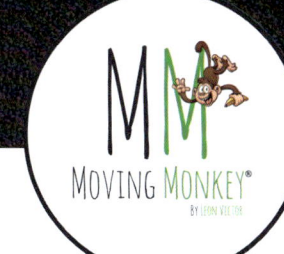

LEON VICTOR STAEGE - MOVING MONKEY®

Mit drei Jahren begann er bereits seine sportliche Karriere im Fußball, die er mit 17 Jahren mit dem Abitur beendete. Seither sind für ihn die Themen Bewegung und der menschliche Körper richtungsweisend, woraufhin er im Jahr 2015 nach dem Abitur sein erstes Buch mit dem Titel *Pragmatisch Gesund* veröffentlichte.

Dies brachte ihn 2016 zum Studium der Physiotherapie an der Hochschule Fresenius in Köln.

Ebenfalls im Jahr 2016 gründete Leon Staege die Online-Edukationsplattform „Moving Monkey®", welche sich mit den modernen und wissenschaftlich fundierten Methoden des Beweglichkeitstrainings auseinandersetzt und Menschen dazu verhilft, mehr Bewegung in ihren überwiegend sitzenden Alltag zu integrieren. Außerdem trainiert er zahlreiche Sportler und Alltagsathleten, um sie langfristig stark, beweglich und schmerzfrei zu machen. Moving Monkey® bietet Erklärungs- und Inspirationsvideos auf den bekannten Sozialen Medien (YouTube®, Instagram®, Facebook®, Spotify®, iTunes®) an, welche sich wachsender Zuschauerzahlen erfreuen.

Er gibt Workshops im Bereich Mobility und Handstand und ist als Speaker tätig.

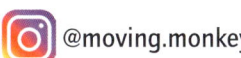 @moving.monkey   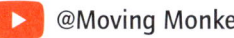 @Moving Monkey

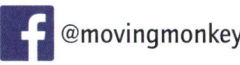 @movingmonkey

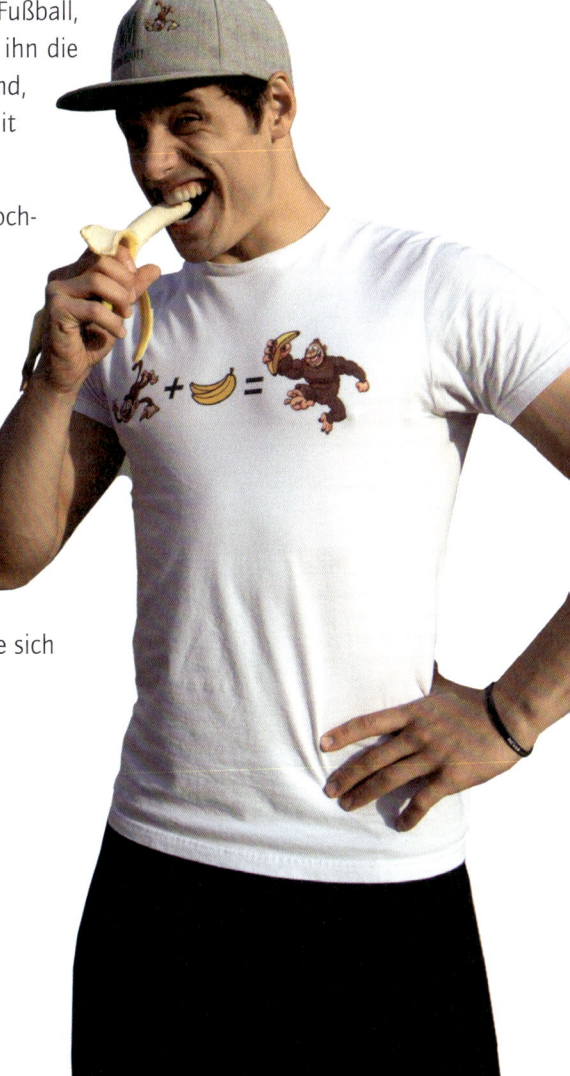

17 Anhang

1 GLOSSAR

Amazon® – Onlineversandhändler

ACG – Akromioclavikulargelenk (Schulterdach-Schlüsselbein-Gelenk)

Agonistisch – Muskeln, die in die gleiche Bewegungsrichtung arbeiten

Animal Moves – Trainingskonzept, in dem Tierbewegungen nachgeahmt und als Workouts zusammengestellt werden

Antagonistisch – Muskeln, die in die entgegengesetzte Bewegungsrichtung arbeiten

Arthrokinetischer Reflex – beschreibt eine Reaktion des Nervensystems, wobei Gelenkbewegungen eine Hemmung oder Aktivierung von Muskeln auslösen.

Bodymap – Modell, das beschreibt, wie gut deine Gelenke und die Kontraktionsfähigkeit der gelenkumgebenden Muskulatur im Gehirn neuroplastisch repräsentiert sind.

Bent Arm Strength – die „Gebeugte-Arm-Kraft", die Kraft über den gebeugten Arm, die man braucht, um Übungen wie Klimmzüge, Liegestütze oder Dips auszuführen

Bilaterales Training – der Einbezug von beiden Armen oder beiden Beinen in die Bewegung einer Übung

BWS – Brustwirbelsäule, Bereich der Wirbelsäule mit den Segmenten T1-T12

Calisthenics Parks – Onlineplattform, auf der man weltweit Calisthenics Parks einstellen, bewerten und finden kann

CARs – engl. für „Controlled Articular Rotations", ein kontrollierter Gelenkkreis über das ganze Bewegungsausmaß des Gelenks

Closed Angle Joint Pain – Schmerzen, die auftreten, wenn sich der Winkel in einem Gelenk verringert

Depression – das Absenken der Schulterblätter

Echte Gelenke – lat. Diarthrosen; eine Einteilung für Gelenke, die den für ein Gelenk typischen Aufbau besitzen (zwei Gelenkpartner mit Gelenkspalt und einer umgebenden mehrschichtigen Gelenkkapsel)

EFC Calisthenics – Calisthenicsverein aus Erfurt, den Monique mitbegründet hat

Elevation – das Anheben der Schulterblätter

Exterozeption – s. Oberflächensensibilität

Exzentrisch – kraftnachlassende Phase (Zunnahme der Muskellänge)

Facebook® – soziales Netzwerk zum Teilen von Videos, Bildern und Texten und Chatten

Fast-Twitch-Fibers (FT 2) – schnell zuckende Muskelfasern; weisen eine geringe Ermüdungstoleranz auf und sind somit primär aktiv bei schnellen/explosiven Bewegungen/Belastungen

Frequenz – ist die Gesamthäufigkeit der ausgeführten Übungen oder Trainingseinheiten (pro Woche)

(F)ROM – „Full Range of Motion"; beschreibt das komplette Bewegungsausmaß einer Bewegung oder eines Gelenks

GHG – Glenohumeralgelenk (Oberam-Schulterblatt-Gelenk)

Hollow-Body-Position – dt. für „Schiffchen" oder „Körperschaukel", eine Grundhaltung im Calisthenics zur Verbesserung der Körperspannung

Homöostase – Begriffsbezeichnung für die Aufrechterhaltung des Gleichgewichtszustandes eines Systems (hier des Körpers)

HWS – Halswirbelsäule, Bereich der Wirbelsäule mit den Segmenten C1-C7 (C steht für cervical, dt. Bereich des Halses)

Hypertrophie – beschreibt die Querschnittszunahme der Muskulatur (Muskeldickenwachstum; umgangssprachlich für Muskelaufbau)

Impingement Syndrom – Einklemmungssydrom; Strukturen werden zwischen zwei Gelenkpartnern eingeklemmt.

Instagram® – soziales Netzwerk zum Teilen von Videos, Bildern und Texten

Iron Cross – dt. Kreuzhang; Übung aus dem Turnen

Isometrisch – Haltephase (ohne Muskellängenveränderung)

Joint by Joint-Methode – Modell, das veranschaulicht, welche Gelenkpartien belastet/trainiert werden sollten

Kadenz – Bewegungstempo einer Übung (aufgeteilt in verschiedene Bewegungsphasen)

Konzentrisch – kraftüberwindende Phase (Verkürzung der Muskellänge)

LWS – Lendenwirbelsäule, Bereich der Wirbelsäule mit den Segmenten L1-L5

Mechanorezeptoren – Sinneszellen, die mechanische Kräfte (z. B. Druck) als Reiz zum Gehirn weiterleiten

Movement Culture – von Ido Portal begründete Bewegungskultur, die den Ausdruck, das Leben und das Studieren von Bewegung als zentrales Element pflegt

Moving Monkey® – von Leon Victor Staege gegründete Marke, die über Social Media ein Bewegungskonzepts aus Therapie und Training mit starkem Fokus auf Mobilitytraining verbreitet und lehrt

Neuroathletiktraining – Athletiktraining mit dem Schwerpunkt auf dem Gehirn und dem zentralen Nervensystem

Oberflächensensibilität – Reize, die von Hautrezeptoren wahrgenommen und zum Gehirn weitergeleitet werden

Progression – eine Erweiterung einer Übung/Bewegung mit Komplexitätszunahme

Propriozeption – s. Tiefensensibilität

Protraktion – das Vorwärtsführen der Schulterblätter

Pointed Toes – das Ausstrecken der Füße, sodass Unterschenkel und Füße eine Linie bilden

Posterior Pelvic Tilt – das Nach-„hinten"-Kippen des Beckens, wodurch eine Aufrichtung des Beckens und eine „Entlordosierung" (Aufheben der physiologischen S-Form in der Lendenwirbelsäule) erreicht wird

Reflexive Stabilität – Grundspannung des Körpers, die entsteht, weil der Körper auf einen äußeren Stimulus reagiert

Regression – eine Vereinfachung einer Übung/Bewegung mit Komplexitätsreduktion

Retraktion – das Rückwärtsführen der Schulterblätter

RTO – engl. für „Ring Turn-out"; beschreibt die Bewegung, die im obersten Punkt einer Stützvariante in den Ringen ausgeführt werden soll, um das vollständige Bewegungsausmaß zu erreichen

ROM – s. (F)ROM

SAID-Principle – engl. „Specific Adaptation on Imposed Demand", beschreibt, dass der Körper sich sehr spezifisch dem gesetzten Reiz anpasst, was bedeutet, um Klimmzügen zu lernen, muss man auch Klimmzüge trainieren und nicht nur Körperrudern durchführen

Skapulo-thorakales-Gleitlager – Schulterblatt-Brustkorb-Zwischenraum

SCG – Sternoklavikulargelenk (Brustbein-Schlüsselbein-Gelenk)

Slow-Twitch-Fibers (FT 1) – langsam zuckende Muskelfasern; weisen eine hohe Ermüdungstoleranz auf und sind somit primär aktiv bei ausdauernden und lang anhaltenden Bewegungen/Belastungen

SMART-Prinzip – „spezifisch, messbar, akzeptiert, realistisch, terminiert"; Konzept zur effektiven Zielformulierung

Sticking Points/Weak Links – der Teil einer Bewegung/Übung, der am schwersten fällt oder in dem man die größten Defizite hat

Straight Arm Strength – die „Gerade-Arm-Kraft", die Kraft über den gestreckten Arm, die man braucht, um Übungen wie den Handstand, eine Planche und das Stützen an den Ringen auszuführen

Stressbucket – Modell zur Beschreibung von Stressfaktoren und Folgen von übermäßigem Stress für ein besseres Stressmanagement

Subakromialer Raum – Raum zwischen Schulterdach und Oberarmkopf

Tiefensensibilität – Reize, die von Rezeptoren aus dem Körperinneren (Muskeln , Sehnen, Bänder, Gelenke, Organe) an das Gehirn weitergeleitet werden

Unechte Gelenke – lat. Synarthrosen; eine Einteilung für Gelenke, die nicht den für ein Gelenk typischen Aufbau besitzen

Unilaterales Training – der Einbezug von primär einem Arm oder einem Bein in die Bewegung einer Übung

Volumen – definiert die Gesamtarbeitslast, die im Training absolviert wurde (gemessen am bewegten Gewicht/der erreichten Wiederholungen, aus allen Übungen und Sätzen summiert)

WSWCF – World Street Workout and Calisthenics Federation; internationaler Calisthenics-Verband

YouTube® – soziales Netzwerk zum Teilen, Kommentieren und Anschauen von Videos

Zerebellum – dt. Kleinhirn; Gehirnareal, das für Bewegungskoordination und -kontrolle zuständig ist

2 WEITERFÜHRENDE LITERATUR

Bowman, K. (2017). *Move your DNA. Restore your health through natural movement. Expanded edition.* Propriometrics Press.

Butler, D. S. & Moseley, G. L. (2003). *Explain pain.* NOI Group.

Hargrove, T. R. (2014). *A guide to better movement. The science and practice of moving with more skill and less pain.* Better Movement.

Lieberman, D. (2015). *Unser Körper. Geschichte, Gegenwart, Zukunft.* S. FISCHER.

Low, S. (2016). *Overcoming gravity. A systematic approach to gymnastics and bodyweight strength.* Battle Ground Creative.

Moseley, G. L. & Butler, D. S. (2013). *Explain Pain.* Noigroup Publications.

Myers, T. W. (2015). *Anatomy trains. Myofasziale Leitbahnen (für Manual- und Bewegungstherapeuten).* Elsevier.

Paulsen, F. & Waschke, J. (2017). *Sobotta, Atlas der Anatomie.* Elsevier.

Robbins, A. (2004). *Das Robbins Power Prinzip. Befreie die innere Kraft.* Ullstein.

Schmidt-Fetzer, U. & Lienhard, L. (2018). *Neuroathletiktraining. Grundlagen und Praxis des neurozentrierten Trainings.* Pflaum Verlag.

Starrett, K. & Starrett, J. (2016). *Deskbound. Standing up to a sitting world.* Victory Belt Publishing.

Starrett, K. & Cordoza, G. (2013). *Werde ein geschmeidiger Leopard. Die sportliche Leistung verbessern, Verletzungen vermeiden und Schmerzen lindern.* Riva.

Trepel, M. (2015). *Neuroanatomie. Struktur und Funktion.* Elsevier.

Tsatsouline, P. (2001). *Beyond stretching. Russain flexibility breakthroughs.* Dragon Door Publications.

Tsatsouline, P. (2001). *Realx into stretch.* Dragon Door Publications.

Waitzkin, J. (2008). *The art of learning. An inner journey to optimal performance.* Frees Press.

Voelpel, S. C. & Gerpott, F. H. (2016). *Der Positiv-Effekt. Mit einer Umstellung der Einstellung das Mangement revolutionieren.*

3 BILDNACHWEIS

Covergestaltung: Annika Naas

Fotos Innenteil: Ulrich Staege

Abbildung S. 51, S. 191: ©AdobeStock

Abbildung S. 165: Leon Victor Staege

Grafiken Innenteil: Leon Victor Staege

Lektorat: Dr. Irmgard Jaeger

Satz: Annika Naas

Innenlayout: Annika Naas

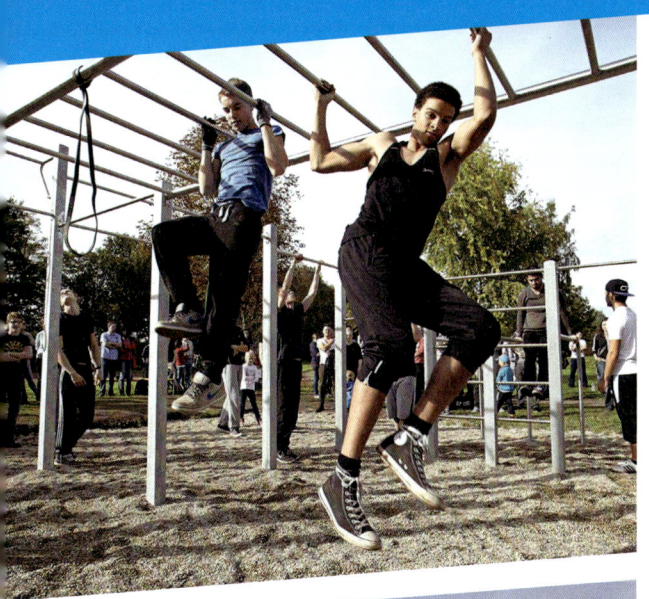
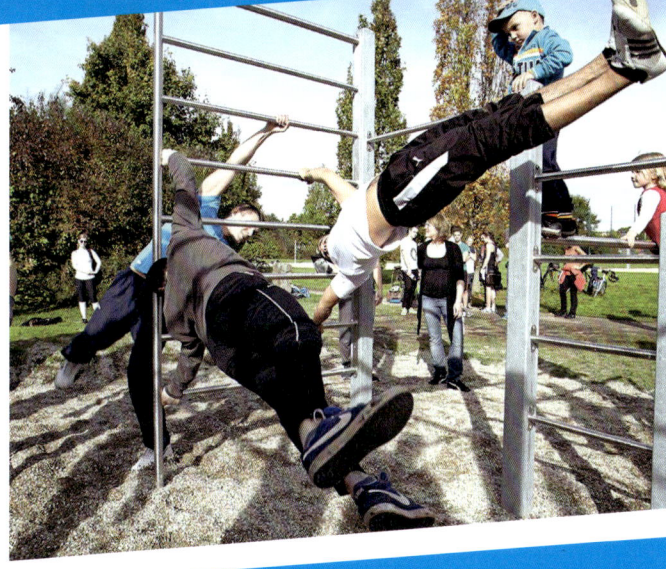
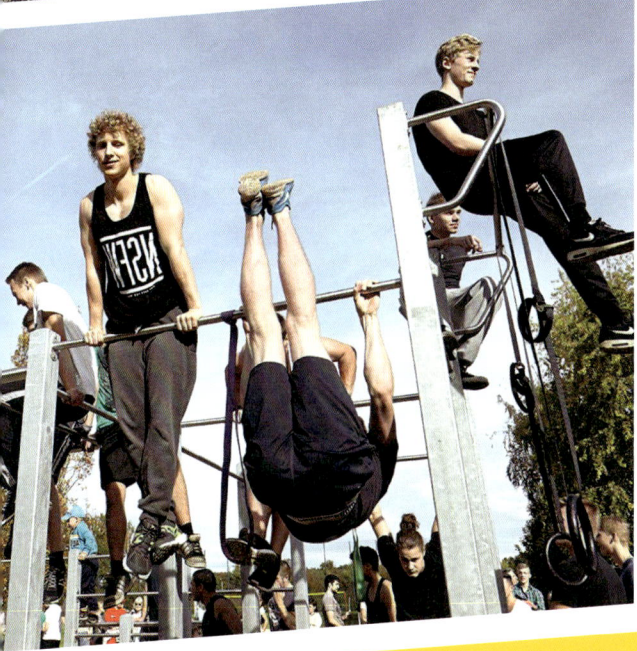
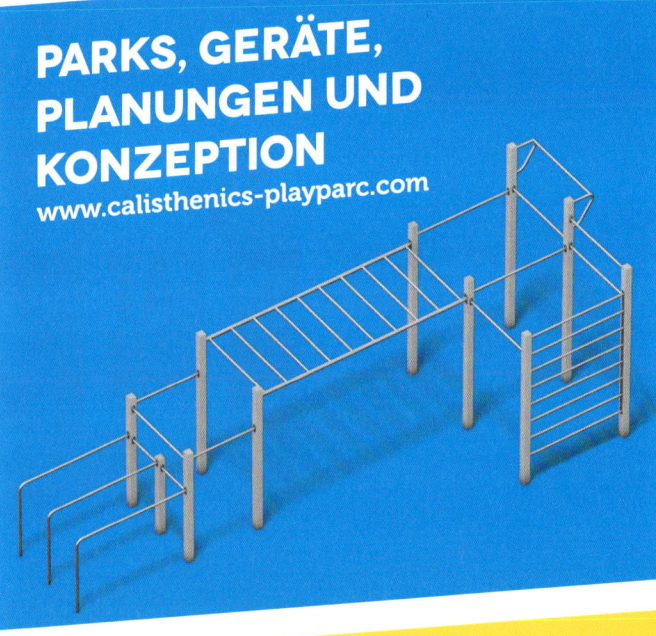
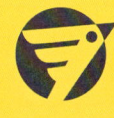

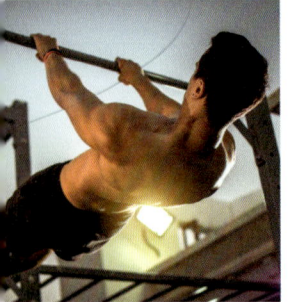
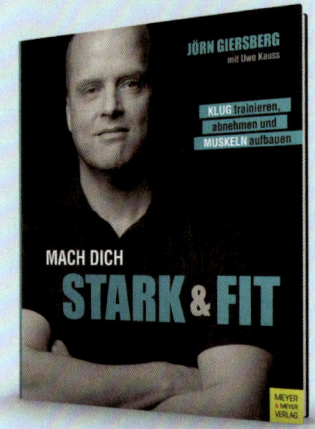
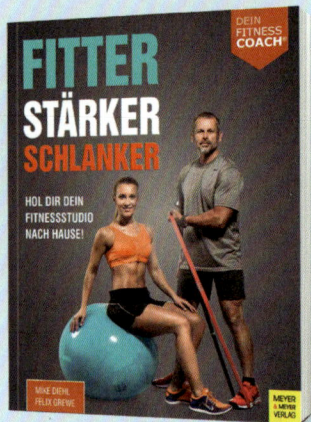
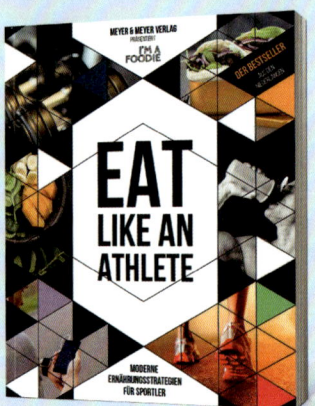
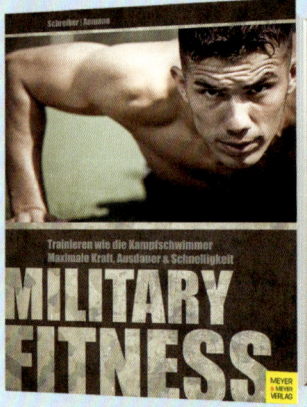